解剖から手術、再生医療まで

半月板のすべて

編集

宗田 大
東京医科歯科大学 名誉教授
国立病院機構災害医療センター 院長

関矢一郎
東京医科歯科大学再生医療研究センター センター長／教授

古賀英之
東京医科歯科大学大学院運動器外科学分野 准教授

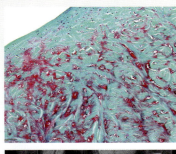
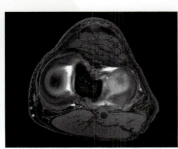
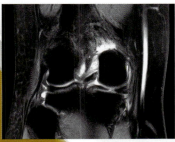
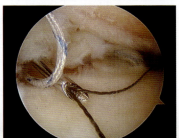

MEDICAL VIEW

本書では，厳密な指示・副作用・投薬スケジュール等について記載されていますが，これらは変更される可能性があります。本書で言及されている薬品については，製品に添付されている製造者による情報を十分にご参照ください。

Meniscus: Basic Science and Current Treatment Strategy
（ISBN978-4-7583-1869-3 C3047）

Editors：Takeshi Muneta
Ichiro Sekiya
Hideyuki Koga

2019. 9. 10 1st ed

©MEDICAL VIEW, 2019
Printed and Bound in Japan

Medical View Co., Ltd.
2-30 Ichigayahonmuracho, Shinjyukuku, Tokyo, 162-0845, Japan
E-mail   ed @ medicalview.co.jp

序文

2000年4月，東京医科歯科大学に勤務していた私は，大学院重点化の波に乗り運動機能再建学講座という小さな大学院の教室を主宰することになった。教授1人，助教1人という最低限の人員で何をやっていくのか。何もない教室を力強く助けてくれたのが，関矢一郎だった。関節の再生医学を目指す関矢は，滑膜間葉系幹細胞を武器に目覚ましい活躍をしてくれた。教官2人の大学院なのに，毎年複数の大学院生が入学してくれ，教室を盛り立ててくれた。

膝関節の半月板は重要な組織であり，その切除により関節症変化を確実に進める。私がメインテーマとしてきた前十字靱帯損傷膝でも合併損傷としての半月板損傷をできる限り切除せず修復することを基本として，再鏡視による治癒の判断など長年治療経験を重ねてきた。

5年前くらいからヨーロッパを中心に"Save the Meniscus"というキャッチフレーズが広がり，半月板組織とその機能の温存が膝関節外科医にとってさらに大きく注目されている。それは私の長年のテーマでもあった。そこにMeniscus Extrusion，すなわち半月板の逸脱という，私にとって新しい事実・治療対象が出現した。早期変形性膝関節症（膝OA）の概念と早期膝OAにおける高頻度の半月板逸脱の存在は，私のなかで膝OAの病態と治療の方向性について新しい光を与えてくれた。半月板逸脱を何とかしたいと考えていた矢先，新しく誕生したJuggerKnot™（Zimmer Biomet社）を用いて，半月板のアンカー固定を"Centralization法"として古賀英之が実用化してくれた。再生医療センターのセンター長になった関矢は，半月板の滑膜間葉系幹細胞を用いた再生医療に邁進し，多くの動物実験を経て，現在はヒトを対象とした治験を進めている。

2017年3月に大学を早期退職した私であるが，よりよい治療に対する情熱は治まることがない。このたび半月板についての書籍を作り上げる機会をいただいたことは，大変うれしいことだった。本書を構成するにあたり，ほとんど私自身がテーマと担当を割り当てた。2人で始めた大学院の教室から，再生医療センター，2つの寄付講座，二村昭元の主宰する運動器機能形態学講座まで，教室員は広く羽ばたいている。本書はあえて，つながりのある先生方にそれぞれのテーマの執筆担当をお願いした。やや偏った考え方や経験不足もあるが，編者はかえって担当者に注文を付けやすいため，それなりにまとまった，一定のレベルの書籍にできたと思う。

本書が後輩たちのさらなる研究を進める土台となり，今後の基礎・臨床を発展させる一助となれば望外の喜びである。

2019年8月

東京医科歯科大学名誉教授
国立病院機構災害医療センター院長

宗田　大

目 次

1 半月板と治療の歴史

1 半月板の歴史 （関矢一郎，片野尚子）
西欧での半月板の歴史 ……………………………………………………………… 2
日本の半月板の歴史 ……………………………………………………………… 4

2 半月板治療の歴史 （関矢一郎）
最初の半月板手術（縫合術） ……………………………………………………… 8
最初の半月板切除術 ……………………………………………………………… 8
半月板全切除術の降盛と衰退 …………………………………………………… 9
関節鏡の開発 ……………………………………………………………………… 10
鏡視下半月板縫合術 ……………………………………………………………… 11

2 半月板の解剖 （塚田幸行，二村昭元，秋田恵一）
はじめに …………………………………………………………………………… 12
外側半月板の解剖 ………………………………………………………………… 13
内側半月板の解剖 ………………………………………………………………… 18

3 半月板損傷のメカニズム （宗田 大）
はじめに …………………………………………………………………………… 22
内側半月板損傷 …………………………………………………………………… 22
外側半月板損傷 …………………………………………………………………… 27
おわりに …………………………………………………………………………… 32

4 半月板のバイオメカニクス

1 in vitro －その構成細胞の物理・生化学的性質を含めて－ （松田純平）
バイオメカニクスとは …………………………………………………………… 34
半月板に関するバイオメカニクスの背景 ……………………………………… 34
半月板の構造のバイオメカニクス ……………………………………………… 36
半月板の細胞のバイオメカニクス ……………………………………………… 40
半月板の実験的なバイオメカニクス …………………………………………… 42
数値シミュレーションにおける半月板のバイオメカニクス ………………… 44
半月板の足場のバイオメカニクス ……………………………………………… 46
筆者らの取り組み ………………………………………………………………… 47
最後に ……………………………………………………………………………… 48

2 in vivo －臨床経過および生体での研究から－ （大関信武）
はじめに …………………………………………………………………………… 52
半月板損傷 ………………………………………………………………………… 52
半月板逸脱 ………………………………………………………………………… 53
半月板切除術 ……………………………………………………………………… 54
半月板温存手術 …………………………………………………………………… 54
生体における半月板の研究 ……………………………………………………… 55
まとめ ……………………………………………………………………………… 59

5 半月板損傷の評価・診断

1 診察法 （宗田　大）

はじめに ……………………………………………………………………………… 62

病歴の聴取 …………………………………………………………………………… 62

診察におけるポイント ……………………………………………………………… 63

半月板異常に対する徒手検査法 …………………………………………………… 69

総合的な半月板損傷の診断と注意点 ……………………………………………… 72

2 画像診断 （中川裕介）

はじめに ……………………………………………………………………………… 74

半月板損傷における MRI …………………………………………………………… 74

円板状半月板：X 線検査・MRI …………………………………………………… 83

新しい MRI 技術 …………………………………………………………………… 83

超音波 ………………………………………………………………………………… 90

おわりに ……………………………………………………………………………… 91

6 前十字靭帯損傷との関係および変形性膝関節症における位置づけと治療方針 （宗田　大）

はじめに ……………………………………………………………………………… 94

単独で生じる半月板損傷と膝関節に及ぼす影響 ………………………………… 94

膝関節捻挫の部分症である半月板損傷の扱いとその影響 ……………………… 96

膝 OA における半月板損傷の進行と膝 OA への相互作用 …………………… 97

おわりに ……………………………………………………………………………… 100

7 半月板手術の統計情報 （片野尚子）

はじめに ……………………………………………………………………………… 102

レセプト情報・特定健診等情報データベース …………………………………… 102

NDB オープンデータを活用した日本の半月板単独手術統計 ………………… 106

その他の国内の統計情報 …………………………………………………………… 112

海外の統計情報 ……………………………………………………………………… 112

おわりに ……………………………………………………………………………… 113

8 外側円板状半月板とその問題 （南　貴雄）

はじめに ……………………………………………………………………………… 116

円板状半月板とは …………………………………………………………………… 116

DLM の発生 ………………………………………………………………………… 117

DLM の組織 ………………………………………………………………………… 117

DLM の診断 ………………………………………………………………………… 118

DLM の治療 ………………………………………………………………………… 119

DLM の予後因子 …………………………………………………………………… 124

DLM と OCD ………………………………………………………………………… 124

まとめ ………………………………………………………………………………… 126

9 半月板切除とその問題 (小田邉浩二)

はじめに	130
半月板切除術後の膝 OA 進行について	130
変性を伴う半月板断裂の切除例と無処置例の比較	132
内側・外側半月板切除術の違い	132
半月板単独損傷例における縫合術と切除術の比較試験	133
ACL 損傷を伴う半月板損傷における縫合術と切除術の比較	134
おわりに	136

10 半月板温存とその残された問題 (宗田 大)

はじめに	138
内側半月板縦断裂修復後	138
内側半月板の変性・逸脱を伴う変化	141
外側半月板縦断裂修復後	142
円板状半月板と小児期の半月板障害	142

11 私たちの半月板機能温存の取り組み・手術法のすべて

1	外側半月板逸脱に対する centralization 法	(古賀英之)	144
2	外側半月板修復術	(大原敏之, 古賀英之)	154
3	内側半月板修復術	(大原敏之, 古賀英之)	164
4	内側半月板後根断裂	(古賀英之)	172
5	外側半月板後根断裂	(古賀英之)	188
6	変性半月板に対する半月板修復術	(片桐洋樹, 古賀英之)	196
7	内側型膝 OA に対する骨切り術と半月板修復	(片桐洋樹, 古賀英之)	204
8	外側型膝 OA に対する centralization 法を応用した Capsular advancement 法	(古賀英之)	218

12 半月板温存術の短期成績と課題 (古賀英之)

はじめに	230
外側半月板 centralization 法の 2 年成績	230
高位脛骨骨切り術と内側半月板 centralization 法の併用術の 1 年成績	233
外側型膝 OA に対する centralization 法を応用した半月板形成術の 1 年成績	237

13 半月板の再生医療と基礎研究 (中川裕介)

はじめに	240
基礎	240
組織工学による半月板再生	241
新しい半月板再生医療：3D プリンターを用いた半月板足場材	248
おわりに	251

CONTENTS

14 半月板修復と滑膜幹細胞を組み合わせた関節機能改善法 (関矢一郎)

滑膜幹細胞の概要 ……………………………………………………………… 254
滑膜幹細胞の内側半月板変性断裂への応用 ……………………………… 262
滑膜幹細胞の外側型膝 OA への応用 ……………………………………… 270

15 半月板損傷の保存治療 (宗田 大)

はじめに ………………………………………………………………………… 278
診断の進め方と保存治療の選択 …………………………………………… 278
保存治療が選択される例 …………………………………………………… 280
保存治療の基本的な流れ …………………………………………………… 281

16 半月板温存術後のリハビリテーション (宗田 大)

はじめに ………………………………………………………………………… 288
内側半月板後内側を中心としたフラップ断裂の切除後 ……………… 290
内側半月板後根断裂（MMPRT）修復術後 ……………………………… 291
ロッキング半月板の修復術後（内側・外側）…………………………… 292
外側半月板後節縦断裂修復術後 …………………………………………… 293
外側中節放射状断裂修復術後 ……………………………………………… 294
外側円板状半月板（DLM）形成修復術後 ……………………………… 295
スポーツ復帰時期の適正化 ………………………………………………… 296

17 ケーススタディ

1　ケーススタディ：トップアスリート (古賀英之)
　　症例 1：24 歳男性，社会人ラグビー選手 ……………………………… 300
　　症例 2：20 歳女性，大学 2 年バレーボール選手 …………………… 302
2　ケーススタディ：小児〜高齢者 (宗田 大)
　　症例 1：親子（母と娘）外側半月板損傷例 …………………………… 306
　　症例 2：サッカー復帰を目指す外側半月板の複雑損傷 …………… 309
　　症例 3：76 歳女性 ………………………………………………………… 311

索引 ……………………………………………………………………………………… 314

カバー・表紙掲載画像：左上
Ozeki N, Muneta T, Koga H, et al. Transplantation of achilles tendon treated with bone morphogenetic protein 7 promotes meniscus regeneration in a rat model of massive meniscal defect. Arthritis Rheum 2013; 65: 2876-86. fig3. 許可を得て転載

執筆者一覧

■編　集

宗田　　大	東京医科歯科大学名誉教授, 国立病院機構災害医療センター院長
関矢　一郎	東京医科歯科大学再生医療研究センター センター長／教授
古賀　英之	東京医科歯科大学大学院運動器外科学分野准教授

■執筆（掲載順）

関矢　一郎	東京医科歯科大学再生医療研究センター センター長／教授
片野　尚子	東京医科歯科大学再生医療研究センター
塚田　幸行	北水会記念病院整形外科／関節外科部長
二村　昭元	東京医科歯科大学大学院運動器機能形態学講座准教授
秋田　恵一	東京医科歯科大学大学院臨床解剖学教授
宗田　　大	東京医科歯科大学名誉教授, 国立病院機構災害医療センター院長
松田　純平	東京医科歯科大学再生医療研究センター
大関　信武	東京医科歯科大学再生医療研究センター
中川　裕介	東京医科歯科大学大学院軟骨再生学講座
南　　貴雄	角谷整形外科病院
小田邉浩二	東京医科歯科大学大学院応用再生医学
古賀　英之	東京医科歯科大学大学院運動器外科学分野准教授
大原　敏之	東京医科歯科大学医学部附属病院スポーツ医学診療センター
片桐　洋樹	東京医科歯科大学大学院運動器外科学

Chapter

1 半月板と治療の歴史

2 半月板の解剖

3 半月板損傷のメカニズム

4 半月板のバイオメカニクス

5 半月板損傷の評価・診断

6 前十字靱帯損傷との関係および変形性膝関節症における位置づけと治療方針

7 半月板手術の統計情報

8 外側円板状半月板とその問題

9 半月板切除とその問題

10 半月板温存とその残された問題

11 私たちの半月板機能温存の取り組み・手術法のすべて

12 半月板温存術の短期成績と課題

13 半月板の再生医療と基礎研究

14 半月板修復と滑膜幹細胞を組み合わせた関節機能改善法

15 半月板損傷の保存治療

16 半月板温存術後のリハビリテーション

17 ケーススタディ

◆本書における半月板に関する用語の統一について

本書掲載の半月板に関連する用語の表記については，原則として次のように統一した。

● meniscus：半月という表記もあるが，本書では「半月板」として統一した。

● hoop：半月板の機能を示す「hoop」は，樽や桶などの外側にはめて締め固めるための「たが」を意味する。日本語訳の「たが」と表記すると意味が通じないため，あえて欧文表記のままとしている。

● extruded meniscus（逸脱半月板）とmeniscus extrusion（半月板逸脱）：文意が「逸脱した半月板」と半月板そのものを示す場合は「逸脱半月板」，「半月板の逸脱」という状況を示す場合は「半月板逸脱」として表記している。

● 半月板内縁の対側を示す「半月板外縁」：内縁の反対側を示す単語としては，outer, peripheral, marginalなどがあり，外縁，辺縁，周縁などと訳される。辺縁・周縁はその意味に内縁も含まれることがあるため，誤解のないように文意が半月板内縁の対側を示す場合は「半月板外縁」として統一した。

● meniscus posterior root tear（MMPRT）：半月板後根損傷という表記もあるが，本書では「半月板後根断裂」として統一した。

1 半月板の歴史

関矢一郎, 片野尚子

西欧での半月板の歴史

『ヒポクラテス全集』は，紀元前3世紀ごろに編纂された解剖学を含む70余りの医学文書の集典である．そのなかの"On Fractures"には，骨折の様態と治療方法が主に記載されている．このなかで膝関節の治療は難しいとの記載があり，これに伴い"cartilage"という単語が初出しているが，半月板に関する記述はまだない．

その後，千年以上にわたり，宗教的・道徳的見地から解剖は非人間的な行為と考えられるようになり，厳しく禁じられた．再び解剖学が活発な動きをみせたのはルネサンス期である．1500年代に入ると，イタリアのボローニャ大学で体系立てた解剖学の研究が始められた．1543年，パドヴァ大学のAndreas Vesalius(アンドレアス・ヴェサリウス)は，実際に解剖を行い自ら観察したものを詳細に著した"De Humani Corporis Fabrica"（人体の構造，通称『ファブリカ』）を出版し，近代解剖学の基礎を築いた．

半月板の最初の描画はこの『ファブリカ』にある（図1）[1]．脛骨近位の骨形態はわかりやすく立体感を示し，半月板も人類史上最初の描画にもかかわらず特徴をとらえている[2]．この図説では右膝が示されているが，外側半月板がCartilago dextrum（右の軟骨），内側半月板がCartilago sinistrum（左の軟骨）と記述されている．ラテン語のアルファ

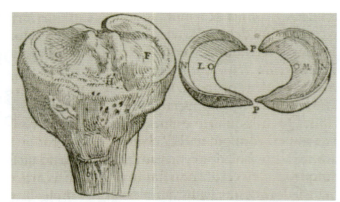

図1 "De Humani Corporis Fabrica"掲載の世界初の半月板の描画

ベルギーのAndreas Vesaliusによる"De Humani Corporis Fabrica"（1543年）から転載した世界で初めての半月板の描画．外側半月板（L）がCartilago dextrum（右の軟骨），内側半月板（M）がCartilago sinistrum（左の軟骨）と記述されている

ベット順で外側半月板にL,内側半月板にMの記号が振られているが,これらが現在ではLM(lateral meniscus), MM(medial meniscus)と略されるようになっていることは,偶然とはいえVesaliusの人智を超えた能力を感じる。

その後,多くの解剖学者や医師が解剖を行うことになった。ボローニャ大学のGiovanni Battista Morgagniは1706年から1719年にかけて"Adversaria Anatomica Prima"(『解剖学雑記』)を刊行し,解剖学者としての名声を確立した。この中で半月板も描画している(図2)。60年以上前のVesaliusの『ファブリカ』の図と比較すると,半月板の形態がより精細に記載され,前角・後角の付着部の特徴がとらえられている。内側半月板がInterior Cartilage Semilunaris, 外側半月板がExterior Cartilage Semilunarisと記述されている。

1700年代以降は,外科医の観点から半月板の解剖や半月板損傷の様態が,より精緻に描画されるようになった。半月板の名称は混沌としたが,1985年にスイスのバーゼルで開催されたAnatomische Gesellschaft(ドイツ語圏内の解剖学会)において,世界で初めて解剖学用語の統一に関して議論された。その結果,"Basle Nomina Anatomica"(BNA)という用語集において,半月板はMeniscus articularisと名付けられた[3]。Meniscusの語源はギリシャ語のmeniskos(= "crescent moon",三日月)である。

図2 "Adversaria Anatomica Prima"掲載の半月板

イタリアのGiovanni Battista Morgagniによる"Adversaria Anatomica Prima"(1706年)から転載した半月板の記載。
a:内側半月板(C)がInterior Cartilage Semilunaris, 外側半月板(D)がExterior Cartilage Semilunarisと記述されている
b:外側半月板の外縁が剥離され,前角と後角の付着部が示されている

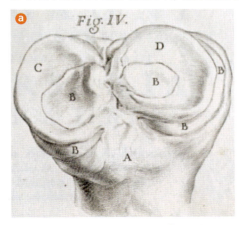
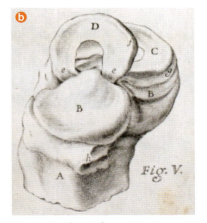

日本の半月板の歴史

　日本で初めて作成された本格的な解剖図譜は『解体新書』である。これは，ドイツ人医師のJohann Adam Kulmusが著した医学書"Anatomische Tabellen"のオランダ語訳である"Ontleedkundige Tafelen"(ターヘル・アナトミア)を，前野良沢が翻訳，杉田玄白が清書し，1774年に刊行されたものである。このときに「軟骨」などの言葉が作られた。一方，このなかに半月板の描画はない。

　渉猟した限りにおいて，日本語文献での最初の半月板の描画は，松村矩明の『虞列伊氏解剖訓蒙圖』(1872年)によるものと思われる。これはイギリスのHenry Grayによる"Anatomy of the Human Body"(1858年)の図譜を翻訳したものである(図3)。『虞列伊氏解剖訓蒙圖』では，半月板は「半月状繊維軟骨」と記載されている。

　順天堂大学医学部解剖学・生体構造科学講座の坂井によると，明治時代に刊行された日本の解剖学書は4期に分けることができる[4]。第1期は1877年頃までに主に英語の解剖学書から翻訳ないし抄訳されたものであり，『虞列伊氏解剖訓蒙圖』はこれにあたる。第2期は1887年頃までにドイツ人教師の講義を基にしたものであるが，図譜のないものが多い。第3期は1904年頃までにドイツ語の解剖学書を基に書かれたものであり，後述のようにCarl Heitzmann(カール・ハイツマン)の解剖図譜の抄訳が多数出版されている。第4期は1905年頃以後に独自に書き下ろされたものである。

　Heitzmannの"Atlas Der Descriptiven Anatomie Des Menschen"(1870-1875年)には，精細を極めた肉眼解剖図が多数収載されている[5]。この訳本が明治時代には多数

図3 "Anatomy of the Human Body"および『虞列伊氏解剖訓蒙圖』における半月板の図版
a：イギリスのHenry Grayによる"Anatomy of the Human Body"(1858年)から転載した半月板の記載。bと比較するために原著を180°回転している
b：松村矩明の『虞列伊氏解剖訓蒙圖』(1872年)からの半月板の記載。半月板は半月状繊維軟骨と記載されている

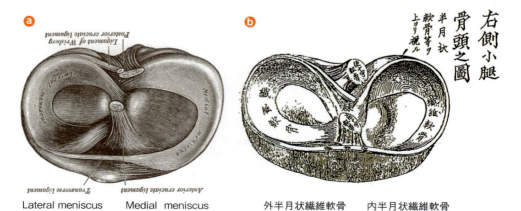

出版された（図4）。半月板に着目すると、Heitzmannの原著では"Meniscus"と記載されているが、訳本では「関節間軟骨」「関節間繊維軟骨」「関節間板」と、まだ解剖学名が定まっていない。

　日本の解剖用語に関して、京都帝国大学医科大学の初代解剖学教授鈴木文太郎は、『解体新書』以来蓄積された語彙を参照しながら前出の『BNA』を日本語に翻訳し、ラテン語用語と日本語用語を併記して1905年に『解剖学名彙（かいぼうがくめいい）』として出版した[6]。今回入手できた1917年出版の『解剖学名彙』において、Meniscusは「関節半月板」と記載されている（図5）。

図4 Carl Heitzmannの"Atlas Der Descriptiven Anatomie Des Menschen"（1870-1875年）の訳本

半月板の名称がそれぞれ異なる
a：六門系統解剖図（1878）。須藤鉱作 抄訳
b：改訂医科全書解剖篇図譜（1884）。山崎元脩 模写
c：解剖図譜（1909）。長谷川弘一郎 訳，大沢岳太郎 閲

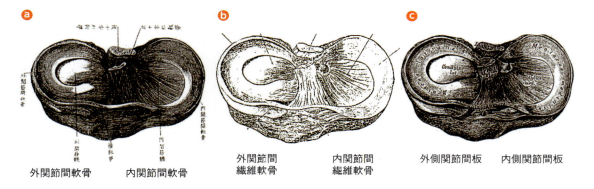

図5 『解剖学名彙』に記載された膝関節構成体の解剖学用語

Meniscusは関節半月板と記載されている

2019年現在，半月板は日本解剖学会の『解剖学用語 改訂13版』(2007年)では「外側半月」「内側半月」，日本整形外科学会の『整形外科学用語集 8版』(2016年)では「meniscus: 関節半月[板]」と定められている。本書のタイトルは「半月板」を用いており，個人的にも「半月板」という名称が，少なくとも整形外科医の間では最も普及しており，一番しっくりするように感じている。明治時代の初期から令和時代を迎えた現時点においても，meniscusの日本語名称はいまだ定まっていないようである。

【文献】

1) Di Matteo B, Moran CJ, Tarabella V. A history of meniscal surgery: from ancient times to the twenty-first century. Knee Surg Sports Traumatol Arthrosc 2016; 24: 1510-8.
2) 小林　晶. 膝半月板を巡る小史. 2015 臨整外; 50: 265-72.
3) Eycleshymer AC, Schoemaker DM. Anatomical Names, Especially the Basle Nomina Anatomica. New York: W. Wood & Company; 1917.
4) 坂井建雄. 我が国の近代解剖学教育の成立過程. 解剖学雑誌 2008; 83: 105-16.
5) 月澤美代子. 明治初期日本における西洋解剖学的人体像の民衆への普及 −1875〜7(明治8-10)年刊行「人体問答」書掲載の内臓図−. 日本医史学雑誌 2013; 59: 533-46.
6) 澤井　直, 坂井建雄. 昭和初期解剖学用語の改良と国語運動. 日本医史学雑誌 2010; 56: 39-52.

Memo

2 半月板治療の歴史

関矢一郎

最初の半月板手術（縫合術）

　半月板損傷に対する治療は，ヒポクラテスの時代から保存療法が中心であった。文献上，最初の半月板損傷に対する外科的手術は，エジンバラ大学欽定教授 Sir Thomas Annandale が1883年に行った縫合術の1例報告であり，1885年に "British Medical Journal" に1ページで掲載された[1]。この論文では，最初に背景として半月板の急性損傷と慢性損傷の2つの病態，次にロッキング症状と水腫の症状，さらに保存療法について記載されているが，原著を読んでも現在の理解と大きくかけ離れていないことに驚かされる。症例は30歳の炭鉱夫であり，ひざまずいて作業している際に急に膝崩れ，腫脹，激痛が生じた。10カ月経過しても slipping が続き，膝機能が障害されたままだった。身体所見による術前診断は内側半月板の転位であり，通常の保存療法が無効と判断された。半月板前節上に縦皮切で展開すると，内側半月板前節が付着部から離れ，後方に転位していた。残念ながら図はない。この半月板を鉗子で把持し，整復し，catgut 3針で筋膜と骨膜を通して固定した。術後は7週間の外固定を行った。術後半年経過して期待通りの結果となった。このような術中所見はしばしばみられると記載されていることから，この症例が初めてでないことがうかがわれる。しかし，内側半月板前節が付着部から離れ後方に転位する病態は，関節鏡による診断が普及した現在においては，あまり見ることのないものと思われる。

最初の半月板切除術

　文献上，最初の半月板切除術も Sir Thomas Annandale によるものであり，1889年に "British Medical Journal" に2ページで掲載された1例報告である[2]。この論文によると，1888年に The Clinical Society of London で Croft がこの Annandale の論文と同趣旨の発表をして，Kocher が半月板を切除しても膝の動きを阻害しない可能性があると発言していた背景がある。症例は38歳の炭鉱夫であり，ひとまとまりの石炭が膝に直撃して，はずそうとした際に膝を捻じって受傷した。当初はロッキングしたが，次第に症状が和らぐものの，動きによっては痛みが生じた。1年後に切開手術で展開すると，内側半月板の一部が舌のようにめくれ上がって（図1），脂肪変性していた。到達しにくい後節一部を

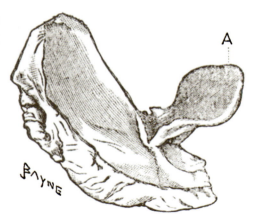

図1 Annandaleが世界で初めて論文で報告した切除例の内側半月板

（文献2より）

残して，内側半月板のほとんどを切除した。術後5カ月後には動きがよくなり，復職した。本論文中に，半月板縫合術はtedious（時間がかかり退屈）との表現があり，Annandaleは手術がより楽な切除術にその後傾倒したと思われる。

半月板全切除術の隆盛と衰退

1890年代は半月板縫合術と切除術のどちらも試みられていた。しかしその後，切除術がより一般的になっていった[3]。1957年の"Clinical Orthopaedics and Related Research"でMcKeever[4]は，半月板の後節には種々の外傷の影響を受けた異常が存在し，これらは必ずしも肉眼的に見えるものではないので，経験を積んだ外科医であれば毎回全切除するべきであると主張した（図2）。この考えは1970年代まで広く受け入れ，

図2 McKeeverによる半月板全切除の術中所見と切除した半月板のマクロ像

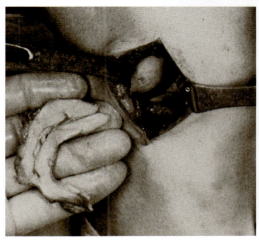
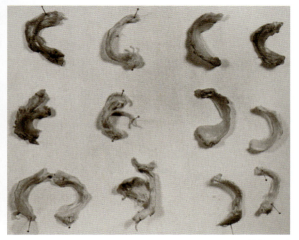

（文献4より）

McKeeverのこの論文は，今ではエポックメーキングなものとされている[5]。1974年にJohnsonら[6]は，全切除術後の低いフォローアップ率とフォローアップ期間が短いことが切除術の効果の誤解を招いていると主張し，全切除術後平均17.5年経過すると全切除術はかならずしもよい手技でないことを明らかにした。

関節鏡の開発

渡辺正毅が関節鏡の開発を進め，1957年に"Atlas of Arthroscopy"[7]を出版した。この書籍では，疾患が水彩画によるイラストとともに解説されている。1959年には世界に先駆けて実用的な渡辺式21号関節鏡を開発した。その使用技術が発表されるに及び，関節鏡は世界中の注目を浴びるようになった。関節鏡を学びにJacksonやO'Connorなど多くの整形外科医が世界から来日し，渡辺や池内宏から関節鏡を学んだ。その後，アメリカ各地で盛んに関節鏡のセミナーが開催され，鏡視下手術は北米を中心に発達した。Jacksonは関節鏡を，人工関節，骨折用内固定具とともに20世紀の整形外科分野の重要な発明としている[8]。渡辺正毅は「関節鏡の父」と世界中でよばれ，1962年に世界で初めて鏡視下半月板切除術を行っている。当初はレンズを直接覗くものであり（図3），電球が壊れたり電気がショートしたりといったトラブルが多かったが，ビデオシステムと鏡視下手術器具の開発により，鏡視下手術が急速に進歩した。

図3 渡辺正毅が鏡視している様子

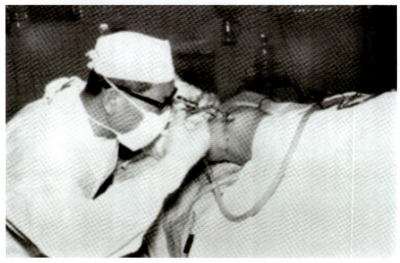

（文献10より許可を得て転載）

鏡視下半月板縫合術

現在普及しているinside-out法による鏡視下半月板縫合術のパイオニアは，Charles Henningである。1980年代に，内側半月板に対しては後内側に，外側半月板に対しては外側に皮切を置き，レトラクターを挿入し，半月板損傷部を貫通した針を神経血管から保護して，関節包に縫合する方法を確立した。1986年には178半月板に対する縫合術の，平均100週後の成績を報告している（図4）[9]。その後，all-inside法をはじめとする数々の手術器具や縫合材料が開発され，現在に至る。

図4 Henningによる内側半月板に対する縫合術の方法と鏡視所見

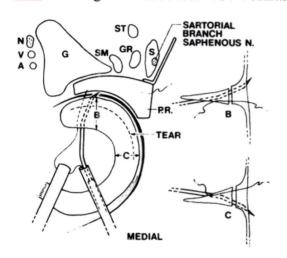
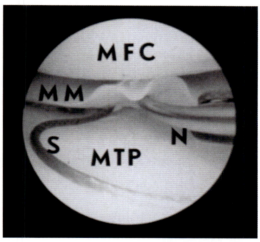

（文献9より許可を得て転載）

【文献】

1) Annandale T. An operation for displaced semilunar cartilage. Br Med J 1885; 1: 779.
2) Annandale T. Excision of the internal semilunar cartilage, resulting in perfect restoration of the joint-movements. Br Med J 1889; 1: 291-2.
3) Bick EM. Source Book of Orthopaedics. New York: Hafner Publishing Company; 1968: p355-61.
4) McKeever DC. Total excision of semilunar cartilages through a small anterior incision. Clin Orthop 1957; 9: 227-32.
5) 50 years ago in CORR: total excision of semilunar cartilages through a small anterior incision. Clin Orthop Relat Res 2007; 455: 285.
6) Johnson RJ, Kettelkamp DB, Clark W, et al. Factors effecting late results after meniscectomy. J Bone Joint Surg Am 1974; 56: 719-29.
7) Watanabe M, Takeda S, Ikeuchi H. Atlas of Arthroscopy. Tokyo: Igaku-Shoin; 1957.
8) Jackson RW. The introduction of arthroscopy to North America. Clin Orthop Relat Res 2000; (374): 183-6.
9) Scott GA, Jolly BL, Henning CE. Combined posterior incision and arthroscopic intra-articular repair of the meniscus. An examination of factors affecting healing. J Bone Joint Surg Am 1986; 68: 847-61.
10) 渡辺正毅. 関節鏡診断1. 臨整外 1975; 10: 370-3.

半月板の解剖

塚田幸行,二村昭元,秋田恵一

はじめに

　半月板は膝関節の支持要素の1つであり,環状に近い形の外側半月板と,C字型形状の内側半月板がある(図1)。半月板の前後の端(前角と後角)は,靱帯によって骨に付着している。

　組織切片で半月板を観察すると,その断面は楔状で,楔の底にあたる部位で関節包と付着している(図2)。半月板の関節包付着部下縁からの線維は脛骨へ付着しており,半月脛骨靱帯(冠状靱帯)とよばれる。半月脛骨靱帯は,実際には関節包の一部である(図2)。人体の関節周囲では,半月脛骨靱帯のように組織学的にはその部位の関節包が周囲の関節包よりも厚くなっただけであるにもかかわらず,靱帯と命名されている組織が多くある[1]。

　半月板の解剖を見るときは,半月板単独で見るよりも,半月板と周囲組織の関係や外側半月板と内側半月板との相違に注目すると,より理解が深まる。本稿では,外側半月板

図1　内側半月板と外側半月板
左膝の大腿骨をはずして上方から見た図。外側半月板は環状に近い形状,内側半月板はC字型の形状である

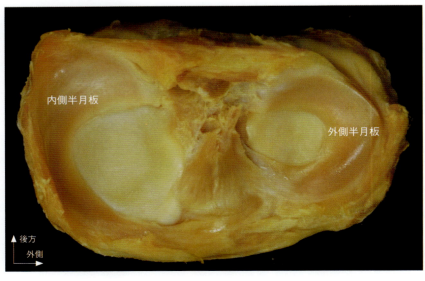

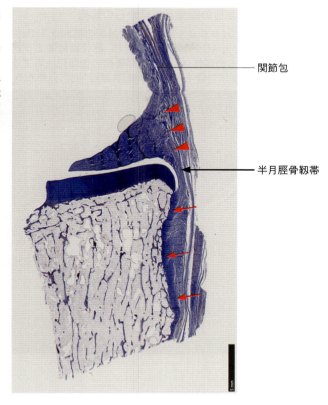

図2 半月板と関節包の付着と関節包の骨への付着

大腿骨をはずした状態で作成した組織切片。半月板の断面は楔状をしており，その底面（◀）で関節包に付着している。また，半月板下縁に付着する関節包（←）は，下方では脛骨に付着し，半月脛骨靱帯とよばれる（付着部を←で示す）

の解剖については前十字靱帯（anterior cruciate ligament；ACL）と関節包との関係を，内側半月板の解剖については内側側副靱帯（medial collateral ligament；MCL）と内側半月板の外縁を走行する血管との関係を中心に述べる。

外側半月板の解剖

◆ 外側半月板と前十字靱帯の関係

　ACLと外側半月板の前角・後角は，密接な解剖学的関係にある。
　外側半月板の前角からの線維は外周線維と内周線維とに分かれ，外周線維はACLへと連続する[2]（図3）。すなわち，ACLの一部は外側半月板に付着しており，ACLのすべての線維が骨に付着するわけではない。現在行われているACL再建術の多くは，靱帯の解剖学的付着部に骨孔を開けて，そこに他部位から採取した靱帯を通して再建している。このため，ACLがすべて骨に付着するわけでないという事実は，靱帯再建術の術式を考慮するうえで重要な知見である。
　外側半月板前角からの内周線維はACLの脛骨付着部の後方を通過して，外側顆間隆起

半月板の解剖

図3 外側半月板の前角からの線維と後角からの線維

左膝の大腿骨をはずして上方から見た図。外側半月板の前角からの線維は，ACLと連続する外周線維（白破線）とACLの後方を走行し，脛骨に付着する内周線維（黒破線）とに分かれる。後角からの線維は，外側顆間隆起の後面に付着する前外側脚（赤破線）と内側顆間隆起の後面に付着する後内側脚（青破線）とに分かれる

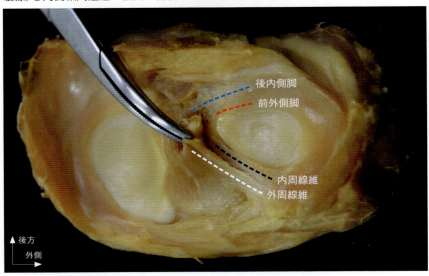

図4 外側半月板の前角からの線維

a：右膝の大腿骨をはずして前上方から見た図
b：aの囲み部分の拡大図。外側半月板前角からの外周線維はACLに連続する（→）。内周線維はACLの後方を走行する（→）

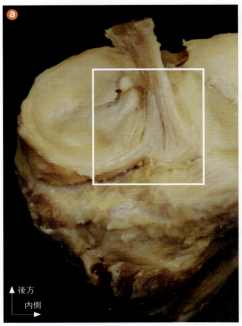
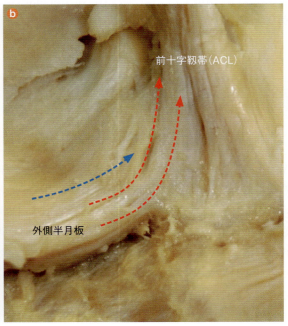

の内側壁に付着する[2]（図4）。一般的に考えられているようも，内周線維はかなり内側で脛骨に付着する。結果として，ACLは内周線維に付着部を横取りされるようにして脛骨に付着するため，ACLの脛骨付着部は「C字型」となる（図5）。

外側半月板の後角からの線維は，後内側脚と前外側脚とに分けられる[2]（図6）。後内側脚は内側顆間隆起の後方へと付着する。前角からの内周線維と同じように，この後内側脚がACLの脛骨付着部の後縁となっている（図5）。結果として，ACLと後十字靱帯（posterior cruciate ligament；PCL）の境界を成すのは外側半月板であるという事実は興味深い。

外側半月板後角からの前外側脚は，外側顆間隆起の後方へと付着する[2]。ここで前角からの内周線維と連続すると理想的な環状構造となるが，実際には後角からの前外側脚と前角からの内周線維が連続して完全な環状構造となる外側半月板と，連続せずに環状にはならない外側半月板の両方がみられる。

図5 外側半月板と前十字靱帯の脛骨付着部との関係

左膝の大腿骨をはずして上方から見た図。外側半月板前角からの内周線維（白破線）はACLの後方に付着する。結果としてACLを内側に押しやるように付着するため，ACLの脛骨付着部はC字型になる（黄破線）。ACLの内側縁は内側顆間結節（青破線），後縁は外側半月板の後内側脚（緑破線）である。赤破線は血管孔を示す

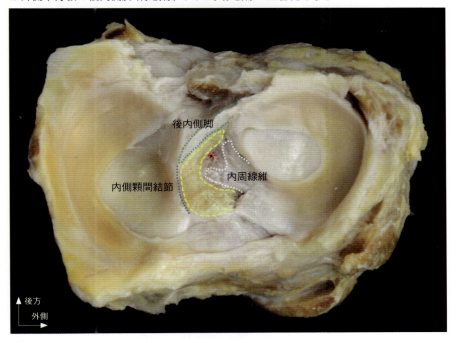

図6 外側半月板の後角からの線維

a：右膝の大腿骨をはずして上方から見た図
b：aの囲み部分の拡大図。外側半月板後角からの前外側脚は外側顆間隆起の後面に（→），後内側脚は内側顆間隆起の後面に（→）付着する

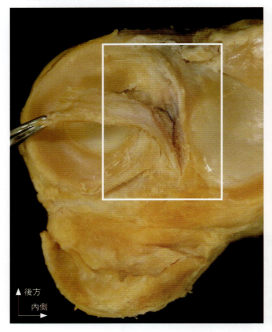
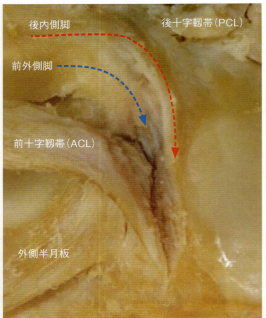

◆ 外側半月板と関節包の関係

　半月板は関節包を介して骨に付着している。したがって，関節包の骨への付着が強固であるか脆弱であるかは，半月板の逸脱の頻度にかかわりうる。

　膝関節に限らず関節包の解剖を見るときには，関節包が骨にどう付着しているのかを見ることが重要である[3-5]。関節包が骨に対して幅広く付着していればその部位は強固であり，狭く付着している場合は脆弱である[5]。

　外側半月板周囲の関節包の骨付着の幅広さに注目すると，次のようになる[6]（図7）。

① Gerdy結節の前縁では，外側半月板周囲の関節包は骨と幅広く付着している。
② Gerdy結節の中央では，外側半月板周囲の関節包と骨の付着は狭い。
③ Gerdy結節の後縁では，外側半月板周囲の関節包と骨との付着は再度幅広くなる。関節包の脛骨付着部が強固である。
④ Gerdy結節後縁からさらに後方にたどっていくと，外側半月板周囲の関節包と骨との付着は徐々に狭くなっていき，腓骨頭の部位では線上になってしまう。関節包の脛骨付着部は非常に脆弱となる。

外側半月板は関節包に付着していることから，結果として関節包の脛骨への付着が脆弱な部位で外側半月板も逸脱しやすい可能性がある。

図7 外側半月板周囲関節包の脛骨付着部の幅（白破線）

左膝の大腿骨をはずして上外側から見た図。関節包が脛骨に付着する幅が広い部分は，付着が強固であると考えられる。Gerdy結節（青破線）の前後でその付着幅は大きく異なる。Gerdy結節の前縁（▼）の位置では，関節包は脛骨と幅広く付着している。Gerdy結節の中央（▼）では幅が狭くなる。Gerdy結節の後縁（▼）では再度幅が広くなる。Gerdy結節後縁からさらに後方にたどっていくと，関節包と骨との付着は徐々に狭くなっていき，腓骨頭の部位（▶）では線状になってしまうため，付着は非常に脆弱となる。緑破線はLCLの付着部，3つの黄色破線は大腿二頭筋の付着部を示す

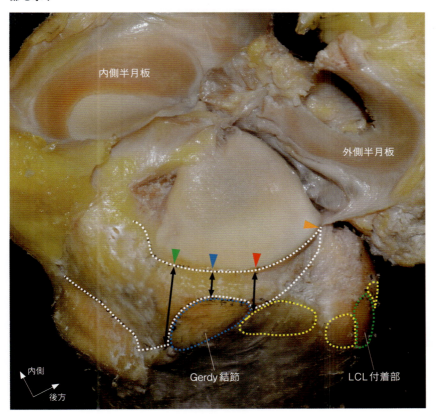

内側半月板の解剖

　内側半月板の解剖は，MCLとの位置関係で考えると理解しやすい．内側半月板はMCLより前方の部分で最も幅が狭く，MCLに裏打ちされる部位では幅が前方よりも広くなり，MCLより後方で最も幅が広くなる（図8）．内側半月板はその損傷部位に関する臨床研究において，いくつかのzone分けが提唱されてきた[7,8]．これらは前根と後根を除いた内側半月板を，MCLの前方・MCLに裏打ちされる部分・MCLの後方と分類するものが多い（図8）．また，内側半月板の栄養動脈の解剖もMCLの前後で異なる．

図8　内側半月板の解剖
ACLを切除した左膝を上方から見た図．→はMCLを示す．前根（○）と後根（●）を除いた部分の内側半月板は，MCLよりも前方の部分，MCLに裏打ちされる部分，MCLの後方の部分にzone分けされる．内側半月板の幅は前方で狭く，後方で広い．▲は横靱帯を示す

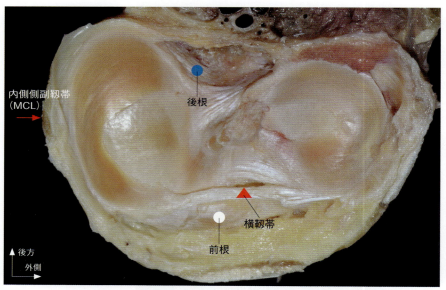

◆ 内側半月板が付着する関節包と内側側副靱帯の関係

　外側半月板と比べて内側半月板のほうが半月板全体としての可動性が小さい．この理由には次の2点が考えられる．
①外側半月板が付着する関節包が，膝窩筋腱裂孔の部分では脛骨と付着していない．一方で，内側半月板は外縁が関節包を介してすべて脛骨と付着している（図9）．
②外側半月板が付着する関節包は外側側副靱帯（lateral collateral ligament；LCL）に接しない．一方で，内側半月板が付着する関節包は強靭な構造であるMCLに裏打ちされている（図9，10）．

半月板の解剖

図9 半月板の付着する関節包と側副靱帯の位置関係

右膝の半月板を通過する水平断面を下方から見た図。内側半月板(○)が付着する関節包は、MCL(→)に接する。一方、外側半月板(●)はLCL(←)とは接しない。←は膝窩筋腱裂孔を示す

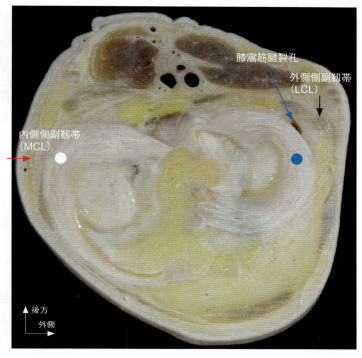

図10 内側半月板の付着する関節包が内側側副靱帯に裏打ちされる部位での断面(右膝)

←はMCLを示す。←は半月脛骨靱帯(関節包と同義である)の脛骨付着部を示す

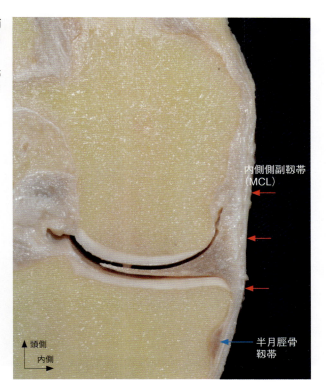

19

半月板の解剖

◆ 内側半月板の栄養血管

半月板は，その外縁1/3に関節包側から栄養血管が流入することが知られている[9]。しかし，栄養血管が半月板にたどり着くまでの走行については，あまり知られていない。

内側半月板への血管の走行は，MCLの前後で大きく異なる（図11, 12）。MCLより前方では，下行膝動脈関節枝と内側下膝動脈が内側半月板の栄養動脈となる（図11）。ただし，密な結合組織であるMCLは貫通できず，肉眼的に確認できる太さの血管はなくなる。下行膝動脈関節枝と内側下膝動脈の走行にはいくつもの解剖学的変異があるが，いずれにせよ最終的には内側半月板に並走するように動脈は走る。

MCLより後方の栄養動脈は，内側下膝動脈から出る（図12）。MCLの後方でも，栄養動脈は最終的には内側半月板に沿うように走行する。現行の半月板縫合術の多くは半月板にかかった縫合糸を関節包ごと縫合する。このため，内側半月板に並走する動脈を結紮してしまう可能性がある。

図11 内側側副靱帯の前方における内側半月板への栄養動脈の走行
右膝を前内側から見た図。栄養動脈は内側半月板に並走するように存在する。↑は下行膝動脈関節枝を，▷は内側下膝動脈を示す

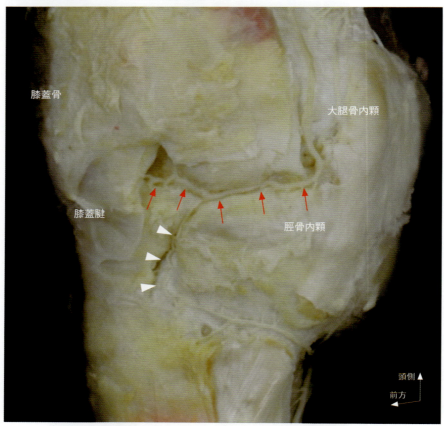

図12 内側側副靱帯の後方における内側半月板への栄養動脈の走行

半切した右膝を後方から見ている。半膜様筋は大腿骨側で切離し反転している。内側下膝蓋動脈（◁）からの枝が内側半月板を栄養する。内側半月板に並走するように動脈が走行している（↑）

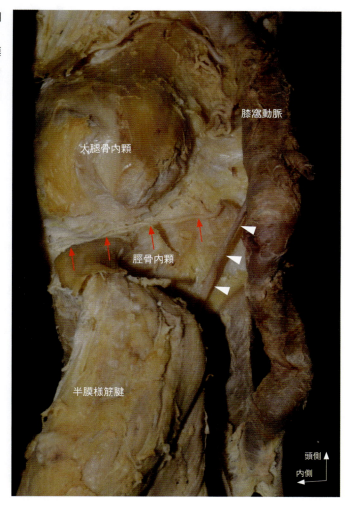

<謝辞>
　東京医科歯科大学臨床解剖学 那須久代先生には，解剖に際して直接のご指導をいただくとともに，本稿執筆にあたって多くの有益なご助言をいただいた。ここに感謝の意を表する。

【文献】

1) Schleip R, Jäger H, Klingler W. What is 'fascia'? A review of different nomenclatures. J Bodyw Mov Ther 2012; 16: 496-502.
2) Fujishiro H, Tsukada S, Nakamura T, et al. Attachment area of fibres from the horns of lateral meniscus: anatomic study with special reference to the positional relationship of anterior cruciate ligament. Knee Surg Sports Traumatol Arthrosc 2017; 25: 368-73.
3) Nimura A, Kato A, Yamaguchi K, et al. The superior capsule of the shoulder joint complements the insertion of the rotator cuff. J Shoulder Elbow Surg 2012; 21: 867-72.
4) Nimura A, Fujishiro H, Wakabayashi Y, et al. Joint capsule attachment to the extensor carpi radialis brevis origin: an anatomical study with possible implications regarding the etiology of lateral epicondylitis. J Hand Surg Am 2014; 39: 219-25.
5) Momma D, Nimura A, Muro S, et al. Anatomic analysis of the whole articular capsule of the shoulder joint, with reference to the capsular attachment and thickness. J Exp Orthop 2018; 5: 16.
6) Nasu H, Nimura A, Sugiura S, et al. An anatomic study on the attachment of the joint capsule to the tibia in the lateral side of the knee. Surg Radiol Anat 2018; 40: 499-506.
7) Weiss CB, Lundberg M, Hamberg P, et al. Non-operative treatment of meniscal tears. J Bone Joint Surg Am 1989; 71: 811-22.
8) Yagishita K, Muneta T, Ogiuchi T, et al. Healing potential of meniscal tears without repair in knees with anterior cruciate ligament reconstruction. Am J Sports Med 2004; 32: 1953-61.
9) Arnoczky SP, Warren RF. Microvasculature of the human meniscus. Am J Sports Med 1982; 10: 90-5.

半月板損傷のメカニズム

宗田 大

はじめに

　半月板損傷のメカニズムを考える場合，半月板を内側，外側，外側円板状半月板（discoid lateral meniscus；DLM）に分けて考え，さらに頻度の高い前十字靱帯（anterior cruciate ligament；ACL）損傷に代表される膝の捻挫など外傷の合併症としての半月板損傷を考察すべきである。

　一方，膝関節の加齢性変化やスポーツなどの過度の繰り返す力学的負荷に伴う半月板変性を加味し，併せて考える必要がある。また，半月板を前，中，後節に分け，内側，外測半月板の部位的な損傷メカニズムの違いを考察していく必要がある。

内側半月板損傷

◆ 単独で起こる内側半月板損傷

　内側中節部を中心とした半月板障害は少ない。これは力学的に内側半月板（medial meniscus；MM）が内側側副靱帯（medial collateral ligament；MCL）に守られていることに起因するかもしれないが，生体力学的研究結果では否定的である[1]。一方，近年注目されているMMの逸脱は内側型変形性関節症（osteoarthritis；OA）ではMCL前縁を中心に起こることが多い。また，MM後根断裂では，むしろMCLの後縁より後方の逸脱が大きい例もある。軟骨摩耗とMCLの弛緩による内側の動揺性の増加と伸展位近くの荷重負荷の繰り返しが，それらの変化を助長すると考えられる。米国の多施設研究では，MMの逸脱は内反アライメントや軟骨損傷と相関していた[2]。

　靱帯損傷を伴わないMM単独損傷は，急激な内反外力強制で生じうる。MM外縁の滑膜関節包移行部に損傷を生じると，滑膜性の癒合が早期に起こる。しかし，滑膜性の癒合が得られるだけでは半月板の移動性は大きくなり，MMの不安定性を繰り返す原因になると考えられる（図1）。この考察を支持する滑膜関節包の厚さについては解剖の項を参照してほしい。

　MM前節の外傷性の障害が，MM損傷の症状として経験されることは少ない。MM前節への過負荷は膝関節過伸展で起こると考えられるが，日常的に過伸展を繰り返すスポー

図1 12歳女性，主訴：右膝崩れ

3年前から繰り返す膝崩れ。受傷機転不明。受診後，ただ一度のMcMurrayテスト陽性所見あり

a：MRIでは損傷が明らかでない（左：矢状断，右：冠状断）
b：鏡視下に内側半月板の外縁部損傷治癒（左：矢印）と不安定性を認める（右）

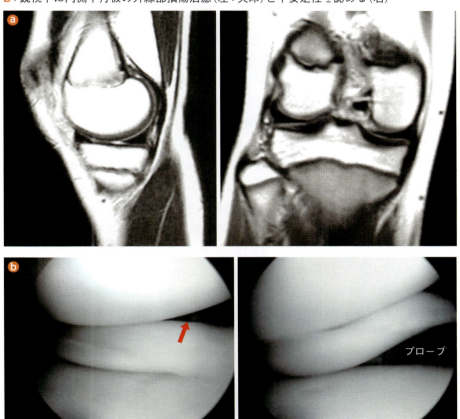

ツでもMMは解剖学的構造上移動性が少なく[3]，外側に比して過負荷が少ないと考えられる。また，治療の対象となるような不安定性を生じることが少ないと考えられる。膝関節の過伸展外傷でMM前節の損傷を生じうるが，筆者には治療経験がない。

内側半月板の変性と断裂

●荷重による変性

　二足歩行のヒトにとって，内側コンパートメントの荷重は基本的に外側より大きく，中間アライメントの下肢でも歩行時には内側：外側の荷重比が7：3という研究がある[4]。別の研究では，膝にかかる全荷重の75％が内側にかかると報告されている[5]。明らかな外傷を伴わないMM後節の単独損傷で，半月板の変性や早期の関節症を伴わない例は少

ない。中高齢者の多くの下肢において，内側コンパートメントへの荷重過多という力学的特徴を基盤として半月板損傷は内側に多く，軟骨障害を伴い，半月板自体の変性も同時に進行する。

　さらに，屈曲荷重による後節を中心とした過荷重は，ヒトの日常動作，スポーツ活動において日常的に積み重なっていく。これらの荷重を伴う後方への移動負荷は，MM後節においてより強いと考えられる。MMにかかる張力を計算した研究では，圧迫張力は3.4%，引張力は3.5%とあまり差を認めていない[6]。それは，脛骨内側顆が軽度凹面をなしていること，後節が大きいこと，MMの移動性が小さいことなどによると考えられる。膝屈曲に伴う半月板の後方移動性は，内側半月板では外側半月板よりも小さい。屈曲に伴って大きくなる荷重を支えるために，MM後節は幅が広く，脛骨にしっかりと固着している[7]。基本的に，hoopストレスは後方より前方に大きい[8]。繰り返し負荷による半月板の変性に加えて，同様に負荷のかかる内側コンパートメントの軟骨摩耗により内側のhoopを支える関節周囲組織の変性摩耗が進み，内側コンパートメントの弛緩が生じ，MCLを含む組織も弛緩して前内側部を中心としたMMの逸脱が進行する。そうすると，MCLの弛緩を伴うMMの前内方への逸脱と，しっかり脛骨に固定された後節の境界部である後内側部に負荷のひずみが強くなる。このような変性の過程で，MM後内側部に種々の形態の損傷が生じると考えられる。変性を伴う損傷は，加齢による半月板の脆弱性，軟骨摩耗を伴う半月板に対する過負荷，hoopの弱体化，半月板の逸脱など複合的かつ複雑な過程を経て進行すると考えられる。392例の外傷既往がなく，正常X線像を示す者のうち，2/3はスポーツ活動なく半月板損傷を生じていたという過去の報告も，半月板損傷が繰り返す日常的活動により起こってくることを示唆する[9]。

●断裂

　半月板の水平断裂は，脛骨にしっかり固定された半月板脛骨側部分と，よく動く大腿骨顆部の剪断ストレスによって，半月板の線維構造も関連して生じてくると考えられる[10]。また，後節の変性の進行と中前節の間に動きのひずみが生じることにより，後内側部を中心とした水平断裂も高率に生じるものと考えられる。動的には半膜様筋腱付着部を中心に内外旋を支えコントロールしている。したがって内側コンパートメントの変性に伴う動揺性の増加により，同部位を中心にMMの動きにひずみが生じると考えられる[11]。

　MMの変性，脆弱化を基盤に，ある外力を伴って後節への負荷が急激に生じると後根断裂が起こる(**図2**)。後根断裂は激烈な痛みを伴い，放置により予後が不良になると報告されている[12]。また，このような後根断裂には特発性大腿骨内顆骨壊死(spontaneous osteonecrosis of the knee；SONK)を併発することが知られている。SONKは膝関節伸展位近くでの荷重で起こることが多い。したがって後根の急な断裂は，伸展位付近での荷重負荷で生じると想像される[13]。急性期での診断や治療を逃すと，半月板機能の低下により内側過負荷が生じ，OAが進行する[14]。一方，このような変化が徐々に進む例では変性断裂や摩耗が進行し，OA所見と区別がつきにくくなると考えられる。

半月板損傷のメカニズム 3

　一方，内側後節にも認められる外縁に至らない体部の放射状断裂は，半月板の変性脆弱化を基盤に無症状で生じてくることもあるようである．こうした半月板変性の過程で認められてくる放射状断裂の積極的治療の是非や有効性についてのコンセンサスは得られていない．

> **用語解説**
>
> - 特発性大腿骨内顆骨壊死 (spontaneous osteonecrosis of the knee；SONK)
>   壊死と表現されているが，実際は小外傷をきっかけとして生じる，内側顆部伸展位荷重部付近の脆弱性骨折であることが多い．骨粗鬆症の傾向が認められることもある．

図2 56歳男性，主訴：左膝痛

レクリエーションでテニスを行っている．半年前から運動時，歩行時，方向転換時，初動時痛出現．伸展不全感あり．アライメント中間，関節可動域は左右とも伸展0°／屈曲145°．強制屈曲時痛，内側裂隙中央圧痛を認めるが，McMurrayテストでのclick，painともに陰性
a：X線像では異常はあきらかでない（左：患側正面像，右：両側45°屈曲正面像）
b：MRI冠状断（左）で，内側半月板後角部の断裂，矢状断（右）で内側半月板体部の断裂が認められる（矢印）

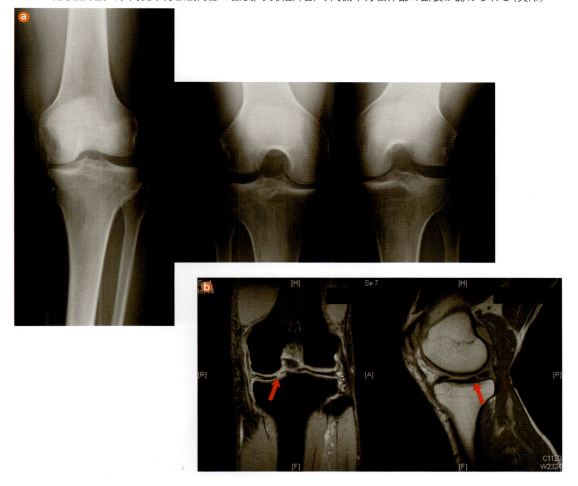

25

◆ 膝関節靱帯損傷などに合併する内側半月板損傷

　膝関節の靱帯損傷で代表的なACL損傷では，受傷時の合併損傷としてMM損傷が生じる。しかし，頻度としてはACL初回受傷時では外側半月板（lateral meniscus；LM）損傷が多いと報告されている[15]。ACL損傷を代表とする膝関節靱帯損傷によって関節不安定性が遺残し，膝崩れなどを繰り返すと，MM損傷の頻度が増す[16]。臨床上ACL損傷後に新たな膝崩れのエピソードがあると，経験上MRIによって新たな半月板損傷が認められることが通常である。陳旧性ACL損傷例では，MMのロッキングを生じて受診する例も少なくない。繰り返しエピソードを生じるMM障害時には，合併する十字靱帯損傷を念頭に入れて損傷メカニズムを考慮すべきである（図3）。

　近年，ACL損傷に伴うMM後角損傷であるramp lesionが注目されている[17,18]。この損傷のメカニズムについての記載は少ないが，男性で多く，急性期と慢性期で頻度が変わらないと報告されている[19]。ACL損傷の際における脛骨の内旋前方亜脱臼時に，外側ばかりでなく大腿骨顆部に挟み込まれる内側後角部に剪断力がかかり，小さな外縁部のred-red損傷が生じるのではないだろうか。この損傷は，ACL損傷膝の安定性の再獲得により自然治癒する可能性も高い。遺残ACL動揺とramp lesionとの関係が深いという報告があるが，動揺性が遺残するACL損傷膝でramp lesionが治癒しにくいという現象の裏返しかもしれない。

　膝の内反荷重損傷による中節を中心とした縦断裂はスポーツ外傷として認められるも

図3　19歳女性，大学柔道部
高校2年時に初回受傷。その後，数回のキャッチング，ロッキングのエピソードがあり受診。ACL損傷の合併損傷を認めるが，機能的にはほぼ正常だった（ACLは放置した）
a：MRI（上：冠状断，下：矢状断）では半月板には異常を認めないが，ACLの損傷が疑われる（矢印）
b：関節鏡視で内側半月板外縁の動揺性を認める（上図）。ACLはほぼ正常だが，大腿骨付着部付近で損傷後の治癒が認められ（下左：矢印），プロービングでもごく軽度弛緩していた（下右）

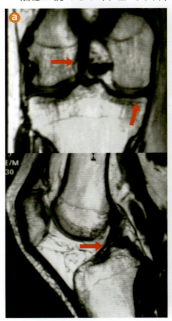
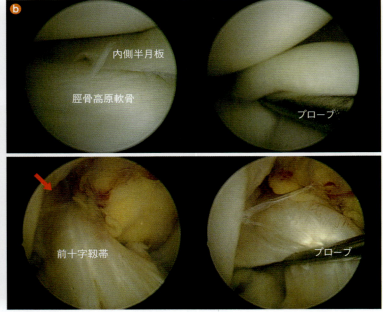

のであるが，半月板単独損傷は頻度が高くなく，ACL損傷に合併することが多い。また，MCL損傷に伴うMMが剥がれるような損傷や，MCL不全による動揺性の繰り返しによる中節の障害もないわけではない。

MCL損傷に伴うMM損傷もO'Donohueのunhappy triadとして知られていたが，実際には合併MM損傷率は高くなく，むしろLM損傷が多い[20]。近年，急性期のunhappy triadを示す損傷部位の詳細と治療成績が報告されている。このような急性期損傷では，損傷部位がより広範囲なようである[21]。

外側半月板損傷

LM損傷は，ACL損傷の合併と単独LM損傷とをMM損傷のように分けて考えなくとも受傷メカニズムを議論できる。LMの移動性が高く，解剖学的にhoop機能に脆弱を認める部分があること[22]など，それだけ力学的にも運動学的にもLMが損傷しやすいことが示唆される。形態的にも，DLMを代表として，LMは個体により大きさや厚さがかなり異なる。厚さや幅が大きいと，容易に損傷しやすいことが経験される。

◇ 後節の縦断裂

外側後節の縦断裂は頻度が高い。ACLを代表とする靱帯損傷の合併損傷としてだけでなく，特に幼少期・学童期の小さな外傷を契機とした断裂も想像以上に多い可能性がある。放置されると半月板ロッキング状態で経過することにもなり，長期にわたり患者を悩ませ，半月板損傷由来の変形性関節症に発展する危険性がある（図4）。

ACL損傷に伴う外側後節の損傷は，ACL損傷時の脛骨内旋亜脱臼位から整復位に戻る際に，LMが大腿骨外側顆に挟まれることで生じると考えられる。そのような大きな外力でなくとも，膝関節の屈曲に従ってLMは10mm以上後方に大きく移動する[13]。日常よく行われるしゃがみ込み動作で荷重負荷のタイミングが狂うと，LM後節はMM以上に容易に大腿骨外側顆とインピンジされ，縦断裂を起こすと考えられる[9]。軟部組織の柔軟性が高い小児期では，特にそのようなことが多いのではないだろうか。また，繰り返す深屈曲動作もその原因になるかもしれない。関節面外縁のred-red zoneで損傷した半月板は早期に滑膜性に治癒するが，実質部の治癒には相当な期間を要するものと考えられる。

用語解説

- **red-red zone**
  半月板の外縁部25〜30％は関節包から血管が入り込んで栄養されている。同部位をred zoneと表現する。それより内縁に近い部分は血行がなく関節液で栄養されている。同部位をwhite zoneと表現する。red-red zoneとは半月板外縁部の血行が存在する部分であり，同部位の損傷は内縁部より治癒能力が高い。

図4 39歳女性，主訴：右膝関節痛，伸展不全
a：関節鏡所見では外側半月板の陳旧性ロッキングがみられる。顆間窩にロッキングした外側半月板（矢印）が認められ，リモデリングして硬化している
b：術前の膝関節45°屈曲X線前後像では，右膝関節外側の関節裂隙は消失しており，顆間窩に遊離体像がみられる
c：遊離体除去後13年の膝関節45°屈曲X線前後像。外側OAの進行は軽度で，膝の痛みはときどき感じるのみである

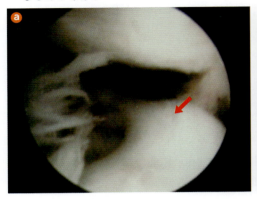
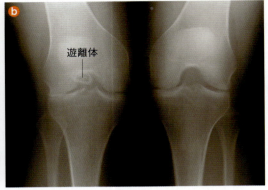
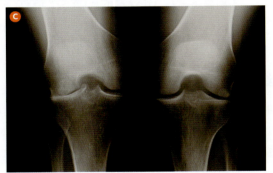

滑膜性の治癒では断裂部の不安定性は遺残するために，軽微なしゃがみ込み動作などでロッキングやキャッチングを繰り返すことになる。さらに，ロッキングが解除されずにバケツ柄断裂の状態になっても，身体の柔軟性の高い小児期では可動域制限や痛みなどの症状も早期に改善されてしまう可能性がある。その結果，長期的に外側型関節症へと進展する危険性が高くなる（図5）。

このようなLM後節の縦断裂がキャッチングを繰り返す例でも，その頻度は力学的な安定性の程度や患者の活動性の大きさの違いによりさまざまである。そのような例では，徒手検査で確定的な診断を下すことは容易ではない。

◆ hypermobile meniscus

hypermobile meniscusは，MRIでは半月板損傷の所見が明瞭でなく，臨床的にキャッチング症状を繰り返し，関節鏡視所見として特にLM後節を中心にプロービングで半月

図5 11歳女性，主訴：両膝関節が外れる感覚

外傷歴なし。L5における脊椎分離すべり症の既往あり

a：術前の両膝関節X線前後像では，明らかな異常を認めない
b：右膝関節鏡視像。LM後節の弛緩性が明らかであり，大腿側3針，脛骨側2針でinside-out修復を行った
c：左膝関節鏡視像。膝窩筋腱裂孔の拡大あり，inside-out修復2針を行った
d：術後2年4カ月の両膝関節X線前後像。自覚症状なし。体育の授業にはすべて参加している。McMurrayテスト陽性：右＜左。左のほうが術後のMcMurrayテストでの引っかかり残存大

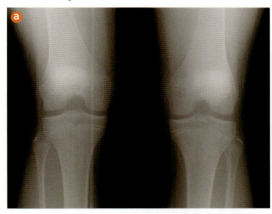
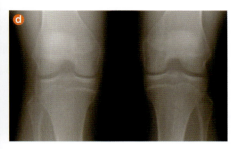
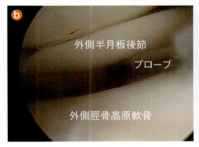
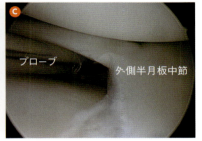

板が大腿骨外側顆を乗り越えるような大きな可動性を示す例である（図5）[23]。

このhypermobile meniscusはLMが大多数である。病態としては，LM後節の縦断裂が生じる軽微な外力によりLM後節の滑膜移行部で断裂を生じ，線維性に治癒したものの滑膜-半月板間の可動性が大きくなり，キャッチング所見を繰り返すものと考えている。MRIでは，滑膜性の損傷は異常所見として認識できない。MRIで膝窩筋裂孔を包む線維束の損傷を認める場合にhypermobile meniscusと診断できるとする報告もあるが，筆者には常に明確に診断できるかどうか自信がない[24]。LM後節部外縁の滑膜-半月板実質部損傷が起これば，hypermobile meniscus障害となる危険性がある。同様の損傷と滑膜性の治癒による不安定性の残存は，内側にも存在すると考えられる（図1）。

◆ 外側後根断裂

　内側の後根断裂のメカニズムとは異なり，外側後根の損傷は外側後節損傷と同じようなメカニズムで，剪断力よりも脛骨内旋による後根への引っ張り外力がより大きかった場合に起こると考えられる。また，後根部と後節部の力学的強度のバランスが，個々の膝によって異なる可能性がある。後根に対する引っ張り外力は，脛骨が内旋亜脱臼するACL損傷に合併することが多いと考えられる（図6）。

　後根断裂は形態的に数種類に分類されているが[25, 26]，それぞれの形態で損傷メカニズムが異なるとはあまり考えにくい。内旋が強制され，後角部が引っ張られた際に，力学的に弱い部分の損傷が起こるのであろう。後根から1cmぐらい外側に離れた部位での斜断裂も，同じメカニズムで起こるのであろう。回旋亜脱臼時の荷重中心の微妙な位置の違いによって，損傷形態の違いが生じるものと考える。

◆ 中節の放射状断裂

　中節の放射状断裂は単独で生じ，比較的若年スポーツ選手で損傷エピソードのある例が多いようである（図7）。外側関節面への圧縮外力によって生じる損傷形態であるが，膝関節伸展位の外反では中節中央に大きな力がかかると考えられる。屈曲位では内側よりも外側関節面により多く荷重がかかる。一度の外反力で生じる例もあれば，繰り返しの膝関節屈曲で生じてくる放射状断裂も考えられる。形態的にはLMがやや大きく厚い例が多い印象をもっている。新鮮ブタ標本での実験では，内縁から2/3以上断裂するとLMの荷重分担能は大きく低下し，膝関節に外反ストレスがかかり，外側型OAを生じる危険性が高くなる[27]。

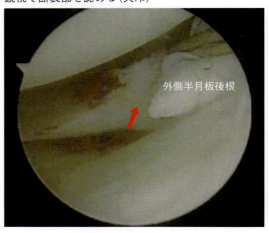

図6 21歳男性，大学サッカー部
右膝関節ACL損傷に合併したLM後根部損傷。関節鏡視で断裂部を認める（矢印）

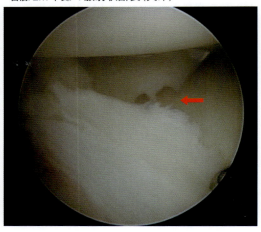

図7 21歳男性
右膝LM中節の放射状断裂（矢印）

不完全DLMで繰り返しの症状を訴える例などは，LMの脆弱性を基盤にもつ繰り返しの損傷と考えられる．膝関節屈曲・外反で荷重した状態で回旋強制を繰り返すような，サッカーでの損傷が少なくない．そのような例ではフラップ断裂様に損傷が認められる例もあり，parrot-beak（オウムの嘴状）断裂とよばれる．繰り返しの負荷により，中節の放射状断裂に加えて前後方向のストレスで生じたと考えられる．

前節の損傷

外側の前節の損傷は，膝関節過伸展位でLMが大腿骨外側顆にインピンジされて起こると考えられる（図8）．一度の外力でロッキングを起こす例もあるが，サッカーなどで繰り返しのインピンジによって前節が変性し，線維化を起こしてキャッチングを容易に生じるような例もある．放射線形態学的に，非外傷性のLM損傷膝では脛骨外側面の傾斜が小さいとの報告がある[28]．

円板状半月板損傷

円板状半月板（DLM）は，その構造から自然経過として早期に変性を起こし，大きな外傷なしにさまざまな断裂を起こす（図9）．一方，屍体膝でも表面上損傷を認めないDLMもある．Ahnら[29]は，MRI所見を基に断裂の有無を検討し，断裂例ではDLM体部の移動方向が前方，後方，中心方向に認められることを報告している．移動方向の違いは断裂部位の違いによって説明されるが，これまでの研究ではなぜその部分が損傷してくるのかはあきらかにされていない．脛骨の後方傾斜の程度や比較的大きな外傷，参加スポーツでの繰り返しのストレスが加わる部位によって変わってくるのであろう．後節から断裂

図8 17歳男性，高校空手部
関節鏡視で右膝関節LM前節に縦断裂を認めた

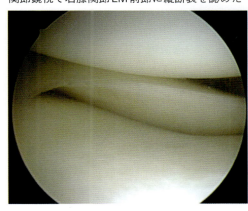
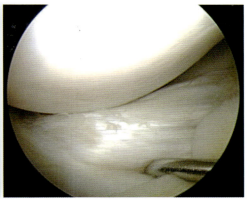

図9 20歳男性，discoid middle
a：左膝DLM内縁部の鏡視像。後方にプローブを入れ，前方への不安定性を確認
b：DLMの後外側部の外縁部断裂部をプロービング

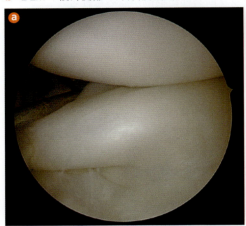
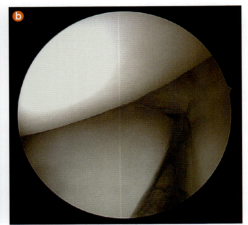

してくると体部は前方に移動し，前方から断裂してくると体部は後方に移動する。中央への移動例では，中節外縁部の広範囲の損傷が認められる。これらのDLM損傷例では外縁の断裂部に水平断裂を認め，DLMが変性を伴っていることが示唆される。関節鏡視では表面上断裂部位が明らかでない例もある。そのような例でも，体部に広範囲の水平断裂が認められることが少なくない。一方，多くは小児例であるが，一度の損傷エピソードで外縁の滑膜関節包と半月板体部との境界で広範囲に断裂する例がある。

　これらDLMの損傷形態が症例によって異なるのは，年齢によるDLM体部の厚さの違いや変性の有無，周囲組織との強度の違い，膝関節の外傷の有無と力学的な作用部位の違いなどが複雑に関係していると考えられる。

おわりに

　半月板損傷のメカニズムを考えるとき，内側の損傷には内側への過荷重を基盤として関節症性変化を考慮することが同時に必要となる。一方，外側の損傷メカニズムについては荷重の影響も複雑である。それぞれの症例でいかに機能的な半月板を残すかが焦点となる。

【文献】

1) Stein G, Koebke J, Faymonville C, et al. The relationship between the medial collateral ligament and the medial meniscus: a topographical and biomechanical study. Surg Radiol Anat 2011; 33: 763-6.

2) Crema MD, Roemer FW, Felson DT, et al. Factors associated with meniscal extrusion in knees with or at risk for osteoarthritis: the multicenter osteoarthritis study. Radiology 2012; 264: 494-503.

3) Thompson WO, Thaete FL, Fu FH, et al. Tibial meniscal dynamics using three-dimensional reconstruction of magnetic resonance images. Am J Sports Med 1991; 19: 210-5.

4) Harrington IJ. Static and dynamic loading patterns in knee joints with deformities. J Bone Joint Surg Am 1983; 65: 247-59.

5) Kolaczek S, Hewison C, Caterine S, et al. Analysis of 3D strain in the human medial meniscus. J Mech Behav Biomed Mater 2016; 63: 470-5.

6) Hsu RW, Himeno S, Coventry MB, et al. Normal axial alignment of the lower extremity and load-bearing distribution at the knee. Clin Orthop Relat Res 1990; 255: 215-27.

7) Messner K, Gao J. The menisci of the knee joint. Anatomical and functional characteristics, and a rationale for clinical treatment. J Anat 1998; 193: 161-78.

8) Jones RS, Keene GC, Learmonth DJ, et al. Direct measurement of hoop strains in the intact and torn human medial meniscus. Clin Biomech (Bristol, Avon) 1996; 11: 295-300.

9) Drosos GI, Pozo JL. The causes and mechanisms of meniscal injuries in the sporting and non-sporting environment in an unselected population. Knee 2004; 11: 143-9.

10) Fox AJ, Bedi A, Rodeo SA. The basic science of human knee menisc: structure, composition, and function. Sports Health 2012; 4: 340-51.

11) Amano H, Iwahashi T, Suzuki T, et al. Analysis of displacement and deformation of the medial meniscus with a horizontal tear using a three-dimensional computer model. Knee Surg Sports Traumatol Arthrosc 2015; 23: 1153-60.

12) Carreau JH, Sitton SE, Bollier M. Medial meniscus root tear in the middle aged patient: a case based review. Iowa Orthop J 2017; 37: 123-32.

13) Hussain ZB, Chahla J, Mandelbaum BR, et al. The role of meniscal tears in spontaneous osteonecrosis of the knee: a systematic review of suspected etiology and a call to revisit nomenclature. Am J Sports Med 2019; 47: 501-7.

14) Guermazi A, Hayashi D, Jarraya M, et al. Medial posterior meniscal root tears are associated with development or worsening of medial tibiofemoral cartilage damage: the multicenter osteoarthritis study. Radiology 2013; 268: 814-21.

15) Brambilla L, Pulici L, Carimati G, et al. Prevalence of associated lesions in anterior cruciate ligament reconstruction: correlation with surgical timing and with patient age, sex, and body mass index. Am J Sports Med 2015; 43: 2966-73.

16) Magnussen RA, Pedroza AD, Donaldson CT, et al. Time from ACL injury to reconstruction and the prevalence of additional intra-articular pathology: is patient age an important factor? Knee Surg Sports Traumatol Arthrosc 2013; 21: 2029-34.

17) DePhillipo NN, Cinque ME, Chahla J, et al. Incidence and detection of meniscal ramp lesions on magnetic resonance imaging in patients with anterior cruciate ligament reconstruction. Am J Sports Med 2017; 45: 2233-7.

18) Kumar NS, Spencer T, Cote MP, et al. Is edema at the posterior medial tibial plateau indicative of a ramp lesion? An examination of 307 patients with anterior cruciate ligament reconstruction and medial meniscal tears. Orthop J Sports Med 2018; 6: 2325967118780089.

19) Liu X, Feng H, Zhang H, et al. Arthroscopic prevalence of ramp lesion in 868 patients with anterior cruciate ligament injury. Am J Sports Med 2011; 39: 832-7.

20) Shelbourne KD, Nitz PA. The O'Donoghue triad revisited. Combined knee injuries involving anterior cruciate and medial collateral ligament tears. Am J Sports Med 1991; 19: 474-7.

21) Ferretti A, Monaco E, Ponzo A, et al. The unhappy triad of the knee re-revisited. Int Orthop 2019; 43: 223-8.

22) Nasu H, Nimura A, Sugiura S, et al. An anatomic study on the attachment of the joint capsule to the tibia in the lateral side of the knee. Surg Radiol Anat 2018; 40: 499-506.

23) Van Steyn MO, Mariscalco MW, Pedroza AD, et al. The hypermobile lateral meniscus: a retrospective review of presentation, imaging, treatment, and results. Knee Surg Sports Traumatol Arthrosc. 2016; 24: 1555-9.

24) LaPrade RF, Ho CP, James E, et al. Diagnostic accuracy of 3.0 T magnetic resonance imaging for the detection of meniscus posterior root pathology. Knee Surg Sports Traumatol Arthrosc 2015; 23: 152-7.

25) Forkel P, Reuter S, Sprenker F, et al. Different patterns of lateral meniscus root tears in ACL injuries: application of a differentiated classification system. Knee Surg Sports Traumatol Arthrosc 2015; 23: 112-8.

26) Moatshe G, Chahla J, Slette E, et al. Posterior meniscal root injuries. Acta Orthop 2016; 87: 452-8.

27) Tachibana Y, Mae T, Fujie H, et al. Effect of radial meniscal tear on in situ forces of meniscus and tibiofemoral relationship. Knee Surg Sports Traumatol Arthrosc 2017; 25: 355-61.

28) Khan N, McMahon P, Obaid H. Bony morphology of the knee and non-traumatic meniscal tears: is there a role for meniscal impingement? Skeletal Radiol 2014; 43: 955-62.

29) Ahn JH, Lee YS, Ha HC, et al. A novel magnetic resonance imaging classification of discoid lateral meniscus based on peripheral attachment. Am J Sports Med 2009; 37: 1564-9.

1 *in vitro*
－その構成細胞の物理・生化学的性質を含めて－

松田純平

バイオメカニクスとは

　バイオメカニクス(biomechanics)は，生体を工学的側面から研究する学問である。関節を中心とする運動器にかかわる研究が歴史的にも長く多数報告されているため目立っているが，一言でバイオメカニクスといっても関係する分野は非常に多岐にわたる。**表1**に示したように，基礎的研究，臨床に直接かかわる研究，生活を豊かにする研究，産業化研究など，広い研究フェーズにかかわり，工学系研究者のバックグラウンドは，機械工学，材料工学，化学，電気工学，情報工学，建築学など多種多様である。

半月板に関するバイオメカニクスの背景

◆ 半月板とバイオメカニクスに関する研究の分布

　関係する文献の投稿状況は1950年前後から散見され，現在に至るまで右肩上がりに増加している(**図1**)。半月板に関するすべての論文のなかで，biomechanicsが関係する論文は約3割を占める。

　年代別にトピックをみていくと，1960年代にはdiscoidや運動・歩行に関する報告が散見される程度で，1970年代には膝の内側および前方不安定性，tear，切除などの報告が認められる。1980年代以降は，多数の研究グループが論文を報告するようになり，新たに細胞実験や移植に関する報告が出てくる。加えて1990年代にはスポーツ外傷，生化学的評価，免疫系，組織学的評価，解剖学的評価など半月板の詳細な研究が多数報告されるようになり，半月板を理解するうえでバイオメカニクスによる評価が重要な役割を果たすようになる。

◆ バイオメカニクスで考える必要のある半月板の組成

　半月板の機能としては，衝撃吸収，荷重支持，荷重伝達，安定性，関節潤滑性，関節軟骨への栄養など多くの役割がある[1-4]。これらの機能を果たす半月板が受ける力学的モードは，圧縮，引張，剪断，hoopストレスであり，これらの力が適切に反映されるような組織構造を形成している。

表1 バイオメカニクスがかかわる領域例

領域・分野	目的・研究対象	具体的な現象・技術・機器
細胞	メカニカルストレス	伸張，圧縮，流体せん断，振動，静水圧など
	構造を機械的に作る	tissue engineering，3Dセルプリントなど
	操作・培養するためのデバイス	ロボットマニピュレーター，セルプロセッシング技術など
細胞・組織	観察，計測するためのデバイス・ソフトウェア	画像診断技術，イメージング，スケール
組織	硬さや成分，構造を明らかにする（基礎）	力学試験機（専用機，汎用機），衝撃，光，音波，CT，MRI，各種分析機器
	人工材料で新しく作る	材料化学（新材料），スキャフォールドなど
	機械で代替・補完する	人工心肺，人工関節，ステントグラフト，カテーテルなど
	つなぐ，止める，貼る	縫合糸・針，生体用接着剤，サージカルテープなど
術中支援機器	―	バイタルモニタリング，呼吸管理，電気刺激，術前・術後ナビゲーション，関節鏡
身体を評価	―	IoT，AI技術，KT-1000のような評価デバイスなど
鋼製機器	―	鉗子，持針器，剪刀，ドリル，鋸など
病院設備	―	ベッド，モニタリング，点滴，インターフェイス，バリアフリー，管理システムなど
スポーツ・リハビリテーション機器	―	トレッドミル，競技用義足，サポーター，アシストスーツなど
介護者・障害者支援機器	―	装具，車椅子，手すり，バリアフリー
航空宇宙	―	身体トレーニング，モニタリング，メカニカルストレス，実験系，住環境

IoT：internet of things，AI：artificial intelligence（人工知能）

図1 半月板に関する掲載論文数の年推移

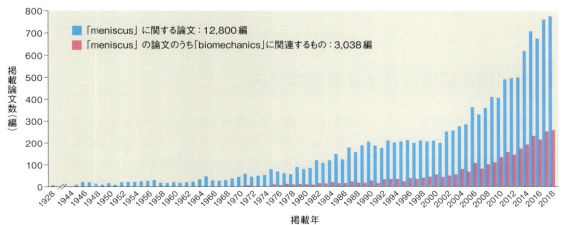

（MEDLINEでの検索結果より筆者作成）

軟骨様の半月板組織には，力学的に流体要素(水やNa$^+$，Ca^{2+}，Cl$^-$などの電解質)と個体要素(主にコラーゲンやプロテオグリカン)の2つの要素がある．構成成分は主に，水：72％，コラーゲン：22％，グリコサミノグリカン(プロテオグリカン)：0.8％，細胞：0.12％(全湿重量に対するDNA量の割合)である[4,5]．

引張張力に抗する役割を果たすtypeⅠコラーゲンは半月板の総コラーゲン量の約90％を占めており，半月板外縁より2/3程度の領域に分布し，半月板内縁部にはtypeⅡコラーゲンが多く分布する(図2)．その他わずかにtypeⅢ，typeⅤ，typeⅥコラーゲンが存在する[6-10]．粘弾性特性に関係するプロテオグリカンは，主に半月板外縁部よりも内縁部に存在している[11,12]．

図2 半月板のコラーゲン分布
正常ブタ半月板組織顕微鏡像．TypeⅠコラーゲン(a)は外縁，TypeⅡコラーゲン(b)は内縁に多く発現する．(c)はサフラニンO染色像，(d)はHE染色像を示す

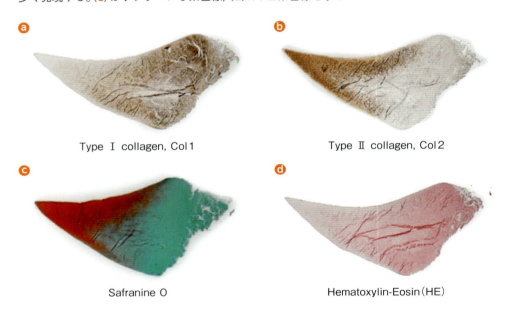

a Type Ⅰ collagen, Col 1
b Type Ⅱ collagen, Col 2
c Safranine O
d Hematoxylin-Eosin(HE)

半月板の構造のバイオメカニクス

半月板は耐荷重や衝撃荷重から関節を守り，維持する役割を果たす．バイオメカニクスの視点から半月板の構造をみると，半月板は楔形の断面形状を有し，後角・前角で固定された三日月様の形態を有する．この形態的特徴は，脛骨への関節部軸方向の垂直荷重を水平方向のhoopストレスに変換する(半月板の外縁に向かって変換された力が半月板に沿って引張荷重に変わる)ための機械的に合理的な形態であることがわかる．

また，材料力学の視点で考えると，半月板は粘弾性体であり，衝撃を和らげて衝撃エネ

ルギーを吸収する緩衝材としての材料的性質に加え，特有の三日月状の形態と三角形の断面形態は，大腿骨もしくは脛骨側からの膝関節に向かう垂直荷重（F fem）を水平方向に分力として分散（ベクトル変換）させ，体重のおよそ3倍におよぶ衝撃から膝の破壊を回避している[13]。

荷重は，半月板の三角形状断面によって，半月板表面の傾斜θに垂直な力に変換される（Fθ）。垂直，水平方向に分力をとると，それぞれ垂直分力（F vertical），水平分力（F horizontal）となる。減じられた垂直分力は脛骨軟骨に伝達され，脛骨軟骨面の反力（F tib）と拮抗する。なお，大腿骨からの負荷は，半月板の弾性変形および周囲組織の変形，関節内組織間の動きにエネルギーの一部を吸収されながら伝達する。

一方，水平分力は，半月板の円弧方向のhoopストレスに変換され，半月板前方後方端に付着する固定された腱に発生する反力F anterior，F posteriorと拮抗する（図3a）。膝関節の屈曲角や回旋，内外反などの状態によって，半月板と関節の接触面に偏りが生じると，図3bの模式図に示すような片寄った荷重分布になり，分力が拮抗するバランスを保つように，半月板は変形もしくは関節軟骨面を滑るように移動する。

半月板に沿った引張荷重は，主な組織構成要素であるコラーゲン線維によって機能的に支持される。半月板組織は一定の伸びを伴いながら引張方向に線維束を伸ばし，線維束が十分伸びた段階で強い荷重を支持する（図4）[14]。半月板の引張応力に対する物性評価は，対象となるヒト半月板の状態や試験条件によってばらつきはあるが，LeRouxら[15]は弾性係数Eθ＝67.8MPa，Er＝Ez＝11.2MPと評価している（図5）。これは，円周方向の引張耐性が高いことを示している。また，ヒト半月板を内外側，前中後節に領域を区分して計測した報告では，最も高い値を示した領域は外側前節の294.1MPaであり，最も低い値を示した領域は内側中節の93.2MPaであった（表2，図6）[16]。Radial tie fiberの分布については，前節では乏しく，後節では強く多重の線維束が認められ，線維束の方向から，後節は機能として円周方向に対する耐性が必要な領域であることがわかる[17]。

半月板の透水性について，組織内外での液性成分の交換は栄養の補給，各種因子の伝達，静水圧などと関係する。透水性とは「水が通り易いか否か」を判断する一つの指標である。透水性が高い場合は，組織中の液体は通過しやすい。透水性が低い場合は，組織中の液体は局所に留まり動きにくい。液体が閉じ込められた空間はパスカルの法則に従って均等に圧力が分散される。荷重状態にある半月板も静水圧環境下に少なからず曝されている。透水性はこれらの性質を判断する一助となる。また，液体の出入りがしやすい（透水性が高い）方向がある場合，組織構造上の異方性がある，または，連通性（管やトンネル，線維など）があると考えることもできる。透水性による評価は，機械的構造上の結果なのか，栄養の交換を積極的に行うための機能的構造なのか，組織学的考察を含めて検討することが重要である。

試験条件や組織による計測数値の差異は大きいが，一般的には低透水性であり[15]，円周方向（線維方向）の透水性が他方向に対して高いことを示した実験も報告されている[18]。ただし，透水性に関しては計測方法や条件の違いで異方性が認められないという報告も

半月板のバイオメカニクス

図3 半月板による軸荷重の分散

ⓐ

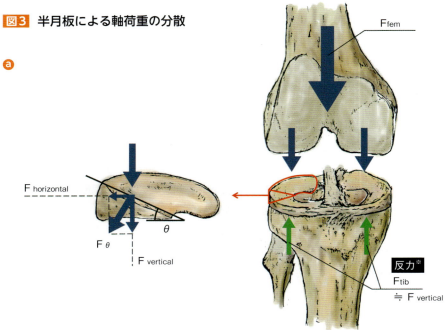

ⓑ 模式図

無負荷	接点＝局所的（ピンポイント）	接点＝半月板に均一
いずれの方向にも負荷がかからないニュートラル状態	異常な接点や局所的な接点は局所的に半月板に大きな負荷がかかる また，腱付着部では本来の引張方向とは異なる角度に引っ張られる	半月板全周にわたって均等に接触している状態。hoopストレスによって腱付着部に張力が連続的に伝わり，腱付着部では半月板のおよそ接線方向に引張負荷がかかる

※ 拮抗する反力は，腱付着部だけではなく，膝関節周囲の筋を含めた組織によってもサポートされる

図4 半月板線維組織と引張応力の関係

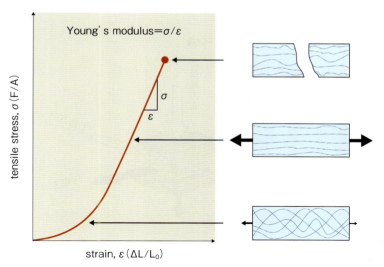

引張終期：線維束の耐えられる限界まで負荷がかかり，伸び切った状態（降伏点）．線維束が部分的に断裂し，徐々に破断する場合や，瞬間的に弾けるように断裂する場合がある

引張中期：線維束が同一方向に揃った状態．引っ張る距離に対して引張応力は線形に増加する．伸び難く強い耐力を示す

引張初期：半月板内の線維束は，まだゆるみのあるランダムな方向を向いている状態．引っ張る距離に対して引張応力は非線形に増加する．弱い力で直ぐに伸びる

（文献14より許可を得て転載）

図5 半月板に関係する弾性エネルギーの種類と方向

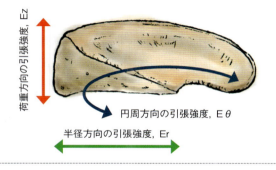

表2 ヒト半月板の引張係数

(MPa)

内側半月板			外側半月板		
前方	内側	後方	前方	内側	後方
159.6	93.2	110.2	159.1	228.8	294.1

（文献16より引用）

図6 ヒト半月板の引張係数

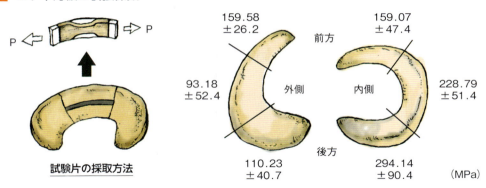

図7 半月板の液性成分拡散異方性に関する概略図

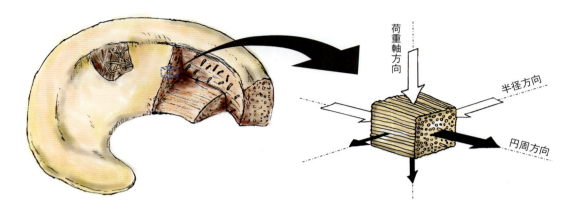

ある[15]。半月板圧縮時のグルコース拡散状態を評価した実験でも、圧縮ひずみに応じたグルコースの拡散が増加することを明らかにしているが、透水性の試験と同様に、液性成分としてグルコースの半月板組織内での拡散は、荷重軸方向や半径方向に対して、円周方向で高い[19]。これは、半月板の形に沿った線維束の配向と同様の方向で液体の交換が行われやすいことを意味している(図7)。

興味深い結果として、健常半月板の低透水性は荷重時に半月板内で内圧として荷重支持に機能し、断裂、切除などによって圧分布が破綻する可能性が示されている[20]。

半月板の細胞のバイオメカニクス

◆ 半月板の細胞

半月板の細胞は軟骨細胞様のものから線維芽細胞様の細胞まで連続的に変化する細胞として異なった形態を示しているが、主に軟骨細胞様半月板細胞［以下、軟骨細胞(様)］、線維芽細胞様半月板細胞［以下、線維芽細胞(様)］、これらの中間的な特性をもつ細胞(以下、中間細胞)に区分できる[21]。これらは、半月板外縁部に線維芽細胞(様)が、内縁部に軟骨細胞(様)が、中間細胞は半月板表層にそれぞれ分布している。特性は軟骨細胞、線維芽細胞との類似点を多くもっており、内縁部に位置する軟骨細胞(様)はtype Ⅰコラーゲンを、外縁部に位置する線維芽細胞はtype Ⅱコラーゲンを産生する特徴を有する。表層に位置する中間細胞は細胞伸長性が低く、あるいは修復や再生にかかわる可能性をもつことも示唆されている[22]。

◆ 各種刺激に対する半月板細胞の反応

半月板細胞を効果的に生存させる方法を示した報告では，炎症，アレルギー反応，酸化ストレスなどさまざまな影響に対する防護として機能する水素を用いて，半月板細胞の生存を有意に延長させている[23]。

◉生化学的刺激に対する反応

生化学的刺激について，細胞増殖やコラーゲン産生に作用する因子としては，FGF2，EGF，TGF-β，PDGF-ABなどがよく知られている。また，領域別に細胞の反応も異なり，内縁から採取した細胞はEGFに，中央部から採取した細胞はBMP-2に応答する傾向も示されている[24]。

> **用語解説**
>
> - **FGF2 (fibroblast growth factor-2；線維芽細胞増殖因子-2)：**
>   生体に広く分布するペプチドタンパク質。血管動脈の形成に加えて，神経や骨組織などの形成にも関与する。
> - **EGF (epidermal growth factor；上皮成長因子)：**
>   生体に広く分布するペプチドタンパク質。細胞表面のEGFRに結合し，細胞増殖と成長をコントロールする役割を果たす。
> - **TGF-β (transforming growth factor-β；トランスフォーミング増殖因子β)：**
>   生体を構成する多数の細胞種で生産されるサイトカイン。細胞増殖，分化，細胞死，免疫調整，細胞運動など役割は多岐にわたり，細胞外マトリクス産生の更新にも関与する。サブタイプや類似分子形態を含めて多数のTGF-βスーパーファミリーを形成。BMPもファミリーに含まれる。
> - **PDGF-AB (platelet-derived growth factor-AB；血小板由来成長因子-AB)：**
>   A鎖とB鎖の2種類のポリペプチドからなるヘテロダイマー。PDGF受容体を有する種々の間質系細胞やグリア細胞に作用して増殖，分化あるいは遊走を調整する。
> - **BMP-2 (bone morphogenetic protein-2；骨形成タンパク質-2)：**
>   骨形成誘導活性を示すサイトカイン。発生，恒常性，力学的特性維持に関与する。

◉機械的刺激に対する反応

機械的刺激については，半月板細胞に対する刺激は主に剪断刺激，振動刺激（超音波など），流体（灌流など），静水圧，伸張・圧縮刺激について研究されている。

圧縮刺激についての検討では，半月板組織の構造や細胞活性を亢進させるようなポジティブな結果と半月板を構造的にも機能的にも弱くするようなネガティブな結果が混在している。間欠的かつ動的に半月板組織を2%圧縮させるとアグリカンの発現が静水圧に比べてより増加し[25]，24時間繰り返し刺激（0.1MPa）ではプロテオグリカンの合成を増加させた[26]。一方で同様の繰り返し刺激は，MMP-1，コラゲナーゼ，一酸化窒素（nitric oxide；NO）産生の増加を示したという例もある[27]。

伸張刺激に関する報告では，*COL2A1, SOX9*の遺伝子発現を増加させる結果も示されている。ここでは，内側半月板細胞で有意であり，外側では発現していない[28]。刺激の大きさや条件など生体の環境を再現することは難しいが，内側と外側半月板で，刺激に対する細胞応答，もしくは局所における組織の要求される役割が異なる可能性を示唆したものである。

最もポジティブに作用すると考えられる機械的刺激として多数報告がある静水圧刺激

では，炎症性サイトカインやMMPを亢進すること[29]，TGF-βを条件に加えると，さらにコラーゲン合成やグリコサミノグリカンが亢進されること[30]が示されている。

　流体剪断刺激の一つの方法である潅流刺激では，カルシウム伝達能とグリコサミノグリカン合成が亢進している[31]。

用語解説

- **MMP-1 (matrix metalloproteinase-1)：**
  タンパク質分解酵素の一つ。細胞外マトリクスや細胞表層のタンパク質を分解する。慢性関節リウマチ，変形性関節症などにおける組織破壊に関与。
- **COL2A1 (collagen, typeII, alpha 1)：**
  軟骨などに関係する遺伝子。この遺伝子の変異は，軟骨変性や変形性関節症に関与する。
- **SOX9：**
  主に軟骨文化に係る遺伝子。欠乏は骨格奇形などの疾患につながる。また，半月板のTypeIIコラーゲン産生や軟骨細胞分化調整に関与する。

半月板の実験的なバイオメカニクス

　半月板の機械的負荷に対する荷重分布や接触面積について，実験的に評価されている。1980年には膝関節に1,000Nを負荷した際の詳細な解析が示されており，半月板が約70%の荷重面を支持すること，高い接触圧は外側半月板，内外側脛骨高原であることを明らかにした。この報告では負荷条件が準静的であることから，膝の複雑な動きに伴う荷重条件を再現したものではないが，半月板の機械的役割を明らかにした研究として重要な結果を示し，現在に至る基本的な計測プロセスが提示された[32]。

◆ 膝関節の動き・他組織と半月板の関係

　半月板のメカニクスに関しては，膝関節の動きや状態を理解しておく必要がある。Morrisonは1970年前後に歩行周期における関節運動機構について示した[33,34]。これらの研究から始まるいくつかの検証は，人工膝関節への負荷や移動量などのパラメータとして国際標準規格(ISO 14243-1)にも反映されている。これらの運動解析によって，膝関節の屈曲に伴う内旋・外反を，また脛骨の前方変位を数値的に示している[33,35-37]。これらの運動には，前十字靱帯(anterior cruciate ligament；ACL)・後十字靱帯(posterior cruciate ligament；PCL)の十字構造や，膝関節屈曲に伴うACL弛緩・PCL緊張，脛骨軟骨面の顆間隆起構造への押し出し，半月板の滑りと圧縮が作用している。膝関節の運動特性には半月板の運動も付随しており，膝関節の屈曲に伴って内外側の半月板はともに後方および外方に変位する。荷重すると，その変位量はより大きくなる[38]。内外側の半月板の動きは膝関節(下腿)の内旋に付随して変位し，内側半月板の変位量に対して外側半月

板は約2.2〜2.3倍大きな動きを示す[39, 40]。前節−後節でも変位差は認められ，後節よりも前節で，特に外側前節で動きは大きい［内側半月板1：1.1，外側半月板1：2.4(後節：前節)][39]。

各靱帯と半月板の関係性についても報告されている。膝横靱帯を切断すると，浅い屈曲位(屈曲30°)状態で内側半月板，前節で動きが有意に大きくなる[41]。ACLの切断では，半月板荷重が30〜145％増加し[42]，外側半月板と脛骨高原への負荷が増加する(300N負荷時の最大荷重，外側66N↑，高原39N↑，内側5N以下↑)[43]。内側側副靱帯(medial collateral ligament；MCL)の機能については，屈曲初期(30°)の外旋安定性および屈曲90°までの内旋安定性に寄与する[44]。

◆ 負荷に対する半月板の特性・機能

半月板断裂の機械的挙動に関しては，6自由度ロボットシステムでの実験によって詳細な機械的特性が報告されている。ブタ膝関節の半月板断裂モデルは，外側半月板中節に33％，66％，100％のradial tearを作成し，荷重条件は大腿部軸荷重50，100，150，250N，さらに外旋トルク5Nmを負荷している。100％断裂は，屈曲および軸荷重依存的に外側半月板の支持する荷重を有意に低下させる。さらに，外旋トルクを負荷した場合も同様であった。また，脛骨の内側方向へのシフトも同様に観察された[45]。

粘弾特性については，ウシ半月板組織の評価において低圧縮ひずみ下(7％)では，荷重方向，半径方向に比べて円周方向の剛性が高かったことから，hoopストレスに対抗する半月板の特異な線維組織構造が粘弾特性にも機能している。なお，過負荷(10％，12％)では有意差はなかった[2]。

負荷速度に対する半月板の機械的特性は，球状圧子によるインデンテーション試験で動的弾性率E^*が計測されている。動的粘弾性とは，正弦波振動のひずみを物体に与えることによって，粘性要素と弾性要素を数値的に計測することができる実験的手段である。応力とひずみそれぞれの位相が存在し，両社の波形のピークと応力に対するひずみの時間軸上の遅れ(位相差)との関係から算出される。低速では約0.18MPa，高速では1.16MPaであった[46]。半月板が衝撃を受けるとき，形態的変化は少なく硝子軟骨程度に力を伝達し，緩やかな荷重の変化では，軟らかく変形しながら荷重を受け流す性質がある。

半月板の内外部における圧縮時のひずみに関する検討では，半月板断面の中央部(半月板内部)で高いひずみを示し，大腿骨遠位軟骨摺動部の接する表面で最も低いひずみを示す[47,48]。これは，半月板内部のプロテオグリカンや線維性コラーゲンの豊富な領域では，半月板が変形しながら衝撃エネルギーを減速や変形によって消費し，軸荷重をさまざまな方向に散逸させる役割を果たし，半月板表層では軟骨様の表面状態を形態的に維持することで，一様な接触面積を保ちながらスムースに関節を滑らせる役割を果たしていることと関係する。

衝撃に対する半月板の役割については，ヒト20膝(cadaver)に対して17.6Nのインパ

クタを関節面より100mmの高さから自由落下させたときに膝に加わる最大衝撃荷重を計測した報告を参照すると，正常半月板では平均1,130N（100%），縦断裂を加えた半月板では平均1,598N（113%），半月板を切除すると1,640N（121%）であった。これは，静的荷重時の約90倍であった[49]。

数値シミュレーションにおける半月板のバイオメカニクス

　日常生活時の関節内部の挙動や組織が受けるさまざまな負荷を実験的に知りうることは困難である。そこで，数値シミュレーション解析の専門家らは，さまざまな生体モデルを開発して生体内の物理的現象を明らかにしてきた。研究によって得られた生体モデルは，機械的挙動の探求に貢献してきたことに加えて，現在の臨床診断においてもイメージングテクニックとして重要な役割を果たしている[50-53]。半月板についてもMRIやCT画像の高度化，ポイントクラスター法に代表される運動計測技術などの発展に伴って多数報告されるようになった[54-56]。

　半月板についての数値シミュレーション解析は，正常な機械的環境を維持したまま，同一個体で接触位置や断裂形態を変えた症状のみを変更する検証や衝撃などの瞬間的事象について時間を止めた検証など，現実では不可能なシチュエーションでの評価を可能としている。

　同一膝で軟骨を変性させた解析モデルでは，大腿骨内側および脛骨内側関節軟骨の厚さのみを50%減少させて荷重すると，内側半月板は逸脱し，脛骨高原に過負荷が生じる結果を示している。さらに，軟骨の厚さの減少に加えて軟骨を変性させると（関節軟骨表面が平滑でない状態），半月板への負荷率が低下し，より高い負荷に脛骨高原が曝される結果を示した（図8a）[59]。このように形態的に変化させる部分を限定することで，軟骨の変化が膝の機械的環境に与える影響を明確化できる。

　衝撃に曝される半月板の解析モデルでは，高さ75cmからジャンプ後の着地の瞬間，大腿骨－脛骨間の距離が最大48%まで圧縮されることを示している。モデルは健常被験者から得たものであるが，一般的に50%以上圧縮すると膝損傷発生の可能性がある[59,60]とされており，膝への衝撃がきわめて短い時間で損傷のリスクを含むことを明確にしている（図8b）[60]。スポーツなど瞬間的に大きな負荷がかかる一瞬の状況を数値的に判断するツールとして数値シミュレーションが活用できる。

　半月板中節の縦断裂モデルでは，縦断裂の外縁まで荷重した場合，hoopストレスが断裂部位を超えて機能するのに対して，主に内縁に荷重した場合，hoopストレスは断裂より内縁部で集中しており，外縁部のhoopストレスは低くなることを示している（図8c）[61]。

　数値シミュレーションによる結果は，生体内の極めて複雑で精密な構造や条件を正確に再現することはできない。したがって，数値シミュレーションの専門家らは，得られた結果の正確性について実験的な実証実験によって近似し，数値モデルとして適当である

図8 数値計算によって導出された半月板のメカニカルプロパティ

a：関節軟骨および半月板上の接触応力。Model-1：健常の場合，Model-2：内側関節軟骨厚さを減少（接触面は合致），Model-3：内側関節軟骨厚さの減少－軟骨変性（接触面が一様でない）させた場合
b：衝撃の瞬間に半月板にかかる接触応力分布

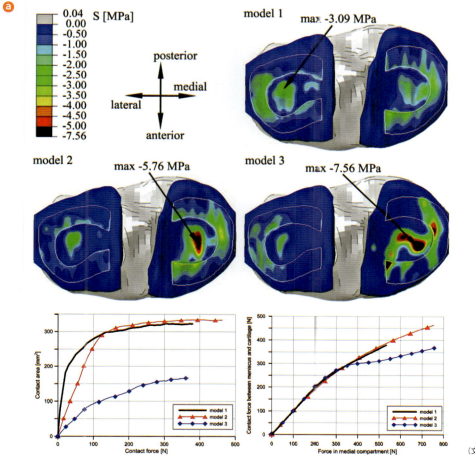

（文献59より一部改変引用）

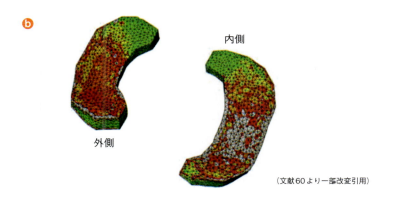

（文献60より一部改変引用）

図8 （続き）
c：半月板縦断裂モデル。半月板内縁に負荷がかかると荷重は縦断裂を境に内縁側で多くの荷重を支持し，外縁まで荷重されると外縁側で多くの荷重を支持する

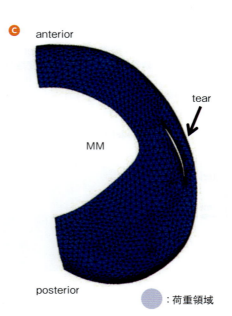
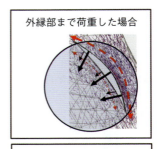
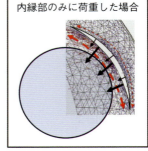

（文献61より一部改変引用）

ことを説明しなければならない。わずかな設定条件（拘束条件，物性，モデルやメッシュの生成プロセスなど）の違いで，みえる結果は大きく変化することもまた事実である。結果を参照する側においても，これらの不確定な問題が存在することを認識したうえで結果を受け止める必要がある点に注意しなければならない。

半月板の足場のバイオメカニクス

　材料化学的バイオメカニクスの取り組みとして，半月板の置換材料に関する研究は多数報告されている。理想的な構造として求められるスペックとしては，機械的強度（基本物性，耐久性），生体適合性（生理活性，免疫），栄養補給（多孔性，細胞浸潤，血管新生）がよく問われる課題であろう。置換材料としては，人工的に生成したものと生体材料を用いたものの2つに大きく区分でき，前者にはポリマーやハイドロゲル，後者にはコラーゲンや脱細胞組織などがある。

　細胞を効率的に配置するための構造を調整し，目的の形態を再現する手法としては，ポリ乳酸などのポリマーが有効である。これは，生化学的に細胞外マトリクスの産生など生着もしくは混在された細胞の生理活性を亢進させるよう分子レベルで調整することができ，有効な手段である[62]。一方，機械的強度や特に引張耐性に関しては十分とはいえないと思われる。hoopストレスに対する強度に着目し，ポリマーの線維方向を半月板円周方向に配向するよう作成された引張荷重に対して構造的に有利な足場では，ヤング率（引張の係数）が$11.6±3.1$ MPaであった[63]。これは，一般的な足場候補となるポリマー

に比べてきわめて大きな数値（33倍）であるが，前述のヒト半月板におけるヤング率が最も低いものでも93.2MPa程度であることを参照しても，やはり機械的強度に課題が残ることは確かである。機械的強度に着目した研究では，この課題に対して半月板程度の耐荷重性を付加したハイドロゲル（polyvinyl alcohol；PVA）が検討されている。もともと強度が高く臨床実績のある高分子量ポリエチレン材料とPVA（耐荷重性は0.2MPa程度と低い）を組み合わせることで，ハイドロゲルの生体適合性を維持しつつ，ヤング率は半月板適度まで増加できる可能性を示した[64]。

実際の有効性について，Verdonkらは生分解性脂肪族ポリウレタン材を用いた半月板埋植後2年および5年のフォローアップを報告しており，継続的な痛みの保護と膝関節の機能改善を有意差をもって示している[65]。また，製品として人工半月板の承認を受けようとするActive implants社のNUsurface® meniscusは，機械特性のコントロールに優れ，医用材料として利用される脂肪族ポリ（カーボネート-ウレタン）材から構成される完全な人工インプラントである。炎症，脱転，摩耗，破損などさまざまな潜在的問題点を含むが[66]，痛みの軽減と緩衝材としての機能に限定すると，代替品としての選択肢は限られるため，患者の要求や状況次第で有効な手段になるかもしれない。

ハイドロゲルは機械的強度の面では明らかに劣勢であるが，使用の簡便性と生理活性の機能性では有効な場合がある。ゾル-ゲル反応によって　例えば温度変化に応じて可逆的にゲル状態に変態させることが可能であり，所定の場所にシリンジを用いて注入配置し，その後に凝固させる[67]ハンドリングの良さを提供できる。

生物由来の材料としては，コラーゲンやグリコサミノグリカンもしくはキトサンなどが挙げられる。もともと有している生体適合性の良さが特徴であるが，免疫系への影響や吸収による機能持続性への影響，局所の細胞表現型の変化などいくつかの課題はある。脱細胞化技術については，免疫系の不利益を取り除く手法として知られている技術である。材料が生体組織であるため，機能面では優位性がある。しかし，脱細胞組織作成のプロセスは一般的に機械的強度を低下させる。グリコサミノグリカンについてもグリコサミノグリカン自身が減少すると報告されている[68]。

半月板の置換材料としてスタンダードな手法はいまだ確立されていないが，機械的強度と生理活性能を併せもつ複合的な材料については研究レベルで検討が進んでいる。それぞれの主張する機能は異なるため，これらを用いるにあたっては，機械的強度，生理活性能，栄養補給など，どの機能を優先的に担保するかによって選択することになるかと思われる。

筆者らの取り組み

半月板逸脱は内側および外側半月板で観察され，鏡視下によるcentralization（内包化）は半月板の逸脱を改善すると報告している[69, 70]。この手法は，脛骨辺縁部にスーチャーアンカーを2本固定し，縫合糸によって半月板外縁を縫合後，結紮する方法である（**図9**）。

半月板のバイオメカニクス

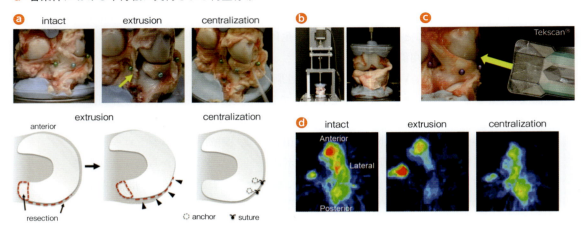

図9 試験条件とcentralization法および各条件下の半月板上の圧力分布
a：試験条件
b：力学試験機への設置
c：フィルム式圧力分布計測システム
d：各条件における半月板に負荷される荷重分布

　centralizationによる逸脱の改善をバイオメカニカルな手法を用いて実験的に評価した。ブタ膝を用い，正常，逸脱，centralizationの3条件について，変位量をポイントマーカーによる画像解析で，半月板の荷重分布をフィルム式圧力分布計測システム（Tekscan®）でそれぞれ評価した。ここでは逸脱モデルとして後節付着部から一部半月板を切除し，関節包を1/3切離したものを逸脱群とした。
　荷重条件は軸荷重200Nである。ブタ膝を力学試験機に設置し，3条件は同一膝で連続的に試験を興じている。荷重時，逸脱群は正常膝に対して有意な外側変位を示した。一方，その後のcentralization群では，正常群程度の変位を維持した。半月板の圧力分布については，正常群で半月板にかかる圧力は一様であるのに対し，逸脱群では半月板上の荷重が低下し，脛骨高原への荷重が増大した。その後のcentralization群では，脛骨高原および半月板上の荷重分布が一様に分散され，正常群に近い圧力分布を示した[71]。
　バイオメカニカルな実験は，このように半月板修復手技の機械的性質を理解するうえで重要な知見を与え，利点とリスクを数値化することで，手技への理解を深めることができる。

最後に

　バイオメカニクスの最も代表的な法則にWolff's law（1969年）がある。これは，海綿骨梁の構造が荷重によって受ける力線に沿って形成されることを初めて説明したものである[72]（図10）。Wolffの示した生体が力を感知し合理的に構造を形成するとした考えは，

生体のさまざまな構造と組成を理解するうえで重要な考え方であろう。これは半月板組織でも同様であり，hoopストレスを支えるコラーゲン線維束の配向や形態，衝撃吸収性や耐荷重性を与える素材と配置は，力学的作用に対して機能を果たすためにそこに存在し，形成されていることが理解できる。加えて，この構造や機能を維持するために組織内の血管や代謝系が形成され，前述の「力が適切に反映されるように組織構造を形成」している。

　健常な場合，生体の構造は絶妙な形態で機能を果たしているため，人の手を加えると元の機能を完全に得ることはできない。半月板の靱帯付着についても，やはり絶妙に設置されて配向している。組織構造が力に対して合理的な構造を呈しているとすると，機能を再現する場合は元の付着状態を維持することが構造上望ましいことがわかる。

　変性や断裂の再建においても，完全な機能再建は不可能であるが，ターゲットとする組織が力学的に支配している主な機能を果たせるように，配置，形態，物性条件を合わせていくことが，工学的にみると重要なポイントである。

図10 Wolff's law
骨組織は負荷に適合して骨構造を再構成する

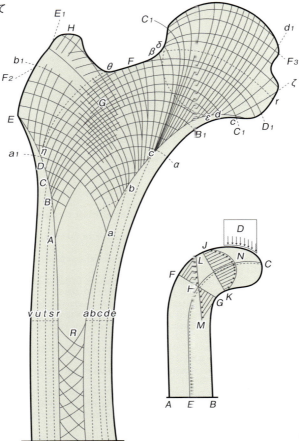

（文献70より引用）

【文献】

1) Tissakht M, Ahmed AM, Chan KC. Calculated stress-shielding in the distal femur after total knee replacement corresponds to the reported location of bone loss. J Orthop Res 1996; 14: 778-85.

2) Zhu W, Chern KY, Mow VC. Anisotropic viscoelastic shear properties of bovine meniscus. Clin Orthop Relat Res 1994; 306: 34-45.

3) Newman AP, Anderson DR, Daniels AU, et al. Mechanics of the healed meniscus in a canine model. Am J Sports Med 1989; 17: 164-75.

4) Proctor CS, Schmidt MB, Whipple RR, et al. Material properties of the normal medial bovine meniscus. J Orthop Res 1989; 7: 771-82.

5) Herwig J, Egner E, Buddecke E. Chemical changes of human knee joint menisci in various stages of degeneration. Ann Rheum Dis 1984; 43: 635-40.

6) Eyre DR, Wu JJ. Collagen of fibrocartilage: a distinctive molecular phenotype in bovine meniscus. FEBS Lett 1983; 158: 265-70.

7) McDevitt CA, Webber RJ. The ultrastructure and biochemistry of meniscal cartilage. Clin Orthop Relat Res 1990; 252: 8-18.

8) Cheung HS. Distribution of type I, II, III and V in the pepsin solubilized collagens in bovine menisci. Connect Tissue Res 1987; 16: 343-56.

9) Bullough PG, Munuera L, Murphy J, et al. The strength of the menisci of the knee as it relates to their fine structure. J Bone Joint Surg Br 1970; 52: 564-7.

10) Sanchez-Adams J, Wilusz RE, Guilak F. Atomic force microscopy reveals regional variations in the micromechanical properties of the pericellular and extracellular matrices of the meniscus. J Orthop Res 2013; 31: 1218-25.

11) Collier S, Ghosh P. Effects of transforming growth factor beta on proteoglycan synthesis by cell and explant cultures derived from the knee joint meniscus. Osteoarthritis Cartilage 1995; 3: 127-38.

12) Mow VC, Holmes MH, Lai WM. Fluid transport and mechanical properties of articular cartilage: a review. J Biomech 1984; 17: 377-94.

13) Makris EA, Hadidi P, Athanasiou KA. The knee meniscus: structure-function, pathophysiology, current repair techniques, and prospects for regeneration. Biomaterials 2011; 32: 7411-31.

14) Mow VC, Gibbs MC, Lai WM, et al. Biphasic indentation of articular cartilage--II. A numerical algorithm and an experimental study. J Biomech 1989; 22: 853-61.

15) LeRoux MA, Setton LA. Experimental and biphasic FEM determinations of the material properties and hydraulic permeability of the meniscus in tension. J Biomech Eng 2002; 124: 315-21.

16) Fithian, DC, Zhu, WB, Ratcliffe A, et al. Exponential law representation of tensile properties of human meniscus. Proceedings of the Institute of Mechanical Engineers. The Changing Role of Orthopaedics, London; Mechanical Engineering Publications Limited: p85-90. 1989.

17) Skaggs DL, Warden WH, Mow VC. Radial tie fibers influence the tensile properties of the bovine medial meniscus. J Orthop Res 1994; 12: 176-85.

18) Kleinhans KL, Jackson AR. Hydraulic permeability of meniscus fibrocartilage measured via direct permeation: Effects of tissue anisotropy, water volume content, and compressive strain. J Biomech 2018; 72: 215-21.

19) Kleinhans KL, Jaworski LM, Schneiderbauer MM, et al. Effect of static compressive strain, anisotropy, and tissue region on the diffusion of glucose in meniscus fibrocartilage. J Biomech Eng 2015; 137: 101004.

20) Haemer JM, Carter DR, Giori NJ. The low permeability of healthy meniscus and labrum limit articular cartilage consolidation and maintain fluid load support in the knee and hip. J Biomech 2012; 45: 1450-6.

21) Ghadially FN, Thomas I, Yong N, et al. Ultrastructure of rabbit semilunar cartilages. J Anat 1978; 125: 499-517.

22) Van der Bracht H, Verdonk R, Verbruggen G, et al. Cell-based meniscus tissue engineering. Topics in Tissue Engineering 2007; 3: 1-13.

23) Hanaoka T, Kamimura N, Yokota T, et al. Molecular hydrogen protects chondrocytes from oxidative stress and indirectly alters gene expressions through reducing peroxynitrite derived from nitric oxide. Med Gas Res 2011; 1: 10.1186/2045-9912-1-18.

24) Bhargava MM, Attia ET, Murrell GA, et al. The effect of cytokines on the proliferation and migration of bovine meniscal cells. Am J Sports Med 1999; 27: 636-43.

25) Aufderheide AC, Athanasiou KA. A direct compression stimulator for articular cartilage and meniscal explants. Ann Biomed Eng 2006; 34: 1463-74.

26) Shin SJ, Fermor B, Weinberg JB, et al. Regulation of matrix turnover in meniscal explants: role of mechanical stress, interleukin-1, and nitric oxide. J Appl Physiol (1985) 2003; 95: 308-13.

27) Fink C, Fermor B, Weinberg JB, et al. The effect of dynamic mechanical compression on nitric oxide production in the meniscus. Osteoarthritis Cartilage 2001; 9: 481-7.

28) Kanazawa T, Furumatsu T, Hachioji M, et al. Mechanical stretch enhances COL2A1 expression on chromatin by inducing SOX9 nuclear translocalization in inner meniscus cells. J Orthop Res 2012; 30: 468-74.

29) Natsu-Ume T, Majima T, Reno C, et al. Menisci of the rabbit knee require mechanical loading to maintain homeostasis: cyclic hydrostatic compression in vitro prevents derepression of catabolic genes. J Orthop Sci 2005; 10: 396-405.

30) Gunja NJ, Athanasiou KA. Effects of hydrostatic pressure on leporine meniscus cell-seeded PLLA scaffolds. J Biomed Mater Res A 2010; 92: 896-905.

31) Eifler RL, Blough ER, Dehlin JM, et al. Oscillatory fluid flow regulates glycosaminoglycan production via an intracellular calcium pathway in meniscal cells. J Orthop Res 2006; 24: 375-84.

32) Fukubayashi T, Kurosawa H. The contact area and pressure distribution pattern of the knee. A study of normal and osteoarthrotic knee joints. Acta Orthop Scand 1980; 51: 871-9.

33) Morrison JB. The mechanics of the knee joint in relation to normal walking. J Biomech 1970; 3: 51-61.

34) Morrison JB. Function of the knee joint in various activities. Biomed Eng 1969; 4: 573-80.

35) Kozanek M, Hosseini A, Liu F, et al. Tibiofemoral kinematics and condylar motion during the stance phase of gait. J Biomech 2009; 42: 1877-84.

36) Lin Z, Huang W, Ma L, et al. Kinematic features in patients with lateral discoid meniscus injury during walking. Sci Rep 2018; 8: 5053.

37) Li JS, Tsai TY, Felson DT, et al. Six degree-of-freedom knee joint kinematics in obese individuals with knee pain during gait. PLoS One 2017; 12: e0174663.
38) Vedi V, Williams A, Tennant SJ, et al. Meniscal movement. An in-vivo study using dynamic MRI. J Bone Joint Surg Br 1999; 81: 37-41.
39) Thompson WO, Thaete FL, Fu FH, et al. Tibial meniscal dynamics using three-dimensional reconstruction of magnetic resonance images. Am J Sports Med 1991; 19: 210-6.
40) Shapeero LG, Dye SF, Lipton MJ, et al. Functional dynamics of the knee joint by ultrafast, cine-CT. Invest Radiol 1988; 23: 118-23.
41) Muhle C, Thompson WO, Sciulli R, et al. Transverse ligament and its effect on meniscal motion. Correlation of kinematic MR imaging and anatomic sections. Invest Radiol 1999; 34: 558-65.
42) McDonald LS, Boorman-Padgett J, Kent R, et al. ACL deficiency increases forces on the medial femoral condyle and the lateral meniscus with applied rotatory loads. J Bone Joint Surg Am 2016; 98: 1713-21.
43) Beveridge JE, Atarod M, Heard BJ, et al. Relationship between increased in vivo meniscal loads and abnormal tibiofemoral surface alignment in ACL deficient sheep is varied. J Biomech. 2016; 49: 3824-32.
44) Griffith CJ, LaPrade RF, Johansen S, et al. Medial knee injury: Part 1. static function of the individual components of the main medial knee structures. Am J Sports Med 2009; 37: 1762-70.
45) Tachibana Y, Mae T, Fujie H, et al. Effect of radial meniscal tear on in situ forces of meniscus and tibiofemoral relationship. Knee Surg Sports Traumatol Arthrosc 2017; 25: 355-61.
46) Gaugler M, Wirz D, Ronken S, et al. Fibrous cartilage of human menisci is less shock-absorbing and energy-dissipating than hyaline cartilage. Knee Surg Sports Traumatol Arthrosc 2015; 23: 1141-6.
47) Kessler O, Sommers M, Augustin T, et al. Higher strains in the inner region of the meniscus indicate a potential source for degeneration. J Biomech 2015; 48: 1377-82.
48) Lai JH, Levenston ME. Meniscus and cartilage exhibit distinct intra-tissue strain distributions under unconfined compression. Osteoarthritis Cartilage 2010; 18: 1291-9.
49) 星野明穂. 膝関節の衝撃吸収特性. バイオメカニズム学会誌 1990; 14: 86-9.
50) Huiskes R, Chao EY. A survey of finite element analysis in orthopedic biomechanics: the first decade. J Biomech 1983; 16: 385-409.
51) Yoon KH, Kim YH, Ha JH, et al. Biomechanical evaluation of double bundle augmentation of posterior cruciate ligament using finite element analysis. Clin Biomech 2010; 25: 1042-6.
52) Carey JJ, Buehring B. Current imaging techniques in osteoporosis. Clin Exp Rheumatol 2018; 36 Suppl 114: 115-26.
53) Guo H, Santner TJ, Chen T, et al. A statistically-augmented computational platform for evaluating meniscal function. J Biomech 2015; 48: 1444-53.
54) Wheatley BB, Fischenich KM, Button KD, et al. An optimized transversely isotropic, hyper-poro-viscoelastic finite element model of the meniscus to evaluate mechanical degradation following traumatic loading. J Biomech 2015; 48: 1454-60.
55) Meng Q, Fisher J, Wilcox R. The effects of geometric uncertainties on computational modelling of knee biomechanics. R Soc Open Sci 2017; 4: 170670.
56) Peña E, Calvo B, Martínez MA, et al. Finite element analysis of the effect of meniscal tears and meniscectomies on human knee biomechanics. Clin Biomech 2005; 20: 498-507.
57) Georgoulis AD, Ristanis S, Moraiti CO, et al. ACL injury and reconstruction: Clinical related in vivo biomechanics. Orthop Traumatol Surg Res 2010; 96: S119-28.
58) Papaioannou G, Nianios G, Mitrogiannis C, et al. Patient-specific knee joint finite element model validation with high-accuracy kinematics from biplane dynamic Roentgen stereogrammetric analysis. J Biomech 2008; 41: 2633-8.
59) Łuczkiewicz P, Daszkiewicz K, Chróścielewski J, et al. The influence of articular cartilage thickness reduction on meniscus biomechanics. PLoS One 2016; 11: e0167733.
60) Makinejad MD, Abu Osman NA, Abu Bakar Wan Abas W, et al. Preliminary analysis of knee stress in full extension landing. Clinics (Sao Paulo) 2013; 68: 1180-8.
61) Kedgley AE, Saw TH, Segal NA, et al. Predicting meniscal tear stability across knee-joint flexion using finite-element analysis. Knee Surg Sports Traumatol Arthrosc 2019; 27: 206-214.
62) Aufderheide AC, Athanasiou KA, Comparison of scaffolds and culture conditions for tissue engineering of the knee meniscus. Tissue Eng 2005; 11: 1095-104.
63) Li WJ, Mauck RL, Cooper JA, et al. Engineering controllable anisotropy in electrospun biodegradable nanofibrous scaffolds for musculoskeletal tissue engineering. J Biomech 2007; 40: 1686-93.
64) Holloway JL, Lowman AM, Palmese GR. Mechanical evaluation of poly(vinyl alcohol)-based fibrous composites as biomaterials for meniscal tissue replacement. Acta Biomater 2010; 6: 4716-24.
65) Dhollander A, Verdonk P, Verdonk R. Treatment of Painful, Irreparable Partial Meniscal Defects With a Polyurethane Scaffold: Midterm Clinical Outcomes and Survival Analysis. Am J Sports Med 2016 ; 44: 2615-21.
66) Verhaeghe L, Boeren K. A Rare Complication after Synthetic Meniscus Replacement. J Belg Soc Radiol 2018 ; 102: 63.
67) Chen JP, Cheng TH. Thermo-responsive chitosan-graft-poly(N-isopropylacrylamide)injectable hydrogel for cultivation of chondrocytes and meniscus cells. Macromol Biosci 2006; 6: 1026-39.
68) Maier D, Braeun K, Steinhauser E, et al. In vitro analysis of an allogenic scaffold for tissue-engineered meniscus replacement. J Orthop Res 2007; 25: 1598-608.
69) Koga H, Muneta T, Yagishita K, et al. Arthroscopic centralization of an extruded lateral meniscus. Arthroscopy techniques 2012; 1: e209-12.
70) Koga H, Muneta T, Watanabe T et al. Two-year outcomes after arthroscopic lateral meniscus centralization. Arthroscopy 2016; 32: 2000-8.
71) Ozeki N, Koga H, Matsuda J, et al. Biomechanical analysis of the centralization procedure for extruded lateral menisci with posterior root deficiency in a porcine model. J Orthop Sci. 2019; S0949-2658;19; 30064-8.(in press)
72) Wolff J. Ueber die Bedeutung der Architectur der spongiösen Substanz für die Frage vom Knochenwachsthum. Centralblatt fur die medicinischen Wissenschaften 1869; 54: 849-51.

2 *in vivo*
－臨床経過および生体での研究から－

大関信武

はじめに

　半月板は膝関節の外側および内側に存在する三日月状の線維軟骨組織であり，膝関節における荷重分散，衝撃吸収，関節安定性などの役割を果たす。半月板の機能が，膝関節の外傷，遺伝的要因，肥満，膝アライメント不良などにより損なわれると，生体力学的負荷の上昇により軟骨損傷，軟骨下骨の変化，骨髄浮腫，滑膜炎などを生じ，痛みや変形性膝関節症（osteoarthritis of the knee；膝OA）の原因となる（図1）[1]。半月板の機能は，屍体膝や動物膝を用いた*in vitro*でのバイオメカニクス研究により検証されてきたが，本稿では半月板の各病態の臨床経過や治療成績，動物を用いた生体での研究から，半月板の*in vivo*における機能について解説する。

半月板損傷

　後述するように，半月板切除術後に膝OAが発症することは数多く報告されている一方，半月板損傷の自然経過を述べた論文は少ない。Englundら[2]は，単純X線像で膝OAのない平均61.6歳の中高年者で30カ月後に膝OAを認めた場合，初回MRIにおける半月板損傷を有意に認めており，そのオッズ比は5.7であったと報告した。Khanら[3]は，平均45歳（26〜61歳）を調査した縦断的なコホート研究において，MRIで半月板損傷を認

図1　半月板の病態が変形性膝関節症へ進行するスキーム

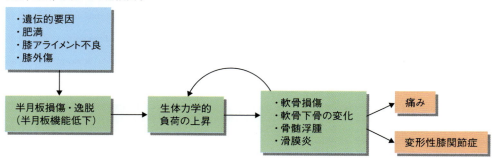

（文献1より改変引用）

めた場合，10年後の単純X線像で膝OAを有意に認めたと報告した。これらの研究は，半月板が膝関節の荷重分散に重要な役割を果たし，半月板損傷が膝OAと関連することを示しているが，若年者や外傷による半月板損傷の自然経過は明らかではない。また，中高年の半月板損傷の約60%は無症状であることから[4]，半月板の変性断裂が膝関節の機能に及ぼす影響や，症状との関連についても明らかではない。

　半月板部分切除術と保存治療をランダムに比較した研究において[5-9]，保存治療の成績から手術を選択しない場合の半月板損傷の経過を知ることができる。しかし，これらの研究では痛みなどの症状を主なアウトカムにしており，保存治療と半月板部分切除術では症状の改善の程度に有意差はないという結果であった。単純X線像での評価を行った研究でも，短期のフォローアップのため膝OAが発症・進行する例が少なく，荷重分散機能にまで言及できるデータではない[6, 7]。また，関節鏡時の皮膚切開を置くだけのsham surgeryを行っても半月板部分切除群と臨床症状に差がなかったという結果もあり[9, 10]，半月板損傷が短期的に有症状の膝OAを発症するわけではないことが示唆される。しかし実際は，半月板損傷の形態や程度のほか，体重，遺伝的要因，外傷の有無などの要因に影響される。特に半月板後根断裂や半月板の放射状（横）断裂などがあると，hoop機能を損ない，半月板逸脱を伴い膝OAが進行する[11-13]。これらの損傷により軟骨の負荷が増大することは，*in vitro*でのバイオメカニクス研究でも示されている[14, 15]。また，体重と軟骨体積との関係を調査した研究では，内側半月板損傷がある場合，体重の増加が軟骨体積を減少させること，さらに膝の痛みを悪化させることが報告されている[16]。

半月板逸脱

　半月板逸脱は半月板横断裂，半月板後根断裂，半月板切除術など発症機転が明確な場合と，膝OAにおける軟骨変性，骨棘形成，アライメント不良に伴い徐々に生じる場合がある[17]。明確な発症機転により半月板逸脱が生じた場合，急速に膝OAが進行することもあるが，発症機転が明確でなくても，半月板逸脱は膝OAのKellgren-Lawrence gradeや関節裂隙幅と関連し[18, 19]，膝OA発症・進行の予測因子であり[20-22]，痛みなどの症状とも相関する[23, 24]。半月板損傷が，縦断裂，横断裂などの損傷の種類により，hoop機能への影響が異なるのに対して，半月板逸脱は，それ自体が半月板のhoop機能の著しい低下を示唆しているからと考えられる。一方で，10年フォローのコホート研究で，半月板逸脱は膝OAの発症に弱い相関しか示さず，半月板損傷自体がより重要な要因であったとする報告もある[3]。しかし，*in vitro*の研究からも，半月板逸脱が荷重分散機能を低下させることは明らかであり，半月板逸脱が膝OAの発症・進行そして症状にかかわることは明らかといえる。

半月板切除術

　半月板が荷重分散に重要な機能を果たしていることは，1948年にFairbankらが半月板全切除後に関節軟骨面が平坦化し，関節裂隙が狭小化することを報告して明確に示された[25]。それ以降も同様の報告は多く，半月板切除後の膝OAの相対リスクは14倍[26]，40年間のフォローアップにおいて，半月板全切除を若年のうちに受けた場合，人工関節置換術に至るリスクが132倍に増加することなどが報告されている[27]。また，半月板の切除量が多いほど膝OAの発生頻度が高く[28]，半月板部分切除術より半月板全切除術で単純X線像上の膝OAの発生が高い[29, 30]。また，16年間のフォローアップにおいて，半月板部分切除術を受けた場合，有意に単純X線像上および症候性のOAを発症していた[31]。

　また，半月板部分切除術後の関節裂隙の狭小化は内側で22%にみられたのに対して，外側では38%にみられたと報告があり[32]，このことは，半月板の荷重分散の役割は外側においてより重要であることを示しているが，これは外側の大腿骨と脛骨の荷重面の形状によるところが大きいと考えられる。一方で，半月板部分切除術は，10年間のフォローアップで85%の患者がnormalかnearly normalであったという報告があるように，半月板機能が低下してもその影響による症状が出現するまでには長期間かかるということになる[32]。数多くの半月板切除術後の経過から，半月板が荷重分散にきわめて重要な役割を果たすこと，また残存する半月板が大きいほどその機能も残存することは明らかであり，これらの知見は，古くから行われてきた感圧紙や圧センサーを用いた半月板切除後に軟骨への負荷が増大する*in vitro*でのバイオメカニクス研究においても示されてきた[33, 34]。

半月板温存手術

　半月板損傷に対する手術は，半月板部分切除術が圧倒的に多く行われてきたが，近年は手術器具の進歩とともに半月板を温存する手術がわが国でも増加している[35]。半月板縫合術と切除術の臨床成績を比較した報告は多いが，その軟骨保護作用について調査した論文は多くない。平均年齢約30歳の半月板損傷例に対して半月板部分切除と半月板縫合術，さらに保存治療を比較した無作為化試験では，約2年で臨床成績は保存療法より半月板切除あるいは半月板縫合術を行ったほうが優れていた[8]。しかし，半月板損傷や半月板部分切除術後の膝OAが短期では出現しないため，単純X線像上の差はなく，半月板縫合術の軟骨保護効果は示せていない。一方，10年を超えるフォローの成績では，半月板修復術後の癒合例において，T2マッピングで軟骨保護効果を示したが，前十字靱帯再建術を同時に行ったケースも多く，半月板損傷の自然経過や半月板部分切除術と比較した研究ではなかった[36]。靱帯不安定性のない半月板損傷に対して半月板部分切除術と半月板修復術を比較した研究では，約3年の短期において臨床成績と膝OAの発生に差はな

かった。しかし，平均8年を超えるフォロー時の単純X線像評価において，半月板部分切除群で半月板縫合術群よりも膝OAが有意に発生しており，スポーツ活動への復帰も不良という結果であった[37]。半月板を温存することによる軟骨保護作用のエビデンスはまだ少ないものの，*in vitro* の研究では荷重分散機能が改善することは示されており，半月板は可及的に温存することが望ましいと考えられる。また，無血行野の半月板損傷や変性を伴う半月板損傷に対する縫合術の軟骨保護作用については，明らかではない。

半月板逸脱により半月板機能が低下した場合に対してはsuture anchorを用いた鏡視下centralization法が古賀らにより報告され，良好な短期成績が得られている[38, 39]。逸脱した外側半月板を内方化することによる軟骨保護効果は生体における研究でも示されており[40]，本法による荷重分散機能の改善が，長期にわたる軟骨保護の効果をもたらすことが期待される。

生体における半月板の研究

◆ 生体モデルにおける半月板の基礎研究

● 半月板切除

半月板を切除すると軟骨変性が進行することは周知のとおりであるが，動物モデルにおいて半月板切除は膝OAを誘発するモデルとして頻用されている[41]。ラットにおいて半月板の前方半分を切除すると，軟骨細胞およびプロテオグリカンの喪失，軟骨のフィブリレーションが初期変化として認められ，術後3〜4週で肉眼的に判別できる軟骨変性が脛骨中央に認められる。術後8〜12週が経過すると，軟骨下骨が露出する明らかな膝OAが認められる。筆者らの検証でも，マウス[42]，ラット[43,44]　ウサギ[45]，ブタ[46]，サル[47]において，半月板切除を行うことで脛骨および大腿骨に軟骨損傷が生じることを示してきた。これらの動物種では術後経過で半月板は再生し，マウスやラットでは半月板前方1/2を切除しても12週経過すると脛骨軟骨が術前と同様の大きさの半月板で被覆される。しかし，半月板の再生が起きる前に膝OAが進行するため，軟骨を保護するには膝OAが生じる前に介入する必要がある。

● 半月板逸脱モデル

軽微な膝OAを起こすモデルとして，半月板逸脱を作成するdestabilization of medial meniscus（DMM）モデルが用いられている[48]。これは，半月板の前方付着部を切離することで半月板逸脱を作成し，半月板のhoop機能の低下により膝OAを誘発するモデルである。半月板切除モデルのように半月板自体は消失していないため，軟骨変性の進行は緩徐であり，薬物やmicroRNAの投与などの介入が軟骨変性を抑制するかどうかを検証するのに適している。centralization法の開発により，半月板逸脱そのものを修復・改善

するという試みが行われるようになっており，これに関しては後述する（p.144「11 私たちの半月板機能温存の取り組み・手術法のすべて」参照）。

●半月板損傷や欠損に対する治療

半月板損傷や欠損に対する治療法は生体においても検証されており，間葉系幹細胞の使用では骨髄，滑膜，脂肪，半月板由来の細胞が用いられ，投与法も関節内注射，ペレットでの移植，ハイドロゲルやフィブリンとの併用と多岐にわたる[49-52]。半月板欠損部に同種半月板移植を行った動物実験のシステマティックレビューによると，半月板切除群より肉眼的，組織学的に軟骨損傷の程度は少なかったものの，正常と比較すると軟骨損傷やOA変化は生じており，軟骨を損傷から保護するとまでは言い切れないという結論を出している[53]。これらについては別章（p.240「13 半月板の再生医療と基礎研究」）にて詳述する。

◆ 当科における半月板研究

ここでは，筆者らが行ってきた生体における半月板の基礎研究について紹介する。

●滑膜幹細胞による半月板再生

筆者らは，多分化能と増殖能をもつ間葉系幹細胞のなかでも軟骨に分化しやすく，採取・増殖が容易である滑膜幹細胞の移植により，半月板再生および半月板修復の治癒促進に効果があることを報告してきた。これについては，別章にて詳述する（p.240「13 半月板の再生医療と基礎研究」，p.254「14 半月板修復と滑膜幹細胞移植を組み合わせた関節機能改善法」）。

●腱移植による半月板再生

自家腱はその安全性，採形のしやすさ，半月板周縁と同様のコラーゲン配列をもつなどの生物学的特性から，半月板欠損部に対する代用材料としての報告があり，ヒツジの半月板欠損部への腱移植では，術後1年で正常半月板と類似した構造を肉眼的に認めた[54]。しかし，組織学的には正常半月板に存在する軟骨細胞を認めなかったことや，ヒトの変形性関節症を伴う半月板欠損部に行われた自家腱移植の臨床成績は良好ではなく[55]，腱をそのまま移植するのみでは半月板の機能は完全に再現されないことを示している。骨誘導作用のある分泌タンパクであるBMP（bone morphogenetic protein）-2やBMP-7は臨床でも用いられているが[56]，低用量のBMP-7は in vivo において骨形成作用よりも軟骨形成作用をもつことが報告されている[57-59]。筆者らは，ラットの腱にBMP-7を投与して軟骨様細胞が誘導されることを確認した後，BMP-7を投与したアキレス腱を広範囲半月板欠損部に移植した。半月板切除だけを行った場合，術後4週および8週で半月板欠損部は肉眼的にわずかな滑膜様組織を認めるのみであったが，腱移植を行った場合，半月板欠損部は被覆され，移植腱と残存半月板は滑膜様組織により連続

していた[60]。また組織学的には，腱移植のみでは細胞の形態は正常半月板とは異なるものであったが，BMP-7を投与した群では軟骨基質の染色性やⅡ型コラーゲンの発現，軟骨様細胞などが，正常半月板細胞と類似した再生半月板が観察された（図2）。

さらに，1×10^6個の滑膜幹細胞を腱移植に併用すると，術後2週において移植腱と残存半月板の境界に滑膜様組織による被覆を認め，組織学的にも両者の間隙を細胞が埋めることが確認された[61]。8週では両者の境界がほぼ不明瞭となり連続性を保つことができ，滑膜幹細胞移植が移植腱と残存半月板の癒合を促進し，hoop機能を維持できることがわかった（図3）。

図2 BMP-7を投与した腱移植による半月板再建
a：肉眼所見。矢印は腱移植部を示す。矢頭は移植腱と残存半月板の癒合部を示す
b：組織所見

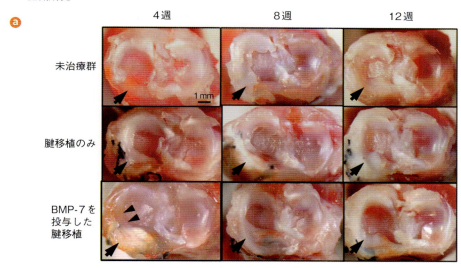

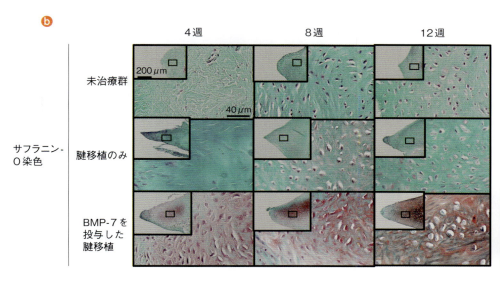

図3 滑膜幹細胞移植を併用した腱移植による半月板再建

腱移植に滑膜幹細胞移殖を併用すると，術後2週において残存半月板と移植腱の間隙を細胞が埋めていた（白矢印）。8週では正常半月板と類似した細胞が再生半月板に認められた（白矢頭）。一方，腱移植のみの場合，残存半月板と移植腱の境界は明瞭で（黒矢印），再生半月板内の細胞は正常半月板内の細胞とは異なる形態をしていた（黒矢頭）

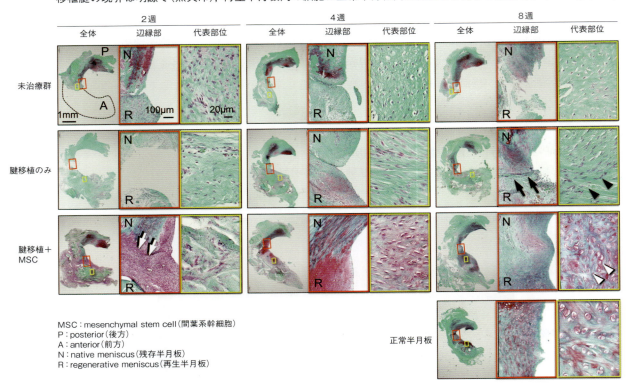

MSC：mesenchymal stem cell（間葉系幹細胞）
P：posterior（後方）
A：anterior（前方）
N：native meniscus（残存半月板）
R：regenerative meniscus（再生半月板）

図4 ラットにおける逸脱半月板の内方化による効果

矢印は肉眼的に明らかな軟骨損傷を示している

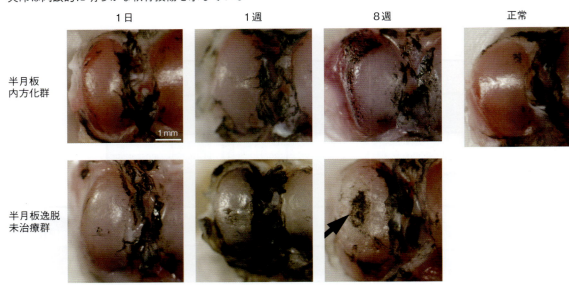

●centralizationの生体での検証

筆者らは半月板を内方化することで，軟骨変性の予防につながるかどうかをラットモデルにおいて検証した。半月板前節の付着部から関節包を切離することで半月板逸脱を作成し，pull-out法により半月板を内方化させると，術後8週における軟骨変性を有意に抑えることができた。これは脛骨高原を被覆する半月板の面積が増大したことによると考えられ，centralization法において逸脱した半月板を内方化することの有用性を示したことになり，今後の長期にわたる軟骨保護作用が期待される（**図4**）。

まとめ

生体における半月板の荷重分散機能は，半月板切除術後に膝OAが発生することや半月板損傷の自然経過から示されており，また動物実験においても明らかにされてきた。今後，半月板を温存する手術により，長期的に膝OAの発症や進行を抑えることが可能かどうかの更なる検証が必要である。

【文献】

1) Englund M, Roemer FW, Hayashi D, et al. Meniscus pathology, osteoarthritis and the treatment controversy. Nat Rev Rheumatol 2012; 8: 412-9.
2) Englund M, Guermazi A, Roemer FW, et al. Meniscal tear in knees without surgery and the development of radiographic osteoarthritis among middle-aged and elderly persons: The Multicenter Osteoarthritis Study. Arthritis Rheum 2009; 60: 831-9.
3) Khan H, Chou L, Aitken D, et al. Correlation between changes in global knee structures assessed by magnetic resonance imaging and radiographic osteoarthritis changes over ten years in a midlife cohort. Arthritis Care Res 2016; 68: 958-64.
4) Englund M, Guermazi A, Gale D, et al. Incidental meniscal findings on knee MRI in middle-aged and elderly persons. N Engl J Med 2008; 359: 1108-15.
5) Katz JN, Losina E. Surgery versus physical therapy for meniscal tear and osteoarthritis. N Engl J Med 2013; 369: 677-8.
6) Yim JH, Seon JK, Song EK, et al. A comparative study of meniscectomy and nonoperative treatment for degenerative horizontal tears of the medial meniscus. Am J Sports Med 2013; 41: 1565-70.
7) Herrlin SV, Wange PO, Lapidus G, et al. Is arthroscopic surgery beneficial in treating non-traumatic, degenerative medial meniscal tears? A five year follow-up. Knee Surg Sports Traumatol Arthrosc 2013; 21: 358-64.
8) Biedert RM. Treatment of intrasubstance meniscal lesions: a randomized prospective study of four different methods. Knee Surg Sports Traumatol Arthrosc 2000; 8: 104-8.
9) van de Graaf VA, Noorduyn JCA, Willigenburg NW, et al. effect of early surgery vs physical therapy on knee function among patients with nonobstructive meniscal tears: the ESCAPE randomized clinical trial. JAMA 2018; 320: 1328-37.
10) Sihvonen R, Paavola M, Malmivaara A, et al. Arthroscopic partial meniscectomy versus sham surgery for a degenerative meniscal tear. N Engl J Med 2013; 369: 2515-24.
11) Lee DH, Lee BS, Kim JM, et al. Predictors of degenerative medial meniscus extrusion: radial component and knee osteoarthritis. Knee Surg Sports Traumatol Arthrosc 2011; 19: 222-9.

12) Lerer DB, Umans HR, Hu MX, et al. The role of meniscal root pathology and radial meniscal tear in medial meniscal extrusion. Skeletal Radiol 2004; 33: 569-74.

13) Bhatia S, LaPrade CM, Ellman MB, et al. Meniscal root tears: significance, diagnosis, and treatment. Am J Sports Med 2014; 42: 3016-30.

14) Allaire R, Muriuki M, Gilbertson L, et al. Biomechanical consequences of a tear of the posterior root of the medial meniscus. Similar to total meniscectomy. J Bone Joint Surg Am 2008; 90: 1922-31.

15) Marzo JM, Gurske-DePerio J. Effects of medial meniscus posterior horn avulsion and repair on tibiofemoral contact area and peak contact pressure with clinical implications. Am J Sports Med 2009; 37: 124-9.

16) Teichtahl AJ, Wluka AE, Wang Y, et al. The longitudinal relationship between changes in body weight and changes in medial tibial cartilage, and pain among community-based adults with and without meniscal tears. Ann Rheum Dis 2014; 73: 1652-8.

17) Hada S, Ishijima M, Kaneko H, et al. Association of medial meniscal extrusion with medial tibial osteophyte distance detected by T2 mapping MRI in patients with early-stage knee osteoarthritis. Arthritis Res Ther 2017; 19: 201.

18) Adams JG, McAlindon T, Dimasi M, et al. Contribution of meniscal extrusion and cartilage loss to joint space narrowing in osteoarthritis. Clin Radiol 1999; 54: 502-6.

19) Gale DR, Chaisson CE, Totterman SM, et al. Meniscal subluxation: association with osteoarthritis and joint space narrowing. Osteoarthritis Cartilage 1999; 7: 526-32.

20) Emmanuel K, Quinn E, Niu J, et al. Quantitative measures of meniscus extrusion predict incident radiographic knee osteoarthritis--data from the Osteoarthritis Initiative. Osteoarthritis Cartilage 2016; 24: 262-9.

21) Hunter DJ, Zhang YQ, Tu X, et al. Change in joint space width: hyaline articular cartilage loss or alteration in meniscus? Arthritis Rheum 2006; 54: 2488-95.

22) Raynauld JP, Martel-Pelletier J, Berthiaume MJ, et al. Long term evaluation of disease progression through the quantitative magnetic resonance imaging of symptomatic knee osteoarthritis patients: correlation with clinical symptoms and radiographic changes. Arthritis Res Ther 2006; 8: R21.

23) Wenger A, Englund M, Wirth W, et al. Relationship of 3D meniscal morphology and position with knee pain in subjects with knee osteoarthritis: a pilot study. Eur Radiol 2012; 22: 211-20.

24) Sharma L, Chmiel JS, Almagor O, et al. Significance of preradiographic magnetic resonance imaging lesions in persons at increased risk of knee osteoarthritis. Arthritis Rheumatol 2014; 66: 1811-9.

25) Fairbank TJ. Knee joint changes after meniscectomy. J Bone Joint Surg Br 1948; 30B: 664-70.

26) Roos H, Laurén M, Adalberth T, et al. Knee osteoarthritis after meniscectomy: prevalence of radiographic changes after twenty-one years, compared with matched controls. Arthritis Rheum 1998; 41: 687-93.

27) Pengas IP, Assiotis A, Nash W, et al. Total meniscectomy in adolescents: a 40-year follow-up. J Bone Joint Surg Br 2012; 94: 1649-54.

28) Hede A, Larsen E, Sandberg H. Partial versus total meniscectomy. A prospective, randomised study with long-term follow-up. J Bone Joint Surg Br 1992; 74: 118-21.

29) Englund M, Lohmander LS. Risk factors for symptomatic knee osteoarthritis fifteen to twenty-two years after meniscectomy. Arthritis Rheum 2004; 50: 2811-9.

30) Englund M, Paradowski PT, Lohmander LS. Association of radiographic hand osteoarthritis with radiographic knee osteoarthritis after meniscectomy. Arthritis Rheum 2004; 50: 469-75.

31) Englund M, Roos EM, Lohmander LS. Impact of type of meniscal tear on radiographic and symptomatic knee osteoarthritis: a sixteen-year followup of meniscectomy patients with matched controls. Arthritis Rheum 2003; 48: 2178-87.

32) Chatain F, Robinson AH, Adeleine P, et al. The natural history of the knee following arthroscopic medial meniscectomy. Knee Surg Sports Traumatol Arthrosc 2001; 9: 15-8.

33) Fukubayashi T, Kurosawa H. The contact area and pressure distribution pattern of the knee. A study of normal and osteoarthrotic knee joints. Acta Orthop Scand 1980; 51: 871-9.

34) Kurosawa H, Fukubayashi T, Nakajima H. Load-bearing mode of the knee joint: physical behavior of the knee joint with or without menisci. Clin Orthop Relat Res 1980: 283-90.

35) Katano H, Koga H, Ozeki N, et al. Trends in isolated meniscus repair and meniscectomy in Japan, 2011-2016. J Orthop Sci 2018; 23: 676-81.

36) Noyes FR, Chen RC, Barber-Westin SD, et al. Greater than 10-year results of red-white longitudinal meniscal repairs in patients 20 years of age or younger. Am J Sports Med 2011; 39: 1008-17.

37) Stein T, Mehling AP, Welsch F, et al. Long-term outcome after arthroscopic meniscal repair versus arthroscopic partial meniscectomy for traumatic meniscal tears. Am J Sports Med 2010; 38: 1542-8.

38) Koga H, Muneta T, Yagishita K, et al. Arthroscopic centralization of an extruded lateral meniscus. Arthrosc Tech 2012; 1: e209-12.

39) Koga H, Muneta T, Watanabe T, et al. Two-year outcomes after arthroscopic lateral meniscus centralization. Arthroscopy 2016; 32: 2000-8.

40) Ozeki N, Muneta T, Kawabata K, et al. Centralization of extruded medial meniscus delays cartilage degeneration in rats. J Orthop Sci 2017; 22: 542-8.

41) Poole R, Blake S, Buschmann M, et al. Recommendations for the use of preclinical models in the study and treatment of

osteoarthritis. Osteoarthritis Cartilage 2010; 18 Suppl 3: S10-6.

42) Hiyama K, Muneta T, Koga H, et al. Meniscal regeneration after resection of the anterior half of the medial meniscus in mice. J Orthop Res 2017; 35: 1958-65.

43) Horie M, Sekiya I, Muneta T, et al. Intra-articular Injected synovial stem cells differentiate into meniscal cells directly and promote meniscal regeneration without mobilization to distant organs in rat massive meniscal defect. Stem Cells 2009; 27: 878-87.

44) Ozeki N, Muneta T, Koga H, et al. Transplantation of achilles tendon treated with bone morphogenetic protein 7 promotes meniscus regeneration in a rat model of massive meniscal defect. Arthritis Rheum 2013; 65: 2876-86.

45) Hatsushika D, Muneta T, Horie M, et al. Intraarticular injection of synovial stem cells promotes meniscal regeneration in a rabbit massive meniscal defect model. J Orthop Res 2013; 31: 1354-9.

46) Hatsushika D, Muneta T, Nakamura T, et al. Repetitive allogeneic intraarticular injections of synovial mesenchymal stem cells promote meniscus regeneration in a porcine massive meniscus defect model. Osteoarthritis Cartilage 2014; 22: 941-50.

47) Kondo S, Muneta T, Nakagawa Y, et al. Transplantation of autologous synovial mesenchymal stem cells promotes meniscus regeneration in aged primates. J Orthop Res 2017; 35: 1274-82.

48) Glasson SS, Askew R, Sheppard B, et al. Deletion of active ADAMTS5 prevents cartilage degradation in a murine model of osteoarthritis. Nature 2005; 434: 644-8.

49) Yu H, Adesida AB, Jomha NM. Meniscus repair using mesenchymal stem cells - a comprehensive review. Stem Cell Res Ther 2015; 6: 86.

50) Moran CJ, Busilacchi A, Lee CA, et al. Biological augmentation and tissue engineering approaches in meniscus surgery. Arthroscopy 2015; 31: 944-55.

51) Spencer SJ, Saithna A, Carmont MR, et al. Meniscal scaffolds: early experience and review of the literature. Knee 2012; 19: 760-5.

52) Korpershoek JV, de Windt TS, Hagmeijer MH, et al. Cell-based meniscus repair and regeneration: at the brink of clinical translation？: a systematic review of preclinical studies. Orthop J Sports Med 2017; 5: 2325967117690131.

53) Rongen JJ, Hannink G, van Tienen TG, et al. The protective effect of meniscus allograft transplantation on articular cartilage: a systematic review of animal studies. Osteoarthritis Cartilage 2015; 23: 1242-53.

54) Kohn D, Wirth CJ, Reiss G, et al. Medial meniscus replacement by a tendon autograft. Experiments in sheep. J Bone Joint Surg Br 1992; 74: 910-7.

55) Johnson LL, Feagin JA. Autogenous tendon graft substitution for absent knee joint meniscus: a pilot study. Arthroscopy 2000; 16: 191-6.

56) Friedlaender GE, Perry CR, Cole JD, et al. Osteogenic protein-1 (bone morphogenetic protein-7) in the treatment of tibial nonunions. J Bone Joint Surg Am 2001; 83-A Suppl 1: S151-8.

57) Hayashi M, Muneta T, Ju YJ, et al. Weekly intra-articular injections of bone morphogenetic protein-7 inhibits osteoarthritis progression. Arthritis Res Ther 2008; 10: R118.

58) Sekiya I, Tang T, Hayashi M, et al. Periodic knee injections of BMP-7 delay cartilage degeneration induced by excessive running in rats. J Orthop Res 2009; 27: 1088-92.

59) Takahashi T, Muneta T, Tsuji K, et al. BMP-7 inhibits cartilage degeneration through suppression of inflammation in rat zymosan-induced arthritis. Cell Tissue Res 2011; 344: 321-32.

60) Ozeki N, Muneta T, Koga H, et al. Not single but periodic injections of synovial mesenchymal stem cells maintain viable cells in knees and inhibit osteoarthritis progression in rats. Osteoarthritis Cartilage 2016; 24: 1061-70.

61) Ozeki N, Muneta T, Matsuta S, et al. Synovial mesenchymal stem cells promote meniscus regeneration augmented by an autologous Achilles tendon graft in a rat partial meniscus defect model. Stem Cells 2015; 33: 1927-38.

1 診察法

宗田　大

はじめに

　半月板損傷の診断は，他の膝疾患に対する診察法と基本的には変わらない。患者の話を順序立ててよく聞き，ストーリーを建てることが臨床的に正しい診断を下す第一歩である。いかに半月板損傷を強く疑うことができても，現代の整形外科では通常MRI，さらには関節鏡所見で確認することが，半月板損傷の確定診断には必要である。一方，たとえMRIや関節鏡視で半月板損傷が明らかであっても，治療の対象としての半月板損傷の位置づけはMRIや関節鏡視だけで行うことは適切でない。診察の最も大切なことは，その半月板損傷の患者における位置づけである。可及的早期に関節鏡視下手術をすべき損傷，症状が繰り返すようなら手術が勧められる損傷，どうしても症状が取れないようなら手術も考慮する損傷，保存的治療が勧められる損傷，などさまざまである。その半月板損傷の治療指針を示すことが，診察の最も大切な目的である。

病歴の聴取

◆ 現病歴の聴取

　いつ，どのような状況で，どのような姿勢で，どのような衝撃で症状が起こったかを，膝にかかった外力を想定しながらその詳細を聞く。今日に至るまでの症状の変化を尋ねる。特に誘因なく症状が出現していれば，それも大切な病歴である。話のなかで最も患者が困っていること，治したいことを明らかにする。これが主訴である。

◆ 既往歴

　小児期からの同じような部位の障害や症状の有無，繰り返す外傷など，症状出現のエピソードの有無は損傷メカニズムの理解や治療方針を立てる参考になる。

◆ スポーツ歴・外傷歴

スポーツ損傷としての半月板損傷では，スポーツの種類と動作の特徴，外傷エピソードや繰り返しの有無，症状を起こす動作などについて詳しく知る必要がある。スポーツの種類やそのレベル，頻度や期間などについても尋ねる。

◆ 家族歴など

半月板損傷には体質的な素因を有する場合がある。したがって，家族で同様の症状や障害，手術歴があるかどうかを尋ねることは，診断をつける参考になる（p.306「17 ケーススタディ：小児～高齢者」参照）。

◆ 身長・体重

身長・体重は関節障害の素因の一つである。正確に聴取して記載しておく必要がある。特に中高齢者では体重の変化も大切である。

◆ 職歴

これまで経験した職業における膝関節屈伸の繰り返しや労働の激しさが，損傷の背景に存在する例もある。動作内容や勤務の期間を尋ねておく。

診察におけるポイント

◆ 歩容

年齢，体格，精神状態を含めて，歩く動作や診察室に入ってくる所作など，また痛みの感じ方に関連した歩容異常など，よく観察し記載しておく必要がある。

◆ 姿勢

歩容の異常があれば，どこがどの程度悪いのかを考える必要がある。痛みのための姿勢異常なのか，関節可動域（range of motion；ROM）の障害による異常なのか，脊柱変形による異常なのか，他の関節機能の異常の有無など，姿勢の評価と原因についての考察が必要である。

◆ 下肢アライメント

下肢のアライメントは，立位で足の内側を付けた状態と，仰臥位で下腿の中央を両手で閉じた状態で膝関節内側顆間距離と足関節内果間の距離をcmで評価している．仰臥位では顆間と果間の差で内反，外反を表現するが，果間が0cmでない例は踵骨内反であるため，膝の内反が強調されることになる．立位での評価は，アライメントに対する荷重の影響をよりよく知ることができる．立位で両足の内側縁を合わせ，顆間距離を記載する（図1）．

◆ 股関節，膝関節，足関節のROM計測

股関節では，内旋・外旋角度が下肢アライメントとしては重要である．内旋・外旋角度を足して90°を超えるようなら，その股関節は緩いと評価する．股関節外旋角度が強い例は外旋位歩行の傾向を認め，下肢の内反は強調される．一方，内旋角度が大きい例は大腿骨近位部の内捻が強く，膝関節に大きな回旋ストレスを与える危険性が高まると考える．

足関節の背屈制限が強い例では，膝関節の屈曲荷重ストレスを足で吸収しにくいと考えられる．一方，外反偏平足を示す例では関節弛緩性が強く，やはり足のショック吸収能は低いと考えられる．

図1　下肢アライメント評価
仰臥位では下腿を両側から寄せて，顆間の距離と足関節の果間の距離を計測する．2cm以上顆間部が空けば，形としてはO脚と考える．まっすぐな脚でも足関節の果間距離がある例は，踵骨の内反があると考える．踵骨内反をもつ患者は，機能的に内反膝が増強される

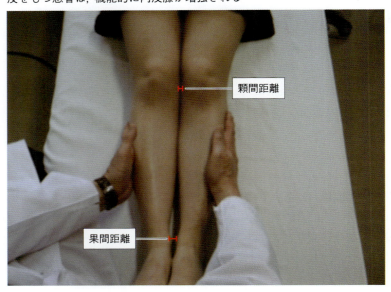

◆ 膝関節の伸展制限

　膝関節の伸展角度は絶対的な角度を計測する。計測の指標は，大腿の大転子と外側筋間中隔を結んだ線と腓骨軸のなす角としている（図2）。3°を超える過伸展，0°未満の伸びない膝，その間の正常伸展角度の膝の3つに分ける。また，股関節の内旋・外旋の角度と左右の違いにより，大腿骨近位の前捻の状態や股関節筋群の拘縮がある程度予想できる。膝関節の障害を考える意味では，伸展角度の左右差が大切である。

　1°でも伸展制限のある膝では，伸展強制テストを行う[1]。伸展強制をした際に患者が

図2　膝関節ROM計測

膝関節の最大伸展角度と最大屈曲角度を他動的に計測する。検者は下肢の外側に立ち，大腿骨軸は大転子と外側筋間中隔を結んだ線，下腿軸は脛骨軸で代表する。本例では最大伸展角度2°程度であり，軽度の過伸展を示す。最大屈曲角度は大腿の太さによって影響を受けるが，130〜150°程度である。左右差評価，絶対的な角度，どちらも重要である。最大伸展角度差は1°単位で，最大屈曲角度は5°単位で評価する。5°以上の過伸展や0°以下の最大伸展角度は特徴としてとらえておく。最大屈曲は正座動作の可否で評価する
a：最大伸展角度の計測
b：最大屈曲角度の計測
c：股関節の内旋外旋角度計測。下肢のアライメントの評価は正面から見たものだけではない。大腿骨，下腿骨の捻じれである軸性のアライメントの評価も忘れないようにしたい。軸性アライメントの評価を数値的に示すことは，一般診療的には易しくない。しかし，股関節の内旋・外旋の計測を行うことにより，大腿骨近位のねじれについて数値的な評価を行える。内旋角度が外旋角度よりも大きければ，大腿骨近位の前捻が強いことが示唆される。また，内旋と外旋角度の和が90°を超えれば関節の弛緩性があるととらえる

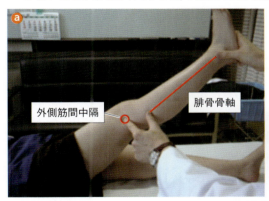
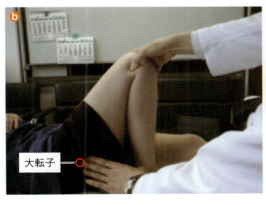
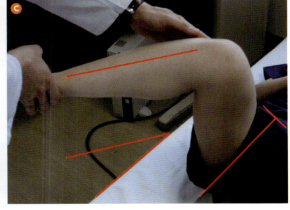

痛みを訴えれば，膝のどの部分に痛みを感じるのかを確認する。これらの変化は通常，半月板損傷によるロッキングを代表とする急性の，また慢性的機械的障害によって起こる。内側半月板（medial meniscus；MM）ロッキングでは前内側部を痛がる。前方であれば膝蓋骨周囲組織のインピンジメントなど，伸展機構由来の痛みの可能性もある。後方であれば膝窩部の腓腹筋とハムストリング筋群の拘縮の存在を示唆する。もちろん半月板損傷に合併した関節炎によって，滑膜炎や滑膜増殖，さらには炎症が治まった後の関節包の拘縮も伸展制限の原因となる。

◇ 膝関節の屈曲制限

膝関節の屈曲制限は，正座動作の可否，絶対的な角度，左右差を5°刻みで表現する。膝関節の荷重屈曲動作の繰り返しは，変性を伴う半月板損傷の基本的な負荷である。屈曲動作により半月板は後方に移動する。この移動量は，外側では10mmを超える。内側の移動性は小さい。屈曲荷重負荷を受けるべく，構造上幅広く大きくなっている[2]。

MMでも外側半月板（lateral meniscus；LM）でも後節に縦断裂があれば，損傷部の体部は前方に移動しようとして屈曲制限や屈曲時の再現痛を起こす。屈曲制限痛は半月板損傷，特に後節損傷を示唆する重要な所見である。屈曲強制時にどこが痛いかを確認する。強制時痛が膝の前方にあれば，屈曲制限の原因は膝蓋骨周囲を中心とした硬さが存在することを示唆する。

◇ 患者が訴える引っ掛かりや挟まりこみ（クリック，キャッチング）

これらが半月板によらない関節周囲，特に膝蓋骨周囲の軟部組織由来の痛みである例も少なくない[3]。報告では関節鏡視を行った1,259例のうちの908例の結果では，自己申告で行ったキャッチングやロッキング（55%），完全伸展不能（47%）を基準とした術前のメカニカル障害と考えられる症状は，半月板損傷の有無にかかわらずその頻度には差がなかった。患者の訴える症状は，半月板損傷を裏付ける症状とはいえない。

◇ 大腿四頭筋セッティング動作

どのような膝の痛みがあってもROM制限があっても，一度大腿四頭筋セッティングをさせてみる。例えば，MM断裂によるロッキング例であっても，伸展障害制限の程度とセッティングの良否の把握は術後のケアを始めるうえでも大切であり，伸展制限を残しながらもセッティングを改善させておくことは大切である。しかし，長期間ロッキングした半月板を放置して伸展訓練を続けると，ロッキングした半月板は圧挫され早期に変性してしまう。

◇ 関節炎症状

半月板障害による膝痛が生じた例では，関節炎の有無やその程度の判断は，半月板障害膝の治療を行ううえで非常に大切である。半月板の変性や軟骨摩耗を伴う膝では変形性膝関節症を合併していることもまれではなく，慢性炎症が存在して治療すべき対象であることも少なくない。また，一度の外力により半月板損傷が表立った例でも，二次的に関節炎症が起こる例もある。患者の膝痛における関節炎の占める割合を判断する必要がある。

◇ 圧痛

●圧痛点が半月板由来と考えられる圧痛

半月板損傷部位と正常部の境界に，関節包の圧痛点として関節裂隙の圧痛を認める。例えば，MMロッキング例では関節裂隙前内側部に圧痛をしばしば認めるし，MM後内側部の変性弁状断裂では後内側裂隙部に圧痛を認める。LMロッキングは内側より症状が軽い例が多い。圧痛点も内側ほど明瞭でない。外側の関節裂隙圧痛の検討では一般的に胡座位をとり，外側側副靱帯（lateral collateral ligament：LCL）を確認して，それより前方・後方の関節裂隙の圧痛を確認する（図3）。外側裂隙の圧痛は，関節内の損傷・炎症の存在を示唆すると解釈する。圧痛は半月板損傷の診断で最も頻度の高い陽性所見であるが，その特異性は低い。特に前十字靱帯（anterior cruciate ligament；ACL）損傷の合併や膝蓋軟骨損傷があると，関節裂隙痛の診断の正確性は劣る[4]。

●関節炎由来の痛みと関節周囲痛

関節炎が生じると関節全体の腫脹が起こり，膝関節伸展制限を起こしやすくなる。伸展しようとすると痛いために，伸展筋群を使わずに屈筋群を主体に使いながら諸動作を行う傾向になる。屈筋群の疲労による疼痛は，半膜様筋腱の脛骨後方付着部や大腿二頭筋短頭に圧痛部位を示す頻度が高い。また，膝関節伸展制限に伴って，腓腹筋の過活動や疲労により腓腹筋内側頭の最近位外側部や外側頭最近位腱性部に圧痛を認めることも多い。

関節炎がコントロールされた後には，関節包の線維化が残る。膝蓋骨周囲の線維化によって，膝関節屈伸時の痛みが生じやすくなる。所見としては，膝蓋骨の8方向からの他動的な移動時誘発痛，大腿四頭筋腱や大腿四頭筋膝蓋骨付着部痛として圧痛を認める（図4）[5]。

図3 膝外側関節裂隙の圧痛点の見つけ方
a：胡坐位で腓骨頭から大腿骨外側顆に向かう外側側副靱帯の前後に外側関節裂隙を触れる
b：股関節内旋位だけの評価では外側側副靱帯の触診が不明瞭であり，関節裂隙部の圧痛の診断が曖昧になる

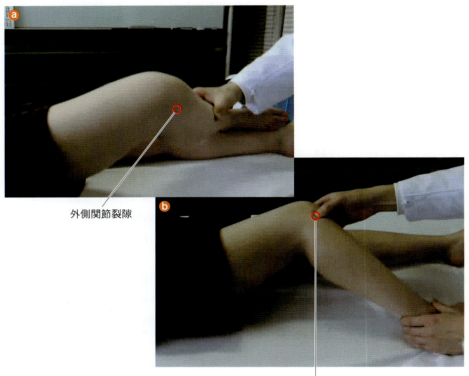

図4 膝蓋骨の8方向からのストレッチ（a）および膝蓋腱上のストレッチ（ほぐし，b）
a：膝蓋骨の8方向からの移動で生じる誘発痛と膝蓋腱上の圧痛。それぞれの手技による誘発痛の存在は，膝関節前部痛を訴える患者では重要な所見である
b：膝関節伸展位で，膝蓋腱上を両母指を重ねてほぐすように押す

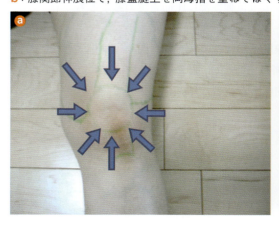
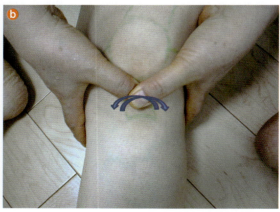

半月板異常に対する徒手検査法

　徒手検査の対象として，その半月板の断裂様式を考え，損傷半月板の力学的不安定性を想定し，検査による不安定性再現のメカニズムを考えることで，所見の診断意義がわかりやすくなる。

　MMの縦断裂は，損傷範囲が徐々に広範囲になり膝関節屈曲や荷重捻り動作に伴って関節面に引き込まれ，挟まりこみや引っ掛かりの症状をきたす。本当にロッキングを起こしてしまうと，整復されなければ伸展制限と痛みが生じる。MM変性は後節から後内側部を中心に進行する。内縁から断裂を生じて弁状断裂となり，捻りや荷重が加わりながら引っ掛かりを生じる例もある。この現象を再現させることは困難ではない。また，円板状半月板（discoid lateral meniscus；DLM）で後方または前方から断裂が進み関節面に遊離縁が挟まるようになると，屈伸運動だけで膝がはずれるような異常な動きが生じる。このような所見は経験上小児期に多い。

　一方，膝関節の引っ掛かりや挟み込み，また膝の「音」は半月板損傷の所見として特異性は高くない。膝蓋骨周囲の滑膜増殖が生じれば膝関節屈伸・回旋時にあまり痛みを伴わない引っ掛かりや挟み込みが起こる[3]。

◆ McMurray test（図5）

　患者は力を抜いて仰臥位になる。検者は検査対象になる膝の外側に立つ。例として右膝を検査する場合，検者は左手で大腿遠位を支え，左親指と示指中指で関節裂隙を押さえる。右手で右足関節近位を把持する。検者はゆっくりと最大屈曲位まで膝関節を曲げ

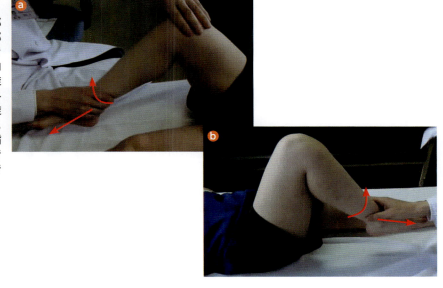

図5　McMurray test
検者は片方の手で足関節部を保持し，他方の手で膝部を保持する。母指と示指で関節裂隙を触れながら，内側の検査ではゆっくり外旋しながら膝を伸展し（a），外側の検査ではゆっくり内旋しながら膝を伸展する（b）。半月板性の引っ掛かりを指に触れる。誘発痛も所見であるが，意義づけは単純ではない

る。深屈曲で誘発痛があれば、これも大切な所見である。深屈曲位から、MMであれば下腿を外旋させながら、不安定な半月板を関節面に引っ掛けるようなイメージで伸展する。この際にMM由来の引っ掛かりを感じれば陽性である。LM由来の検査に対しては、深屈曲位から内旋させながら伸展する。

　感度は50％程度、特異度は25％程度である[6,7]。200例のMcMurray test陽性例は、次の3タイプに分けられた。これまで定説となっていたMcMurray test陽性例とは異なり、後節部の弁状断裂で前方にフラップが転位している例、後方のバケツ柄断裂、DLMの後方外縁断裂例であった[8]。また、機械的な症状についても、特異性はあまり高くないことも報告されている[3]。筆者は、LM損傷を疑って関節鏡視を行ったが半月板損傷が明瞭でなかった誤診例が複数ある。MM損傷と誤った例は、図6に示す1例である。

図6　18歳女性、V-リーグバレーボール選手：明瞭なMcMurray陽性を示すロッキング症状

以前より繰り返すキャッチングエピソードがあり、ロッキングを起こして受診。ROMは伸展-30°/屈曲70°と著明に制限されていた。
a：X線像では明らかな異常を認めなかった
b：MRI上、MM後節の変性断裂を認めた（左：矢状断像、矢印）。右：水平断像では異常は明らかでない
c：しかし、関節鏡視ではMMの異常は明らかではなく、滑膜増生が著明で、関節包にタナ様に分厚くなった線維性の束が存在し、軟骨面との摩耗が確認された（左図）。可及的に線維性の構造を郭清したところ、症状は軽快し、その後も再発を認めなかった（右図）

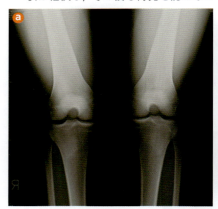
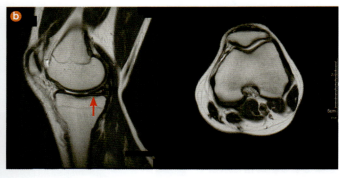
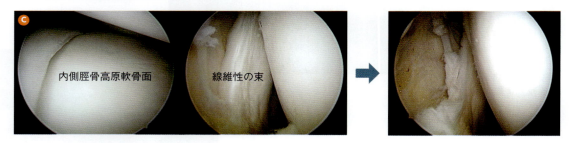

◇ Apley test

患者を腹臥位にさせて検査する．検者は膝の外側に立ち，足・足関節部を支え，膝関節の内側・外側にそれぞれ荷重負荷を加えるように押し付けながら下腿の内旋・外旋を加える．痛みや引っ掛かりが誘発されれば陽性である．

内側・外側の中節部の不安定な損傷，放射状断裂は陽性に出やすいと感じられるが，そのほかの損傷では陽性所見は得にくいと想像される．逆に，関節のいろいろな部分の痛みを誘発してしまいそうである．事実，文献的にも本テストの感度は20～30％程度，特異度は15％程度である[6]．

◇ Thessaly test

本テストは，患者を支えながら片足立位で膝関節屈曲20°を保たせ，膝関節内外旋を3回繰り返して引っ掛かりやロッキング感を再現するものである（図7）．初めての報告では，高い再現性と特異性が示された[9]．しかし，その後の本テストの再現性を追試した研究では，その有用性を認めていない[10]．半月板損傷の種類や機械的障害のメカニズムを考えてみても，本テストの有用性を理解することは筆者には困難である．膝の引っ掛かりやロッキング感自体のメカニズムも，半月板損傷だけで説明できない例が少なくない[3]．

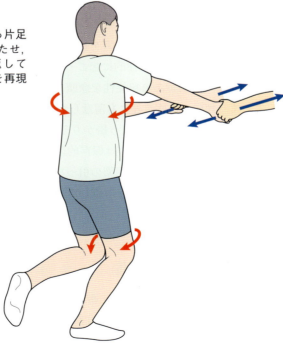

図7 Thessaly test
本テストは患者を支えながら片足立位で膝関節屈曲20°を保たせ，膝関節内外旋を3回繰り返して引っ掛かりやロッキング感を再現するものである

◆ Pivot-shift test

同テストはACL損傷膝の回旋不安定性を再現する有名な徒手検査であるが，この検査では外側関節面に比較的大きな荷重ストレスをかけながら屈伸するので，LM損傷がある場合には，疼痛や引っ掛かり，怖さを再現できることが少なくない[11]。

◆ 半月板損傷に対する徒手検査とその解釈

McMurray test, Apley testなど有名な徒手検査法が知られているが，鋭敏性には乏しいことが報告されている。関節裂隙の圧痛は徒手検査より陽性率は高いが，特異性には欠ける[6, 7]。また，診察時にMcMurray testで引っ掛かりを再現できない例も少なくない。病歴から後節の損傷を疑い，MRIを代表とする画像診断に進むべきである。また，McMurray testの陽性所見が半月板損傷によるものと一度でも強く疑ったら，MRIで明瞭でなくとも関節鏡視下手術を行ったほうがよいと考えている。

総合的な半月板損傷の診断と注意点

◆ 若年者の半月板損傷

特にLM損傷やそのロッキング例でも初回受傷時に見逃されて，ずっとロッキング状態で成人になったり，離断性骨軟骨炎（osteochondritis dissecans；OCD）を生じて初めて診断がつく例もある。Hypermobileにより両膝障害を生じた例もあった。誘因が明らかでない膝関節の障害では，MM, LM損傷が慢性的に起こっていたり，急性のロッキングを生じていたり，Hypermobileの障害である可能性を念頭に置くべきである。若年者では早期に症状が軽減してしまう傾向のあることにも留意したい。

一方，DLM例では，明らかな損傷がなくても引っ掛かりや膝痛を生じる可能性が少なくない。機械的な障害が明らかでなければ，まずは保存的に治療を進めるべきであろう。また，線維化を起こした滑膜増殖が膝蓋大腿関節の引っ掛かりを生じ，半月板損傷によると誤る場合も少なくないと思われる。膝蓋骨の可動性や誘発痛もチェックすべきである[3]。

◆ 変性を伴う，特に内側半月板の損傷

中・高齢者の内側の膝疼痛では，たとえ関節症性変化がX線学的に明らかでなくても，MRI上でMMに変性を伴う損傷を認める例が少なくない。Guermaziら[12]は，X線像が正常な50歳以上の710名の膝関節において，MRIでは89％になんらかの異常があったと報告している。そのような例における診察は重要で，半月板由来の機械的な障害の有無

を見極めることが最も大切である。半月板の損傷に対して，手術治療，特に半月板損傷そのものの治療が，どの程度現在の膝の障害を改善する可能性があるのかを検討することが必要である。半月板損傷による機械的障害が，今後どれだけ大きな長期的な問題であるかを予測することも重要である。また後根の損傷では，損傷を修復することによって内側に対する荷重負荷をどの程度改善できるのか，病歴やMRI所見を組み合わせて判断することが求められる。

◆ 確定診断

　手術適応を決定するためにはMRIを中心とした画像所見が不可欠であるが，MRI所見も絶対ではない。治療の対象とすべきでない変性損傷を，高頻度に陽性所見として描出する。治療対象となる半月板障害としての診断には，患者の訴えや身体所見が重要である。障害を取り除くための治療法として代表的な関節鏡視下手術の有効性がどの程度大きく，どのくらいの期間有効性を保てるのかを考える必要がある。現状より半月板のボリュームを減少させる手術しか適応にならない例では，可能な限り保存的に治療することも選択肢となる。半月板切除が適応とされる場合，現在の障害を取り除くことで長期的な問題を残すこともまれではないが，その予後予想も診断には求められる[12-14]。

【文献】

1) Shirasawa S, Koga H, Horie M, et al. Forced knee extension test is a manual test that correlates with the unstable feelings of patients with ACL injury before and after reconstruction. Knee 2016; 23: 1159-63.
2) Fox AJ, Bedi A, Rodeo SA. The basic science of human knee menisci: structure, complication, and function. Sports Health 2012; 4: 340-51.
3) Thorlund JB, Pihl K, Nissen N, et al. Conundrum of mechanical knee symptoms: signifying feature of a meniscal tear? Br J Sports Med 2019; 53: 299-303.
4) Eren OT. The accuracy of joint line tenderness by physical examination in the diagnosis of meniscal tears. Arthroscopy 2003; 19: 850-4.
5) 宗田　大. 膝痛 こだわりの保存治療. 東京: メジカルビュー社; 2018. p10-13.
6) Malanga GA, Andrus S, Nadler SF, et al. Physical examination of the knee: a review of the original test description and scientific validity of common orthopedic tests. Arch Phys Med Rehabil 2003; 84: 592-602.
7) Galli M, Marzetti E. Accuracy of McMurray and joint line tenderness tests in the diagnosis of chronic meniscal tears: an ad hoc receiver operator characteristic analysis approach. Arch Phys Med Rehabil 2017; 98: 1897-9.
8) Kim SJ, Min BH, Han DY. Paradoxical phenomena of the McMurray test. An arthroscopic investigation. Am J Sports Med 1996; 24: 83-7.
9) Karachalios T, Hantes M, Zibis AH, et al. Diagnostic accuracy of a new clinical test (the Thessaly test) for early detection of meniscal tears. J Bone Joint Am 2005; 87: 955-62.
10) Mirzatolooei F, Yekta Z, Bayazidchi M, et al. Validation of the Thessaly test for detecting meniscal tears in anterior cruciate deficient knees. Knee 2010; 17: 221-23.
11) Kurosaka M, Yagi S, Yoshiya S, et al. Efficacy of the axially loaded pivot shift test for the diagnosis of a meniscal tear. International Orthopaedics (SICOT) 1999; 23: 271-4.
12) Guermazi A, Niu J, Hayashi D, et al. Prevalence of abnormalities in knees detected by MRI in adults without knee osteoarthritis: population based observational study (Framingham Osteoarthritis Study). BMJ 2012; 345: e5339.
13) Chirichella PS, Jow S, Iacono S, et al. Treatment of knee meniscus pathology: rehabilitation, surgery, and orthobiologics. PM R. 2019; 11: 292-308.
14) Khan M, Evaniew N, Bedi A, et al. Arthroscopic surgery for degenerative tears of the meniscus: a systematic review and meta-analysis. CMAJ 2014; 186: 1057-64.

2 画像診断

中川裕介

はじめに

　本稿では半月板損傷の画像診断について解説するとともに，円板状半月板についても述べる。また，半月板の質的な評価が可能な定量的MRIや，通常の二次元画像より詳細で形態学的な評価が可能となる三次元MRIについて解説する。

　半月板損傷の診断において，身体所見では半月板の損傷部位に一致して膝関節部に圧痛が生じる。徒手検査の詳細は前項の記載どおりに，McMurray test，Apley testなどが代表的である。しかし，これらの徒手検査の診断率は低く，半月板損傷の診断に占める画像診断の重要性は高いと考える。画像診断としては，X線像では半月板が写らないため，半月板が描出可能で非侵襲的であるMRI検査が選択される。断裂形態や断裂部位・範囲，その他の合併損傷［前十字靱帯(anterior cruciate ligament；ACL)損傷などの靱帯損傷，軟骨損傷］の評価が可能である。また近年運動器領域において超音波が広く普及してきているので，それについても述べる。

半月板損傷におけるMRI

　MRIは組織分解能に優れ，非侵襲的な検査方法であり，半月板損傷の画像診断のゴールドスタンダードとなっている。

◇ 撮影シーケンス

　Short TE画像であるT1強調像やプロトン強調像，gradient-echo(T2*強調像)などは半月板損傷に対して感度が高く[1]，T2強調像は感度は低いが特異度が高いといわれている。また，特にプロトン強調像は，半月板および関節軟骨・関節液などの周囲組織と良好なコントラストが得られ，一般的なT1・T2強調像と比べて半月板断裂の評価に有用とする報告がある[2]。当科では膝関節の診断用として，主にgradient-echo(T2*強調像)とプロトン強調像，およびプロトン強調脂肪抑制画像を用いることが多い(図1)。撮影方向は基本的に冠状断，矢状断での評価となるが，放射状(横)断裂やフラップ状断裂の診断については水平断像が有用といわれている[3]。

図1 T2*強調像とプロトン強調像の正常画像

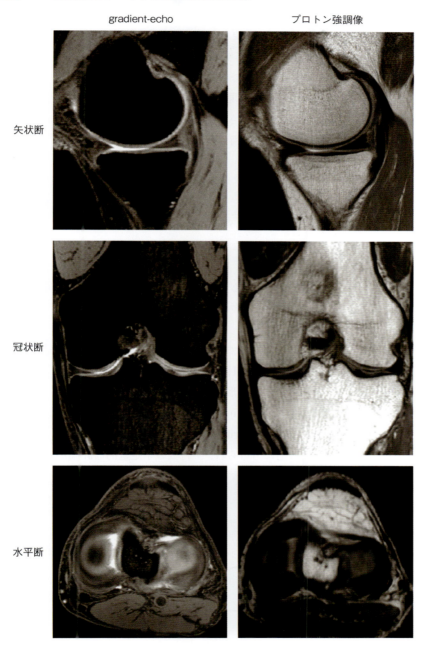

◆ 正常半月板

　T1, T2, プロトン密度強調像では黒く均一に見え，gradient-echo（T2*強調像）では全体的に信号値は高い。

◇ 損傷半月板

　MRI画像で半月板の異常信号（高信号）と形態的異常に基づいて診断する．また，治療方針を立てるうえで，損傷が血行野か無血行野かが重要となる．半月板は外縁の約1/3程度が血行野である[4]．断裂部位は血行の有無に対応する形で外縁の1/3はred-red zoneとされ，この部位の損傷は縫合すると癒合が期待できる部位である．内縁の1/3はwhite-white zone，中央の1/3はred-white zoneと表現される．以前は，断裂形態が縦断裂で部位がred-red zoneの例のみが縫合術の適応とされていたが，近年では横断裂や水平断裂，部位ではred-white zoneの損傷例でも縫合術が選択されるケースが増えてきている．

● 異常信号

　MRIの半月板内異常信号の評価では，Mink分類が用いられる（図2, 3）[5]．
- grade 1：球状，不定形の高信号で半月板表面に達しないもの．
- grade 2：線状の高信号で半月板表面に達しないもの．
- grade 3A：線状の高信号で半月板表面に達しているもの．
- grade 3B：内部が不規則な形態の高信号で半月板表面に達しているもの．

　信号変化が半月板内に限局するGrade 1, 2は変性で，関節内に輝度変化が連続するGrade 3が断裂と評価される．しかし，実際のMRI画像では，Grade 2と3の判別に苦慮する場合が少なくない．また，MRIを用いた変形性膝関節症（osteoarthritis of the knee；膝OA）の評価方法として作成されたWhole-Organ Magnetic Resonance Imaging Score（WORMS）[6]やBoston Leeds Osteoarthritis Knee Score（BLOKS）[7]では，半月板の評価として前者は7段階，後者は4段階に分けられ，半月板の半定量的な評価が行われている（表1）．

図2　Mink分類

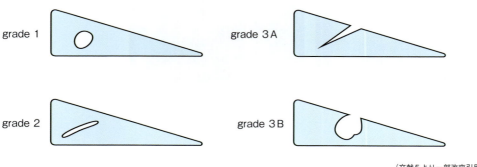

（文献5より一部改変引用）

図3 Mink分類画像（プロトン強調像）

a：正常
b：Mink 分類 grade 1
c：Mink 分類 grade 2
d：Mink 分類 grade 3A
e：Mink 分類 grade 3B（maceration）

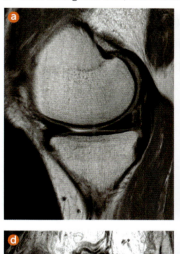
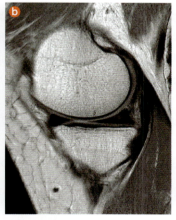
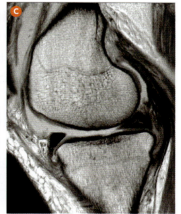
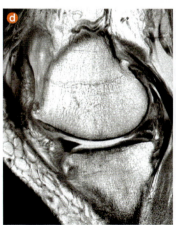
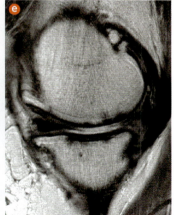

表1 半月板の半定量的な評価：WORMS, BLOKS

スコア	WORMS	BLOKS
0	正常	正常
1	実質内に限局する輝度変化	実質内に限局する輝度変化
2	小さい横断裂	単独断裂
3	単独断裂	複合断裂 or Maceration（分節化・遊離）
4	複合断裂	
5	転位のある断裂	
6	Maceration（分節化・遊離）	

●形態的異常

半月板損傷はInternational Society of Arthroscopy, Knee Surgery and Orthopaedic Sports Medicine(ISAKOS)の定めた分類では，縦断裂，横断裂，水平断裂，弁状断裂の4つのタイプに分けられる[8]。

縦断裂

半月板の円周方向に沿った損傷で最も頻度が多い(**図4**)。損傷範囲が長く，損傷部位が顆間部に転位している場合，バケツ柄断裂といわれる。冠状断像ではfragment in the intercondylar notch sign，矢状断ではdouble PCL signやflipped meniscus sign, absent bow-tie signなどの特徴的な所見が認められる[9](**図5，表2**)。

放射状断裂(横断裂)

半月板円周方向に直行する方向の損傷である。外縁部まで損傷が及ぶと，半月板のhoop構造が破綻する損傷で，また逸脱をきたす症例が存在する。そのような症例では半月板の機能が失われ，膝OAが急速に進行する症例が存在するので注意が必要である(**図6**)。

水平断裂

半月板関節面から半月板関節包移行部に広がる損傷である。多くは変性が基盤となって起こる。

弁状断裂(flap tear)

半月板円周方向に直行する方向から円周方向へ損傷が伸びる断裂形態である。損傷部が弁状になっているため，疼痛だけではなくキャッチングなどの機械的な症状を引き起こすことが多い。さらに，形態によってvertical typeとhorizontal typeに分類される。

図4 縦断裂
a：T2強調像。内側半月板後節のred-white zoneの縦断裂(矢印)
b：関節鏡画像。内側半月板後節に縦断裂を認め，プロービングで不安定性が認められた

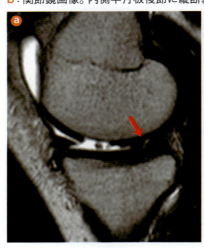
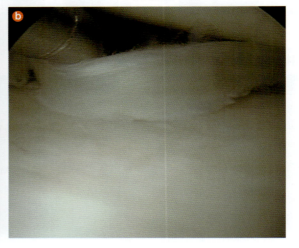

図5 flipped meniscus sign（矢印）

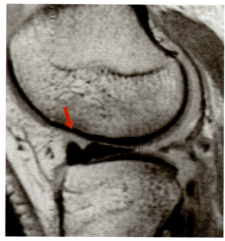

（文献9より許可を得て転載）

表2 バケツ柄断裂に特徴的な所見

fragment in the intercondylar notch sign	断裂により外縁部から分離した中央部分が顆間に存在する
double PCL sign	半月板のバケツ柄断裂の時に顆間部へ転位した断裂片がPCLの下方に存在し，あたかも2本のPCLがあるようにみえる
flipped meniscus sign	後節，後角にバケツ柄断裂が生じた場合，柄の部分が前方に移行し，前角に重なってみえる（図5）
absent bow-tie sign	矢状断で健常半月板体部は蝶ネクタイ（bow tie）形にみられるが，バケツ柄断裂の時は，外縁部に小さな残存部があるのみで，bow tieとしてみられるスライス数が減る

図6 横断裂，逸脱

a：プロトン強調脂肪抑制像（冠状断）。内側半月板の後節部位に損傷を認める（矢印）
b：初診時の膝関節X線正面立位像
c：半年後のX線像。内側関節裂隙の狭小化，骨棘の形成を認め，初診時と比べ明らかな膝OAの進行を認めている

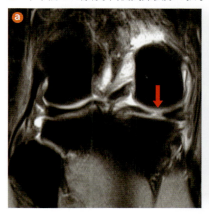
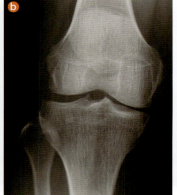
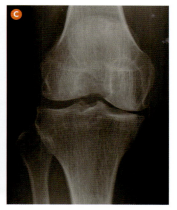

複合断裂

複数の断裂形態が同時にみられるもので，変性を伴っていることが多い．

● **断裂部位**

半月板は前角，前節，中節，後節，後角の部位に分けられ，また脛骨との付着部はそれぞれ前根と後根といわれる．近年，後根から後角部にかけての後根断裂（posterior root tear；PRT）が，hoop機構の破綻から半月板の荷重分散機能喪失をもたらし膝OAの進行に関係するといわれている．そのため近年は，縫合術や，骨切り術が行われている．

内側半月板後根断裂（MMPRT）

内側半月板後根断裂（medial meniscus posterior root tear；MMPRT）はLaPrade分類でtype 1～5に分類される[10]（図7）．MRIでは矢状断でのghost sign，冠状断における後根部でのcleft，逸脱，水平断におけるradial signなどの所見を認める（図8a～c）．Furumatsuら[11]は冠状断でのgiraffe neck sign（図8d）がMMPRTの81.7％に認められ，

図7 **LaPrade分類**
a：Type 1：部分断裂
b：Type 2：A　後根付着部より0～3mm離れた完全横断裂
　　　　　　B　後根付着部より3～6mm離れた完全横断裂
　　　　　　C　後根付着部より6～9mm離れた完全横断裂
c：Type 3：後根付着部の横断裂にバケツ柄状断裂が合併
d：Type 4：付着部にかけての斜断裂
e：Type 5：付着部の裂離骨折

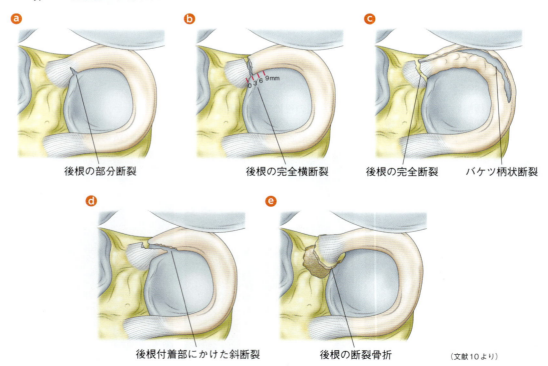

後根の部分断裂　　後根の完全横裂　　後根の完全断裂　バケツ柄状断裂

後根付着部にかけた斜断裂　　後根の断裂骨折

（文献10より）

その他の断裂にはほとんど認められず，感度・特異度ともに高く，MMPRTに特徴的な所見と報告している。

外側半月板後角損傷（LMPRT）

外側半月板後角損傷（lateral meniscus posterior root tear；LMPRT）は，ほとんどがACL損傷に合併する損傷であり，ACL損傷の7〜14％に合併する[12]。MRI所見はMMPRTと同様，後根部でのcleftやghost signなどである。しかしKrychら[13]は，術前のMRIの読影では33％しか診断がつかず，高率に見逃されることが多いと警鐘している。Minamiら[14]は，半月板逸脱の所見が他の所見に比べ最も感度が高かったと報告している。逸脱は変性などによっても発生するため後根断裂に特異的な所見ではないが，ACL損傷の際に半月板逸脱の所見があった場合は，積極的にLMPRTを疑い手術に臨むべきと考える。

ramp lesion

ACL損傷に合併する内側半月板の後節から後角にかけての関節包付着部の断裂であり，ACL損傷の9〜17％に合併すると諸家より報告されている[15]。ramp lesionに対する診断的価値の高い所見としてYeoら[16]は，complete fluid filling sign（半月板後角と関節包の間がT2 high lesionとなる），irregularity of the posterior hornの2つを報告している（図9）。

図8 内側半月板後根断裂（MMPRT）

a：プロトン画像，ghost sign（矢印）。断裂により矢状断で後根部が描出されていない。また，輝度が高くなっている場合はwhite meniscus signとよばれる
b：T2*像，cleft sign（矢印）
c：T2*像，半月板逸脱（矢印）。脛骨内側縁より半月板の内縁が内側に突出している
d：giraffe neck sign（点線）

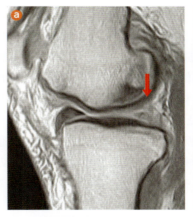
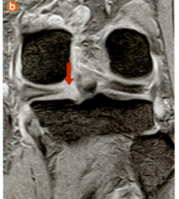
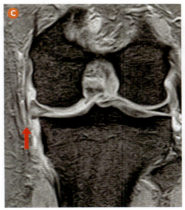
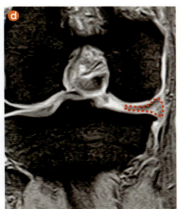

図9 ramp lesion
a：T2強調像。正常
b：STIR像。後節と関節包の間にhigh signal intensity areaあり（complete fluid filling sign）。関節鏡でramp lesionを確認し，縫合を行った
c：T2強調像。内側半月板後節の外縁が不整（irregularity of the posterior horn）

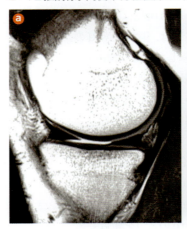
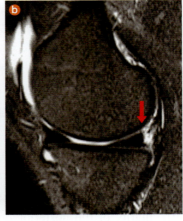
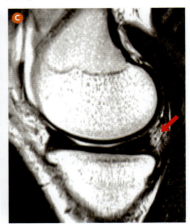

● 半月板損傷術後

半月板部分切除術

　半月板損傷術後のMRI所見としては，信号異常と形態に着目して評価を行う。半月板部分切除後では，切除部位が欠損した形態として認識され，切除部位断端の鈍化がみられることもある[17]。また切除部位において，半月板内部から関節面に開口する高信号が正常でも認められる。これらはもともと存在していた半月板の変性組織が，半月板切除によって関節面に開口したものと考えられる。

　一方，切除後の残存した半月板に再断裂を生じることがある。通常の半月板断裂と同様に，関節面に達する高信号領域を認めることで診断されるが，切除部位では正常でも関節面に達する信号領域を認めることがあり，この両者を区別するためには，過去の手術所見から切除した部位の正確な把握と，過去画像との比較が重要となる。

半月板縫合術

　半月板縫合術後の画像評価は難しいことが多い。術後の縫合部位には関節面に開口する異常信号が長期にわたり残存することが多い。これらは組織学的には，縫合部位の肉芽組織や，正常とは異なる線維軟骨組織で修復されていること示すといわれている。縫合部の再離開を示す所見としては，T2強調像での縫合部に入り込むfluid intensityが知られている。特に，関節造影をすることで診断能が高まると報告されている[18]。近年，これらの異常信号が組織の治癒を示すものか，再断裂を示すものかを区別するために，後述する定量的MRIによる評価が試みられている[19]。

2 画像診断

円板状半月板：X線検査・MRI

　単純X線像では半月板そのものは映らないが，円板状半月板の症例の場合，関節裂隙の開大，脛骨関節面の陥凹，大腿骨外側顆の低形成，腓骨頭高位などが認められることがあり，診断の補助となる（図10）。

　MRI画像では，外側半月板がレンズ状，パンケーキ状など多様な形態を示す。冠状断像で，顆間まで半月板中央部が延長し，矢状断で「蝶ネクタイ」状の半月板が正常のスライス数より多く（5mm厚の矢状断で3スライス以上）描出される場合，円板状半月板と確定する。円板状半月板では，T2強調像やT2*強調像で半月板内に粘液変性を示す高信号や嚢胞腔形成を認めることが多い。また，円板状半月板は高頻度に断裂を合併するので，断裂形態，転位（shift）の状態などを確認する。転位の状態の分類としてAhn's classificationがあり[20]，①no shift，②anterocentral shift，③posterocentral shift，④central shiftに大別される。症状と併せて手術適応と判断された場合は，MRI所見から縫合予定部位の想定など，術前計画を立てることができる[21]。

新しいMRI技術

◆ 定量的MRI

　従来のMRIでは形態学的な評価に限定されている。近年，MRIのハード，ソフト双方の進歩により，定量的MRIといわれる水分やコラーゲン，グリコサミノグリカン（glycosaminoglycan；GAG）などの細胞外基質の変化を定量的に評価可能な撮影法が開発され，半月板の評価に利用され始めている。本稿ではそのなかのT2，T1rho，T2*マッピングについて述べる。Rauscherら[22]は膝OAの重度変性半月板において，T2，T1rho値は軽症・中等症例より高値を示すことを報告し，半月板評価に対する両撮像法の有用性を示した。特に，T2マッピングはコラーゲン配列を反映することから，コラーゲンが細胞外基質に占める割合が高い半月板において，有用性が高いと考えられている[23]。T2マッピングは通常のMRI撮影機器で撮像可能であるため，臨床応用が最も進んでいる（図11）。また，筆者らはT1rhoマッピングによる半月板評価に着目し，ブタ，サルを用いた動物実験において半月板のT1rho値と組織所見の関係を検討し，T1rho値がコラーゲンの線維配列の不整やサフラニンO染色性の低下を反映することを報告している[24-26]。これらの結果に基づき，マイクロミニブタの内側半月板無血行野縦断裂縫合モデルに対して，滑膜幹細胞移植の半月板治癒促進効果について，T2，T1rhoマッピングを撮影し評価した（図12）[27, 28]。術後12週で肉眼的観察および引っ張り試験による損傷部の破断強度では，滑膜幹細胞群がコントロール群に比べ治癒に優れていた。定量的MRI評価では，T2値，T1rho値とも損傷部を含む内縁で滑膜幹細胞投与側がコントロール側に比べ低

83

図10 円板状半月板：左膝外側円板状（完全型）半月板症例

a：膝関節X線正面立位像。外側関節裂隙の開大を認める（矢印）
b：膝関節X線側面最大伸展位像。大腿骨のnotchが通常より浅い所見を認める（矢印）
c：MRIプロトン強調脂肪抑制像。外側関節裂隙が広く，そこを丈の高い円板状半月板が占める。ACL横の顆間部近くまで円板状半月板が張り出す（矢印）
d：プロトン強調像。円板状半月板内部に高輝度変化を認める（矢印）
e：関節鏡視像。完全型の円板状半月板，表面に達する断裂は認められない
f：中央部を切除すると内部に水平断裂を認めた
g：プロトン強調像。顆間後方に転位した断裂した半月板を認める（矢印：posterocentral shift）
h：関節鏡視像。前節から中節部分が断裂し，顆間部に転位していた

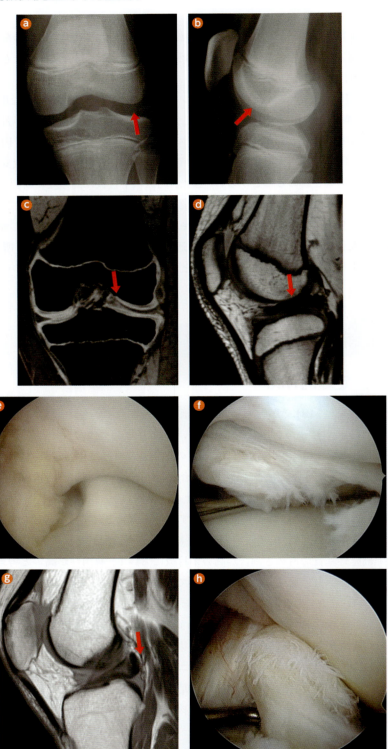

値を示した．この所見は，損傷部のGAGやコラーゲンなどの細胞外基質の含有量が滑膜幹細胞投与側で多く，治癒が進行していることを示すものであった．また近年では，より新しいシーケンスであるT2*マッピング（非常に短いエコータイムで撮影することで，半月板のようなMRIの信号値が極めて低い組織の評価に有用とされる）を用いて半月板縫合術後の評価を行うことが報告されている[19]．

図11 T2マッピングによる半月板評価：右膝内側半月板損傷例

a：MRIプロトン強調像．半月板後節には内部に線状の高輝度変化があり，関節面に達している（矢印）
b：T2マッピング．半月板後節にT2値の著明な上昇を線状に認める．関節液の流入と考えられ，半月板断裂と診断される．断裂周囲の半月板のT2値の延長は軽度であり，半月板の変性の程度は軽度と判断された．カラースケールは0（黒）～100ms（赤）で表示
c：関節鏡視像．フラップ状断裂と水平断裂の複合断裂であった
d：フラップ部は切除し，水平断裂部は縫合術を行った

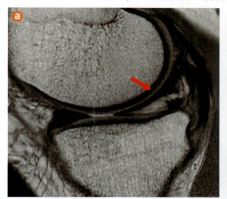
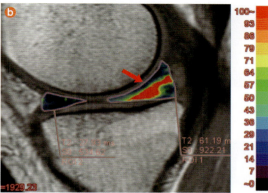
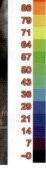
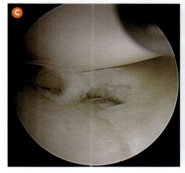
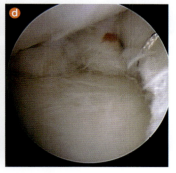

（中川 裕介，関矢一郎，宗田 大．MRI T2/T1rho/T1 (delayed gadolinium-enhanced MRI) mappingによる関節軟骨・半月板の評価．整形外科 2016；67(7)：p.661．より許諾を得て改変し転載）

図12　T2マッピングとT1rhoマッピングによる縫合半月板治癒の評価

マイクロミニブタ内側半月板無血行野縦断裂縫合モデルにおける，滑膜幹細胞移植の半月板治癒促進効果の検討

a：肉眼所見（左：滑膜幹細胞，右：コントロール）。滑膜幹細胞投与側は12週でコントロール側よりも断裂が不明瞭となった

b：引っ張り試験。損傷部の破断強度では滑膜幹細胞群が測定した全個体で優っていた

c：T2マッピングとT1rhoマッピング。T2値，T1rho値ともに，損傷部を含む内縁で滑膜幹細胞投与側がコントロール側に比べ低値を示した。損傷部のGAGやコラーゲンなどの細胞外基質の含有量が，滑膜幹細胞投与側で多く，治癒が進行していることを示す所見であった。カラースケールは0（黒）〜60ms（赤）で表示

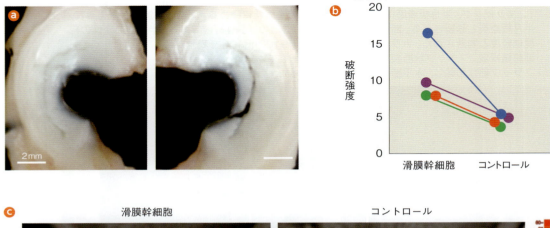

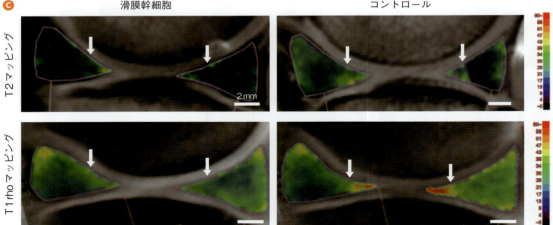

（文献27, 28より一部改変して作成）

◆ 三次元MRI

　Isotropic voxel による3Dシーケンスで撮影した MRI データを用いることで，高精度な三次元再構築画像を作成することが可能となった．関節軟骨においては，軟骨の厚み，体積評価などによるOAの臨床研究が，2000年初頭より積極的に行われてきた[29,30]．半月板においても三次元的に評価することにより，詳細かつわかりやすい形態的な観察や，従来のMRIとは異なるパラメータを用いての定量的評価が可能となることが期待される．

　内側半月板のバケツ柄断裂の1例を示す(図13)．半月板の三次元画像による定量評価については，膝OAにおいて臨床研究が行われている．Wegener ら[31]は，三次元画像を用いて半月板の幅，高さ，逸脱長などを計測し，OAの診断に有用なパラメータを検討している．Emmanuel ら[32]は，X線像で膝OAの進行を認めた症例と膝OA非進行群の半月板について，MRIによる三次元計測で評価した．その結果，内側半月板の平均逸脱距離と内側半月板の逸脱面積割合が，OA進行群で大きいことを示した．筆者らは，後の章

図13 バケツ柄断裂症例の三次元MRI画像
a：プロトン強調脂肪抑制像．内側半月板が損傷し，一部顆間に転位している
　（矢印：fragment in the intercondylar notch sign）
b：プロトン強調像．Double PCL sigh を認める（矢印）
c：関節鏡画像．内側半月板が中節から後節にかけて広範囲に断裂し，顆間へ嵌頓していた
d：三次元再構築画像

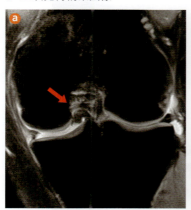
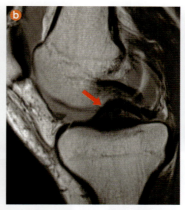
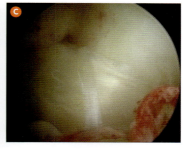
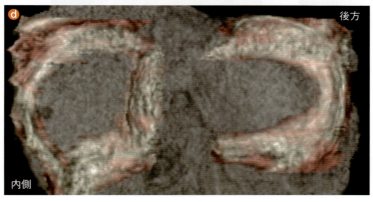

図14 外側半月板逸脱症例に対するcentralization術前後の三次元画像による評価

逸脱した外側半月板損傷の症例に対してアンカー2本を用いて，半月板を内方化して制動するcentralization法の術前，術後1年の三次元画像
上段（半月板を前方から観察）：半月板逸脱距離（赤矢印）
中段（半月板を下方から観察）：半月板逸脱面積（黄点線）
下段（半月板を上方から観察）：半月板脛骨高原被覆面積（青点線）

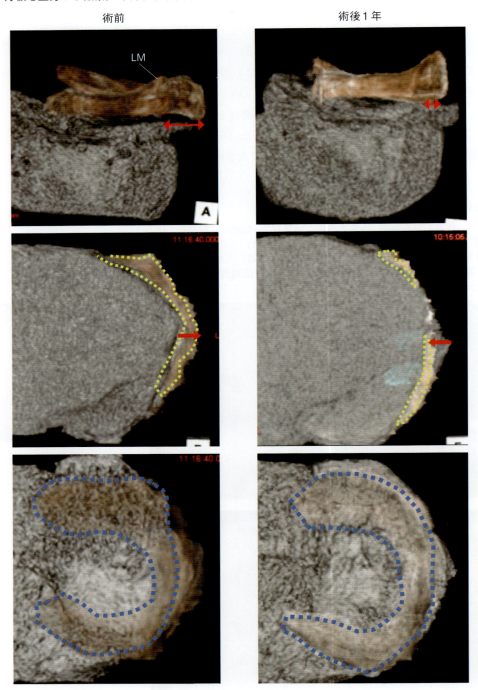

LM：lateral meniscus

で述べる半月板逸脱に対する鏡視下centralization法の効果を三次元画像で検討した。centralization法後では，逸脱長や逸脱した半月板面積などが術前に比べ減少し，脛骨高原の半月板の被覆面積が増加したという結果を得た（図14）。三次元画像による定量評価では，逸脱外側半月板の内方化を確認した。また，三次元画像では半月板体積の測定も可能であり，筆者らはサルを用いた実験で，内側半月板前方1/2欠損モデルにおいて滑膜幹細胞移植を行うことにより，コントロールに比べて肉眼的・組織学的に良好な半月板が再生されることを報告した（図15）[25]。筆者らはMRIも撮像し，三次元画像を再構築して再生半月板の体積を測定したところ，細胞移植群が有意に上回っていた。

　このように，さまざまな応用の可能性があるMRIの三次元画像であるが，再構築は元の画像から半月板のセグメンテーションをマニュアルで行う必要があり，時間・労力がかかる。元画像の解像度の問題や，周囲の組織とのsignalのコントラストが小さいことなどが，自動化を困難にしている。精度が高くかつ労力の少なくて済む三次元画像を作成し，有用なパラメータを自動測定できるソフトウェアの開発が望まれる。これら定量的

図15　再生半月板の三次元MRIによる体積評価

サル内側半月板前方1/2切除モデルに対する滑膜幹細胞移植の治療効果の検討
a：上段…肉眼所見。肉眼的に幹細胞群の方が再生半月板が大きい。下段…三次元MRI
b：内側半月板の体積（cm³）。幹細胞投与測がコントロール側に比べ，全個体で半月板体積が上回っていた

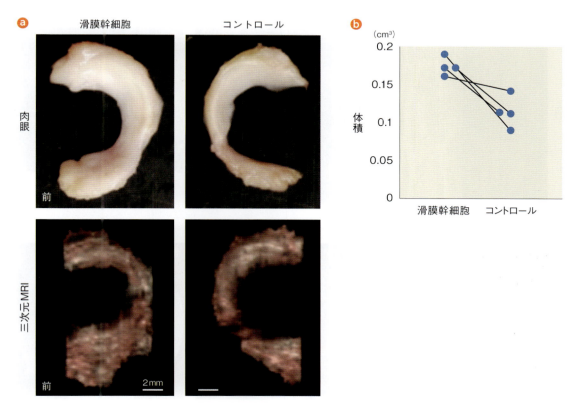

半月板損傷の評価・診断

MRIや三次元MRI像が，半月板損傷・変性の評価，再生半月板，縫合後の半月板治癒の評価などに臨床応用されることが期待される。

超音波

　超音波とは，可聴領域(20～20,000 Hz)より高い周波数の音で，超音波診断装置はこの反射波を画像化するものである。半月板は線維軟骨組織であり，膠原線維による超音波の反射から関節軟骨などの硝子軟骨に比べ高輝度に描出される。半月板が損傷された場合，損傷部位が周囲よりも低輝度を呈することで評価する。半月板損傷に対する超音波の診断精度について7つの前向き試験，計551例を含んだシステマティックレビュー

図16　エコーによる半月板評価
a：エコー，正常半月板。半月板変性断裂により半月板逸脱を呈した症例
b：エコー，逸脱半月板(両矢印)
c：MRI冠状断，半月板逸脱あり(矢印)
d：関節鏡視で半月板逸脱を確認
e：鏡視下centralization法を施行(矢印：縫合糸)
f：逸脱した半月板は内方化されて，脛骨辺縁が見えなくなっている

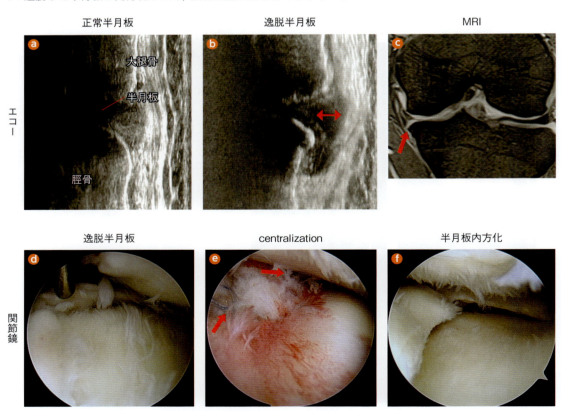

90

によると感度0.88，特異度0.90と高い診断精度が得られることが報告されている[33]。また内側半月板が脛骨辺縁から内方に転位する"逸脱"についてもエコーで評価することが可能である[34]。内側半月板の変性断裂で逸脱した症例に対して，高位脛骨骨切り術および鏡視下centralization法を施行した症例の術前の超音波所見を提示する（**図16**）。正常半月板に比べ，半月板は内側に転位している。また輝度は全体的に低下している。MRIで同様に逸脱の所見と，内部の高輝度の線状陰影があり，断裂像と考える。

おわりに

半月板疾患の診断，治療方針の決定，フォローアップにおいて，MRIは欠かせないツールとなっている。そのため，MRIの所見を正しく理解し，身体所見と併せて評価を行うことが重要である。

【文献】

1) Helms CA. The meniscus: recent advances in MR imaging of the knee. AJR Am J Roentgenol 2002; 179: 1115-22.
2) Schäfer FK, Schäfer PJ, Brossmann J, et al. Value of fat-suppressed proton-density-weighted turbo spin-echo sequences in detecting meniscal lesions: comparison with arthroscopy. Acta Radiol 2006; 47: 385-90.
3) Lim D, Lee YH, Kim S, et al. Fat-suppressed volume isotropic turbo spin echo acquisition(VISTA) MR imaging in evaluating radial and root tears of the meniscus: focusing on reader-defined axial reconstruction. Eur J Radiol 2013; 82: 2296-302.
4) Clark CR, Ogden JA. Development of the menisci of the human knee joint. Morphological changes and their potential role in childhood meniscal injury. J Bone Joint Surg Am 1983; 65: 538-47.
5) Mink JH, Deutsch AL. Magnetic resonance imaging of the knee. Clin Orthop Relat Res 1989; 244: 29-47.
6) Peterfy CG, Guermazi A, Zaim S, et al. Whole-Organ Magnetic Resonance Imaging Score (WORMS) of the knee in osteoarthritis. Osteoarthritis Cartilage 2004; 12: 177-90.
7) Hunter DJ, Lo GH, Gale D, et al. The reliability of a new scoring system for knee osteoarthritis MRI and the validity of bone marrow lesion assessment: BLOKS (Boston Leeds Osteoarthritis Knee Score). Ann Rheum Dis 2008; 67: 206-11.
8) Wadhwa V, Omar H, Coyner K, et al. ISAKOS classification of meniscal tears-illustration on 2D and 3D isotropic spin echo MR imaging. Eur J Radiol 2016; 85: 15-24.
9) Magee TH, Hinson GW. MRI of meniscal bucket-handle tears. Skeletal Radiol 1998; 27: 495-9.
10) LaPrade CM, James EW, Cram TR, et al. Meniscal root tears: a classification system based on tear morphology. Am J Sports Med 2015; 43: 363-9.
11) Furumatsu T, Fujii M, Kodama Y, et al. A giraffe neck sign of the medial meniscus: a characteristic finding of the medial meniscus posterior root tear on magnetic resonance imaging. J Orthop Sci 2017; 22: 731-6.
12) Feucht MJ, Salzmann GM, Bode G, et al. Posterior root tears of the lateral meniscus. Knee Surg Sports Traumatol Arthrosc 2015; 23: 119-25.
13) Krych AJ, Wu IT, Desai VS, et al. High rate of missed lateral meniscus posterior root tears on preoperative magnetic resonance imaging. Orthop J Sports Med 2018; 6: 2325967118765722.
14) Minami T, Muneta T, Sekiya I, et al. Lateral meniscus posterior root tear contributes to anterolateral rotational instability and meniscus extrusion in anterior cruciate ligament-injured patients. Knee Surg Sports Traumatol Arthrosc 2018; 26: 1174-81.
15) Liu X, Feng H, Zhang H, et al. Arthroscopic prevalence of ramp lesion in 868 patients with anterior cruciate ligament injury. Am J Sports Med 2011; 39: 832-7.

16) Yeo Y, Ahn JM, Kim H, et al. MR evaluation of the meniscal ramp lesion in patients with anterior cruciate ligament tear. Skeletal Radiol 2018; 47: 1683-9.

17) Vance K, Meredick R, Schweitzer ME, et al. Magnetic resonance imaging of the postoperative meniscus. Arthroscopy 2009; 25: 522-30.

18) Ciliz D, Ciliz A, Elverici E, et al. Evaluation of postoperative menisci with MR arthrography and routine conventional MRI. Clin Imaging 2008; 32: 212-9.

19) Sneag DB, Shah P, Koff MF, et al. Quantitative ultrashort echo time magnetic resonance imaging evaluation of postoperative menisci: a pilot study. HSS J 2015; 11: 123-9.

20) Ahn JH, Lee YS, Ha HC, et al. A novel magnetic resonance imaging classification of discoid lateral meniscus based on peripheral attachment. Am J Sports Med 2009; 37: 1564-9.

21) Ahn JH, Lee SH, Yoo JC, et al. Arthroscopic partial meniscectomy with repair of the peripheral tear for symptomatic discoid lateral meniscus in children: results of minimum 2 years of follow-up. Arthroscopy 2008; 24: 888-98.

22) Rauscher I, Stahl R, Cheng J, et al. Meniscal measurements of T1rho and T2 at MR imaging in healthy subjects and patients with osteoarthritis. Radiology 2008; 249: 591-600.

23) 中川裕介, 関矢一郎, 宗田 大. MRI T2/T1rho/T1 (delayed gadolinium-enhanced MRI) mappingによる関節軟骨・半月板の評価. 整形外科 2016; 67: 655-63.

24) Nakagawa Y, Sekiya I, Kondo S, et al. Relationship between MRI T1rho value and histological findings of intact and radially incised menisci in microminipigs. J Magn Reson Imaging 2016; 43: 434-45.

25) Kondo S, Muneta T, Nakagawa Y, et al. Transplantation of autologous synovial mesenchymal stem cells promotes meniscus regeneration in aged primates. J Orthop Res 2017; 35: 1274-82.

26) 中川裕介. MRI検査：T1rhoマッピングにおける半月板変性の評価. 別冊整形外科 2015; 34: 36-41.

27) Nakagawa Y, Muneta T, Kondo S, et al. Synovial mesenchymal stem cells promote healing after meniscal repair in microminipigs. Osteoarthritis Cartilage 2015; 23: 1007-17.

28) 中川裕介, 宗田 大, 関矢一郎. 半月変性断裂に対する細胞治療の試み. 臨床整形外科 2016; 51: 247-53.

29) Reichenbach S, Yang M, Eckstein F, et al. Does cartilage volume or thickness distinguish knees with and without mild radiographic osteoarthritis? The Framingham Study. Ann Rheum Dis 2010; 69: 143-9.

30) Eckstein F, Wirth W. Quantitative cartilage imaging in knee osteoarthritis. Arthritis 2011; 2011: 475684.

31) Wenger A, Englund M, Wirth W, et al. Relationship of 3D meniscal morphology and position with knee pain in subjects with knee osteoarthritis: a pilot study. Eur Radiol 2012; 22: 211-20.

32) Emmanuel K, Quinn E, Niu J, et al. Quantitative measures of meniscus extrusion predict incident radiographic knee osteoarthritis--data from the Osteoarthritis Initiative. Osteoarthritis Cartilage 2016; 24: 262-9.

33) Dai H, Huang ZG, Chen ZJ, et al. Diagnostic accuracy of ultrasonography in assessing meniscal injury: meta-analysis of prospective studies. J Orthop Sci 2015; 20: 675-81.

34) Chiba D, Maeda S, Sasaki E, et al. Meniscal extrusion seen on ultrasonography affects the development of radiographic knee osteoarthritis: a 3-year prospective cohort study. Clin Rheumatol 2017; 36: 2557-64.

Memo

前十字靱帯損傷との関係
および変形性膝関節症における
位置づけと治療方針

宗田　大

はじめに

　半月板損傷は，それ自体が一義的に膝の痛みや引っ掛かりなどの原因となって症状を呈することが多いと考えられてきた。他方で，靱帯損傷を生じる膝関節捻挫の合併症としての半月板損傷も，膝の機能改善のための治療対象となる大切な問題であることが明らかにされている[1]。それらを放置することで，どのような問題が生じるのか。靱帯の治療を考える際に，どこまで半月板損傷の治療について考える必要があるか。

　一方，加齢変化として頻度の高い変形性膝関節症(osteoarthritis of the knee；膝OA)で高頻度に認められる半月板の変性断裂や逸脱の変化について，近年注目されてきている[2]。膝OAにおいて半月板損傷の治療介入にどの程度積極的な意味があり，どう取り扱うべきなのか，半月板自体の変化とその位置づけについて，改めて考える必要がある。

単独で生じる半月板損傷と膝関節に及ぼす影響

　単独外側半月板(lateral meniscus；LM)損傷は20歳未満の患者に多く，年齢を重ねると減少する。一方，内側半月板(medial meniscus；MM)損傷は加齢とともに頻度が増すことが知られている[3]（図1，表1）。この報告は，変性などを伴わないMMは純粋な単独損傷として生じる頻度がさほど高くないことを示唆している。変性を伴わないMMの単独損傷は少ないが，膝関節内反外傷で前中節部の外縁縦断裂を生じることもある。内反外力が内側コンパートメントに加わるような膝関節の捻挫や着地をした際に，十字靱帯損傷を起こす手前の外力だったような例と解釈される[4]。

　若年者のLMは手術を要する例が多い。LMが膝外側コンパートメントにかかる荷重のうちの70%あまりを支えていることが，実験的に示されている[5]。膝外側ではより大きな負担が半月板にかかっているという背景を示唆している。またLMは，膝関節屈伸動作で前後に大きく移動する。大きな動きは半月板のインピンジを引き起こし，断裂を生じる危険性が増す[6]。さらに，円板状半月板(discoid lateral meniscus；DLM)，不完全DLMなど，形態的・組織学的に損傷を起こしやすい形態異常の頻度が外側に高い。日本人

図1 単独半月板損傷

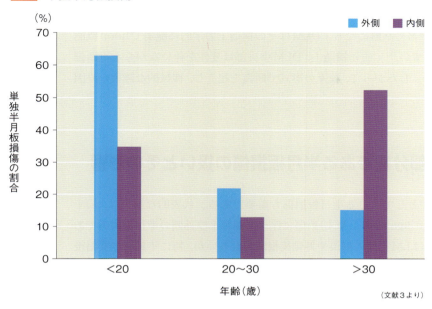

(文献3より)

表1 単独半月板損傷

	＜20歳	20〜30歳	＞30歳
内側	32/92 (34.8%)	12/92 (13.0%)	48/92 (52.2%)
外側	29/46 (63.0%)	10/46 (21.7%)	7/46 (15.2%)
p値	0.002	0.19	＜0.001

(文献3より)

を対象とした2報の英語論文で，屍体膝の観察研究では完全DLMは3.6%と6.2%，不完全DLMは29.6%と31.8%と高頻度である[7, 8]。

　LMの単独損傷パターンはいくつかある。1つは中節部の放射状断裂である。主にスポーツ選手で膝関節の外反強制によって生じる。放射状断裂を生じたLMは，不完全DLMまで大きくはないとしても，半月板が厚く大きい傾向がある[9]。また，後節部の縦断裂は比較的小さな外力で起こるようである。なかには初回受傷機転が記憶にないような例でも，繰り返しのキャッチングやロッキングを生じている例もある。LMの後方への移動性が大きいこと[10]，周囲組織との結合が弱いこと[11]，膝関節屈曲荷重負荷による後節の易損傷性が感じられる。後節の縦断裂がred-red zoneの滑膜関節包移行部で生じた例では，滑膜組織による表面的な治癒が早期に起こる。しかし，半月板実質部の癒合には時間がかかるため，表面的な治癒が生じても結果的に後節の可動性が大きくなる。これは，hypermobile meniscusの一型であると考えている。他方で，サッカー選手でよくみられる損傷に前節の損傷がある。この損傷は繰り返しのキック動作や膝関節の過伸展動作に

より前節部のインピンジメントが繰り返され，変性を伴う断裂片が痛みやキャッチングなどの原因となると考える．

LMではDLM自体が障害の基盤になる．DLMはその構造上力学的に脆弱でhoop機能が弱く，縦断裂を生じやすい[12]．また構造上，DLM中央部は変性を伴いながら水平断裂を広範囲に起こしやすい．したがって，種々の形式で断裂を起こし，機械的な障害の原因となる[13]．

膝関節捻挫の部分症である半月板損傷の扱いとその影響

大きな膝外傷の部分症として生じる半月板損傷も重要である．代表的な損傷は，前十字靱帯（anterior cruciate ligament；ACL）損傷に伴う内側および外側の半月板損傷である．一般的に，急性期にはLM後節の損傷や外側後根断裂が多いが，特に年長者で受傷後期間が長くなると，MM損傷が多くなる[14]．988例を対象とした研究では，損傷後12カ月を過ぎるとMM損傷の割合は2倍に増加すると報告されている[1, 15]（図2）．MM放射状断裂もまれではないが，頻度は少なく後内側の小断裂が多い．

近年，ACL損傷に伴う内側後根近くのramp lesionの大切さも指摘されている．ramp lesionの診断には，顆間窩からの30°や70°の関節鏡視が重要である[16]．ramp lesionはLiuらの868例を対象としたシリーズでは16.6％に存在し[17]，その背景として内側体部の損傷より若年で，早期再建術の患者に多いと報告されている[17-20]．また別の報告では，ramp lesionはコンタクト外傷に多いとされる．ramp lesionのACL損傷膝での意義は一

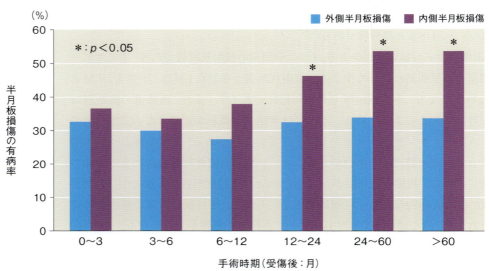

図2 初回ACL再建術988例での手術時期と内側および外側半月板損傷の頻度

（文献15より）

致をみていない。修復の重要性を強調する研究が多いが，放置しても修復しても安定性に差はないという報告もある[21]。

unhappy triad として，もともと ACL，内側側副靱帯（medial collateral ligament；MCL），MM 損傷を指摘されてきたが，MCL 損傷に伴う LM 中節の放射状断裂が実際はより多く典型的であるという報告がなされた[22]。大きな膝外反力が外側コンパートメントの中央にかかり，LM の中節部に放射状断裂を生じることが多い。さらに近年，複合靱帯損傷の急性期に，この triad が多いとの報告もある[23]。

臨床的な問題は，ACL 再建術時に合併する半月板損傷に対してどのような温存治療を行うかと，またその成績である。この場合も，背景や結果を内側と外側で分けて論じる必要がある。内側は温存治療の有効性に疑問があり，再断裂・再手術の頻度が高いことが挙げられる[24]。再損傷率を低下させるためには，早期の ACL 再建術と MM 修復が勧められる[25]。ACL 再建術後の膝キネマティクス変化が背景の1つにある[26]。また，膝内側の OA 変化やそれに伴う MM の逸脱も頻度を増す。再断裂が起きなくても，修復された MM の機能維持や機能回復の評価も大切である。

前外側靱帯（anterolateral ligament；ALL）再建術が，修復 MM の成績を向上させるという報告がある[27]。ACL 損傷患者における筆者らの症例検討では，MM 修復の荷重能維持効果は伸展荷重 X 線像上は明らかでない（未発表データ）。MOON Study[28]での解析では，MM 切除，MM 修復，高齢の3つが，術後関節裂隙狭小化と関連していた。ACL 損傷の合併損傷としての MM 損傷自体，どのように治療することが最良であるのか，今後の検討が必要である。

LM の合併損傷は ACL 損傷膝の回旋動揺性において内側より大きな影響を与えることが，筆者らの術中計測で示唆されている[29]。LM 損傷の修復によって，ACL 再建膝はより安定する。さらに，LM 修復後の再損傷率は明らかに内側に比して低い[30]。ACL 損傷に合併する LM 損傷は，ぜひ温存治療を行うべきである。一方，筆者らの研究では，術後6カ月，1年では，半月板修復を行った例のほうが自覚的な評価点が低い。術後1年では，活動性回復の早い例で自覚的に高い成績を示す。しかし，術後2年では安定性に優れた例で自覚的な評価は高い（未発表データ）。両立しない問題が残されているが，中長期的には本来の膝の安定性を回復し，確保することがやはり大切である。

膝OAにおける半月板損傷の進行と膝OAへの相互作用

変性の進行と逸脱の問題，変性断裂からフラップへの進行，後根断裂とその対処は，特に MM において関節の加齢変化を伴った難しい課題を外科医に課す。

半月板，特に MM の変性進行と関節症性変化との関係をよく理解して，変性半月板損傷の治療を進めていく必要がある。一般的に，膝 OA に対するデブリドマン手術の有効性は認められていない[31]。しかし近年，半月板症状のある OA には有効性を認める review

もある[32]。有効性をどの時点で求めるかについて議論することに意義はあるが，その答えを1つにすることは困難であろう[33]。機械的障害が強く，痛みが強い例では，これまでどおり膝OAがあっても関節鏡視下手術は患者にとって有効性を否定するものではないと考えられる。原点に戻って，患者の背景や現状についてよく理解し，患者に納得してもらえる治療法の選択が大切である。

部分切除を要する半月板損傷を合併したACL損傷膝では，5～10年後にX線学的OAが有意に増加するとの報告がある[34]。その時点で半月板が温存できたのか，また温存すれば成績は向上したのか，大切な疑問に対する答えは得られていない。OA所見を示す膝における半月板治療の成績は悪いとも報告されているため[35]，関節鏡視下の半月板手術だけを行うことには慎重である必要がある。同様に，外傷なく生じた半月板損傷を切除すると関節裂隙の狭小化が有意に進行し，外傷性の半月板損傷ではそのような傾向は認められなかったという報告もなされている[36]。

MM後根断裂(medial meniscus posterior root tear；MMPRT)による膝の疼痛に対する早期修復術の重要性が強調されている。MMPRTに対する保存治療とプルアウト修復の比較では，高度の内反変形や軟骨損傷がある例で成績が悪く，手術の効果は認めなかった[37]。単独MMPRTの成績は，同時に存在し進行する内側軟骨の摩耗に関係している[38]。

半月板の逸脱はMMで多く，その発生は膝OAの程度と相関がある。T2マッピングで計測した脛骨内側骨棘は早期OA 50例の98%でみられ，MM逸脱と密接に関係し，逸脱を伴うMMは変性していた[39]。3年の経過観察では，KL grade 2であった281例中の25例，KL grade 3および4であった179例中42例において，関節裂隙の狭小化が認められたのみという報告がある。その報告では，関節裂隙狭小化と半月板の逸脱は，KL grade 3および4では相関性を認め，そのカットオフ値は5.5mmであった[40]。このような結果は，OAの進行において半月板の逸脱と骨棘形成は密接な関係をもち，他方では関節裂隙の狭小という軟骨摩耗によるOA進行とはあまり直接的な関係が認められないことを示唆するかもしれない。臨床的にも，骨棘形成と関節裂隙の狭小化は別の要素と感じられることが多い[41]。この点をさらに明らかにしていく必要があろう。また，3mmというカットオフ値が広く認められているが，正常の加齢現象としても健常高齢者のMM逸脱の平均は1.1mmとされている[42]。病的な逸脱をどこで，どのように線引きをすべきか，さらなる検討が必要である。

九州大学グループでは初診後3カ月以内にX線画像とMRIを撮像した304例の膝OA患者のうち，データが揃い分析が可能だった190例を対象としてKL gradeや3mmをカットオフ値とした半月板の逸脱と半月板の変化について報告している(**表2,3**)。OAのX線学的グレードばかりでなく，内反アライメントが内側半月板の逸脱に相関していた。逸脱が認められた群では60～70%の内側半月板で中節から後根の変性が認められた[43]。

一方，外側の逸脱は，LM断裂，LM切除術，DLM，同種半月板移植(meniscal allograft transplantation: MAT)の術後など，多くの二次的な外側コンパートメントの問題で生じてくる。逸脱を矯正し，膝機能の回復を図ることがある程度できる可能性が，LMの逸脱

にはあると考えられる。筆者らの経験からは，LMの逸脱を矯正すると半月板関節面の荷重伝達面積が増加し，よりよい関節面が形成される可能性が示されている[44]。しかし，逸脱が矯正された分だけ関節裂隙が拡大するわけではないかもしれない。さらなる長期の多施設での検討結果を待つ必要があると考えられる。

表2 半月板逸脱量と下肢アライメントのパラメータとの相関

	内側半月板逸脱の距離（mm）	
	Pearsonの相関係数（r）	p値
全体		
HKA	－0.21	0.0035*
%MA	－0.23	0.0013*
LDFA	－0.085	n.s.
MPTA	－0.16	0.024*
JLCA	0.30	<0.0001*
LDTA	0.080	n.s.
MMEなし		
HKA	0.051	n.s.
%MA	0.039	n.s.
LDFA	0.029	n.s.
MPTA	－0.035	n.s.
JLCA	－0.19	n.s.
LDTA	0.23	n.s.
MMEあり		
HKA	－0.34	<0.0001*
%MA	－0.36	<0.0001*
LDFA	－0.073	n.s.
MPTA	－0.32	0.0001*
JLCA	0.32	0.0001*
LDTA	－0.011	n.s.

＊：統計的有意水準（$p < 0.05$）

HKA：hip-knee-ankle（股関節-膝関節-足関節），
％MA：percentage of mechanical axis（％機能軸），
LDFA：Lateral distal femoral angle（大腿骨遠位外側角），
MPTA：Medial proximal tibial angle（脛骨近位内側角），
JLCA：Joint line convergence angle，
LDTA：Lateral distal tibial angle（脛骨遠位外側角），
MME：medial meniscus extrusion（内側半月板逸脱），
n.s.：not statistically significant（統計学的有意差なし）

（文献43より）

表3 半月板逸脱と内側半月板損傷との関係

	部位			
	前角部（％）	体部（％）	後節部（％）	後根（％）
MMEなし	2/54（3.7）	15/54（27.8）	16/54（29.6）	5/54（9.3）
MMEあり	14/136（10.3）	89/136（65.4）	93/136（68.4）	80/136（58.8）
P値	n.s.	<0.0001	<0.0001	<0.0001

MME：medial meniscus extrusion（内側半月板逸脱），
n.s.：not statistically significant（統計学的有意差なし）

（文献43より）

おわりに

　関節症性変化の多寡にかかわらず，半月板損傷に対する関節鏡視下手術は極めて数多く行われ，種々の結果を生んでいる．現時点でのエビデンスは十分ではなく，さらなる研究の必要性が求められている[33]。

【文献】

1) Brambilla L, Pulici L, Carimati G, et al. Prevalence of associated lesions in anterior cruciate ligament reconstruction: correlation with surgical timing and with patient age, sex, and body mass index. Am J Sports Med 2015; 43: 2966-73.

2) Tsujii A, Nakamura N, Horibe S. Age-related changes in the knee meniscus. Knee 2017; 24: 1262-70.

3) Ridley TJ, McCarthy MA, Bollier MJ, et al. Age differences in the prevalence of isolated medial and lateral meniscal tears in surgically treated patients. Iowa Orthop J 2017; 37: 91-4.

4) Makinejad MD, Abu Osman NA, Abu Bakar WAW, et al. Preliminary analysis of knee stress in full extension landing. Clinics 2013; 68: 1180-8.

5) Seedhom BB, Hargeaves DJ. Transmission of the load in the knee joint with special reference to the role of the menisci. PART II: experimental results, discussion and conclusions. Engineering in Medicine 1979; 8: 220-8.

6) Thompson WO, Thaete FL, Fu FH, et al. Tibial meniscal dynamics using three dimensional reconstruction of magnetic resonance images. Am J Sports Med 1991; 19: 210-5.

7) Kato Y, Oshida M, Aizawa S, et al. Discoid lateral menisci in Japanese cadaver knees. Mod Rheumatol 2004; 14: 154-9.

8) Ryu K, Iriuchishima T, Oshida M, et al. Evaluation of the morphological variations of the meniscus: a cadaver study. Knee Surg Sports Traumatol Arthrosc 2015; 23: 15-9.

9) Wadhwac V, Omar H, Coyner K, et al. ISAKOS classification of meniscal tears - illustration on 2D and 3D isotropic spin echo MR imaging. Eur J Radiol 2016; 85: 15-24.

10) Thompson WO, Thaete FL, Fu FH, et al. Tibial meniscal dynamics using three-dimensional reconstruction of magnetic resonance images. Am J Sports Med 1991; 19: 210-6.

11) Nasu H, Nimura A, Sugiura S, et al. An anatomic study on the attachment of the joint capsule to the tibia in the lateral side of the knee. Surg Radiol Anat 2018; 40: 499-506.

12) Papadopoulos A, Kirkos JM, Kapetanos GA. Histomorphologic study of discoid meniscus. Arthroscopy 2009; 25: 262-8.

13) Ahn JH, Lee YS, Ha HC, et al. A novel magnetic resonance imaging classification of discoid lateral meniscus based on peripheral attachment. Am J Sports Med 2009; 37: 1564-9.

14) Magnussen RA, Pedroza AD, Donaldson CT, et al. Time from ACL injury to reconstruction and the prevalence of additional intra-articular pathology: is patient age an important factor? Knee Surg Sports Traumatol Arthrosc 2013; 21: 2029-34.

15) Yan F, Xie F, Gong X, et al. Effect of anterior cruciate ligament rupture on secondary damage to menisci and articular cartilage. Knee 2016; 23: 102-5.

16) Kim SH, Lee SH, Kim KI, et al. Diagnostic accuracy of sequential arthroscopic approach for ramp lesions of the posterior horn of the medial meniscus in anterior cruciate ligament-deficient knee. Arthroscopy 2018; 34: 1582-9.

17) Liu X, Feng H, Zhang H, et al. Arthroscopic prevalence of ramp lesion in 868 patients with anterior cruciate ligament injury. Am J Sports Med 2011; 39: 832-7.

18) Kumar NS, Spencer T, Cote MP, et al. Is edema at the posterior medial tibial plateau indicative of a ramp lesion? An examination of 307 patients with anterior cruciate ligament reconstruction and medial meniscal tears. Orthop J Sports Med 2018; 6: 2325967118780089 doi:10.1177/2325967118780089.

19) DePhillipo NN, Cinque ME, Chahla J, et al. Incidence and detection of meniscal ramp lesions on magnetic resonance imaging in patients with anterior cruciate ligament reconstruction. Am J Sports Med 2017; 45: 2233-7.

20) Seil1 R, Mouton C, Coquay J, et al. Ramp lesions associated with ACL injuries are more likely to be present in contact injuries and complete ACL tears. Knee Surg Sports Traumatol Arthrosc 2018; 26: 1080-5.

21) Liu X, Zhang H, Feng H, et al. Is it necessary to repair stable ramp lesions of the medial meniscus during anterior cruciate ligament reconstruction? A prospective randomized controlled trial. Am J Sports Med 2017; 45: 1004-11.

22) Shelboune KD, Nitz PA. The O'Donoghue triad revisited. Combined knee injuries involving anterior cruciate and medial collateral ligament tears. Am J Sports Med 1991; 19: 474-7.

23) Ferretti A, Monaco E, Ponzo A, et al. The unhappy triad of the knee re-revisited. Int Orthop. 2018 doi: 10.1007/s00264-018-4181-7.

24) Widener DB, Wilson DJ, Galvin JW, et al. The prevalence of meniscal tears in young athletes undergoing revision anterior cruciate ligament reconstruction. Arthroscopy 2015; 31: 680-3.

25) Sanders TL, Kremers HM, Bryan AJ, et al. Is anterior cruciate ligament reconstruction effective in preventing secondary meniscal tears and osteoarthritis? Am J Sports Med 2016; 44: 1699-707.

26) Akpinar B, Thorhauery E, Irrgang JJ, et al. Alteration of knee kinematics after anatomic anterior cruciate ligament reconstruction is dependent on associated meniscal injury. Am J Sports Med 2018; 46: 1158-65.

27) Sonnery-Cottet B, Saithna A, Blakeney WG, et al. Anterolateral ligament reconstruction protects the repaired medial meniscus: A comparative study of 383 anterior cruciate ligament reconstructions from the SANTI study group with a minimum follow-up of 2 years. Am J Sports Med 2018; 46: 1819-26.

28) Jones MH, Spindler KP. Risk factors for radiographic joint space narrowing and patient reported outcomes of post-traumatic osteoarthritis after ACL reconstruction: data from the MOON cohort. J Orthop Res 2017; 35: 1366-74.

29) Katakura M, Horie M, Watanabe T, et al. Effect of meniscus repair on pivot-shift during anterior cruciate ligament reconstruction: Objective evaluation using triaxial accelerometer. Knee 2019; 26: 124-31.

30) Yagishita K, Muneta T, Ogiuchi T, et al. Healing potential of meniscal tears without repair in knees with anterior cruciate ligament reconstruction. Am J Sports Med 2004; 32: 1953-61.

31) Thorlund JB, Juhl CB, Roos EM, et al. Arthroscopic surgery for degenerative knee: systematic review and meta-analysis of benefits and harms. BMJ 2015; 350: h2747. doi: 10.1136/bmj.h2747.

32) Karpinski K, Muller-Rath R, Niemeyer P, et al. Subgroups of patients with osteoarthritis and medial meniscus tear or crystal arthropathy benefit from arthroscopic treatment. Knee Surg Sports Traumatol Arthrosc 2019; 27: 782-796.

33) Monk P, Roberts PG, Palmer AJ, et al. The urgent need for evidence in arthroscopic meniscal surgery. A systematic review of the evidence for operative management of meniscal tears. Am J Sports Med 2017; 45: 965-72.

34) Magnussen RA, Mansour AA, Carey JL, et al. Meniscus status at ACL reconstruction is associated with the presence of radiographic signs of osteoarthritis at 5-10 Year follow-up: a systematic review. J Knee Surg 2009; 22: 347-57.

35) Kijowski R, Woods MA, McGuine TA, et al. Arthroscopic partial meniscectomy: MR imaging for prediction of outcome in middle-aged and elderly patients. Radiology 2011; 259: 203-12.

36) Zikria B, Hafezi-Nejad N, Roemer FW, et al. Meniscal surgery: risk of radiographic joint space narrowing progression and subsequent knee replacement--Data from the Osteoarthritis Initiative. Radiology 2017; 282: 807-16.

37) Ahn JH, Jeong HJ, Lee YS, et al. Comparison between conservative treatment and arthroscopic pull-out repair of the medial meniscus root tear and analysis of prognostic factors for the determination of repair indication. Arch Orthop Trauma Surg 2015; 135: 1265-76.

38) Guermazi A, Hayashi D, Jarraya M, et al. Medial posterior meniscal root tears are associated with development or worsening of medial tibiofemoral cartilage damage: the Multicenter Osteoarthritis Study. Radiology 2013; 268: 814-21.

39) Hada S, Ishijima M, Kaneko H, et al. Association of medial meniscal extrusion with medial tibial osteophyte distance detected by T2 mapping MRI in patients with early-stage knee osteoarthritis. Arthritis Res Ther 2017; 19: 201 doi: 10.1186/s13075-017-1411-0.

40) Chiba D, Maeda S, Sasaki E, et al. Meniscal extrusion seen on ultrasonography affects the development of radiographic knee osteoarthritis: a 3-year prospective cohort study. Clin Rheumatol 2017; 36: 2557-64.

41) van der Voet JA, Runhaar J, van der Plas P, et al. Baseline meniscal extrusion associated with incident knee after 30 months in overweight and obese women. Osteoarthritis Cartilage 2017; 25: 1299-1303.

42) Achtnich A, Petersen W, Willinger L, et al. Medial meniscus extrusion increases with age and BMI and is depending on different loading conditions. Knee Surg Sports Traumatol Arthrosc 2018; 26: 2282-8.

43) Goto N, Okazaki K, Akiyama T, et al. Alignment factors affecting the medial meniscus extrusion increases the risk of osteoarthritis development. Knee Surgery, Sports Traumatology, Arthroscopy https://doi.org/10.1007/s00167-018-5286-7

44) Koga H, Muneta T, Watanabe T, et al. Two-year outcomes after arthroscopic lateral meniscus centralization. Arthroscopy 2016; 32: 2000-8.

半月板手術の統計情報

片野尚子

はじめに

　1940年代に半月板の全切除術が変形性膝関節症(osteoarthritis of the knee；膝OA)の大きなリスク因子となることが報告[1]されてからも，半月板損傷に対する半月板切除術は米国における一般的な整形外科手術であった[2]。しかし近年，半月板機能の重要性が徐々に認識されるにつれ，2011年ごろからは海外の医学専門雑誌に膝OAの予防に半月板の温存が重要であることを強調する論説が出はじめ[3,4]，2013年には大規模医療データベースを用いた半月板の切除術と縫合術の年次推移に関する報告が続いた[5,6]。わが国においても半月板温存を目的とする治療法への関心は高まっていたが，その縫合術の件数，半月板手術全体に対する縫合術の割合，年次推移などを直接示す資料はなく，半月板手術件数の詳細な解析は困難であった。しかし，2016年から厚生労働省の「レセプト情報・特定健診等情報データベース」に基づいて作成した統計表(NDBオープンデータ)が順次公表され，2019年1月現在，半月板単独手術に関しては3年度分のデータ解析が可能となった。そこで本稿では，NDBオープンデータを基に半月板単独手術件数の内訳と推移について概説する。

レセプト情報・特定健診等情報データベース

　レセプト情報・特定健診等情報データベース(National Database of Health Insurance Claims and Specific Health Checkups of Japan；NDB)は，日本全国のレセプトデータ，特定健診・保健指導データを収納しデータベース化したものである。2009年の収集開始以来，約9年分を格納しており，2018年3月末における収載データ数は，レセプトデータ約148億1,000万件，特定健診・保健指導データ約2億2,600万件である[7]。

◆ NDB構築および利活用の経緯

　2008年，高齢化が進み，医療費が増えていくなかで，国民皆保険を持続可能なものとするために高齢者医療制度が創設された。この制度の根拠となった法律が「高齢者の医療の確保に関する法律」であり，この法律に基づいて医療費適正化計画の作成，実施および

評価のための調査や分析などに用いるために構築されたのがNDBである。NDBは，国民皆保険制度下にある日本においては国民の医療の実態を全数に近い割合で評価できる貴重なデータベースであることから，2011年より研究者に向けて高いレベルのセキュリティ要件を課したうえで，医療費適正化計画策定に資する目的以外でのNDBデータの第三者提供が開始された。さらに，NDBに蓄積されたデータは国民の共有財産であり，こうした貴重なデータの利活用を進めるべく，多くの人々が使用できるような基礎的な集計表として，2016年10月に「第1回NDBオープンデータ」が公表された。以上の経緯については，第1回NDBオープンデータ解説編[8]やNDB利活用に関する総説[9]に詳しい。

◆ レセプト情報等の収集経路とNDBデータ提供の流れ

　NDBは「レセプト情報・特定健診等情報データベース」の名が示すように，「レセプト情報」と「特定健診等情報」，すなわち「特定健診・保健指導情報」から構成されている（図1）。「レセプト情報」のレセプトとは，保険診療を行った医療機関が，診療報酬点数表に基づいて診療報酬（医療費）を保険者に請求するために，患者1人につき毎月作成する診療報酬明細書のことである。

　作成されたレセプトは，社会保険診療報酬支払基金支部，国民健康保険団体連合会などの審査支払機関に提出され審査を受ける。本来のレセプトには患者情報，医療機関等の情報，保険診療に関する情報が含まれているが，NDBに格納する際にはこれらの情報

図1 レセプト情報等の収集経路とNDBデータ提供の流れ

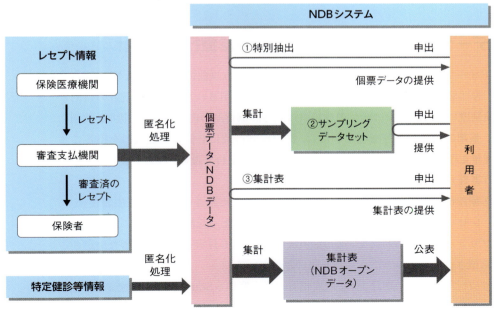

（文献19, 20を参考に東京医科歯科大学再生医療研究センターが作成）

のうち，患者の氏名，生年月日の「日」，保険医療機関の所在地および名称，カルテ番号等，国民健康，保険一部負担金減額，免除，徴収猶予証明書の証明書番号，被保険者証(手帳)等の記号・番号を削除する匿名化処理が行われる。

　個票データであるNDBデータの提供を受ける方法には，申請者の要望に応じて該当するデータの提供を受ける「特別抽出」，探索的研究へのニーズに対応し安全性(個人の識別可能性)に十分配慮したデータセットを提供する「サンプリングデータセット」，申請者の要望に応じデータを加工して集計表を作成する「集計表」の3つがある。これらとは別に，NDBデータから汎用性の高い基礎的な集計表を作成し，政府統計の総合窓口e-Statというウェブサイトを通じて利用者に公表したものがNDBオープンデータ[10]である。

◇ NDBオープンデータの概要

　2019年1月現在，第1〜3回のNDBオープンデータが公表されている[11-13]。最も新しい第3回NDBオープンデータの公表対象は，2016年4月〜2017年3月までの医科入院外レセプト，医科入院レセプト，diagnosis procedure combination(DPC)レセプト，調剤レセプト，歯科入院外レセプト，歯科入院レセプト，および2015年4月〜2016年3月までの特定健診である。

　NDBオープンデータの集計表作成にあたってNDBから抽出した1年分のレセプトデータ件数は約18億件で，うち医科は約10億件を占めている(**表1**)。このオープンデータに含まれる医科診療行為は**表2**に示すとおりであり，医科入院/入院外レセプトおよびDPCレセプトの情報を基に，厚生労働省告示の点数表で区分された各診療行為について，「都道府県別」および「性・年齢別」の集計が行われている。

◇ NDBデータが利用されている社会医療診療行為別統計

　第1回NDBオープンデータは2016年に公開されたが，それ以前に収集されたNDBデータの一部は，厚生労働省の社会医療診療行為別統計[14]に利用されている。本統計の目的は，医療保険制度における医療の給付の受給者に係る診療行為の内容，傷病の状況，調剤行為の内容，薬剤の使用状況等を明らかにし，医療保険行政に必要な基礎資料を得ることである。翌年4月の診療報酬改定を想定したデータ集計を行うため，収集するレセプトデータは6月審査分に限定されている。

　この社会医療診療行為別統計の歴史は古く，1955年から実施された「社会医療調査」を前身として，レセプト電算化が進むまでは統計理論にのっとった層化無作為二段抽出法によるサンプリング調査が行われていたが，2011年以降は6月審査分として審査決定され，NDBに蓄積されているレセプト全数が集計されている。

　社会医療診療行為別統計の統計表も，政府統計の総合窓口e-Statで入手可能である[15]。統計表では診療行為・調剤行為の状況，薬剤の使用状況の結果が回数・点数別等で提供さ

れている。本統計によれば，平成28年6月審査分のレセプトがNDBに蓄積されている保険医療機関の施設数は，20人以上の患者を入院させるための施設を有する医科病院と，入院施設を有しないか，または19人以下の患者を入院させるための施設を有する医科診療所で，合わせて87,436件にのぼる（**表3**）。参考ではあるが，同じ社会的インフラであるコンビニエンスストア店舗数は55,636件（2016年，経済産業省 商業動態調査），営業中の郵便局数は24,105件（2016年9月末，郵便局局数情報）である。

表1 NDBオープンデータの集計表作成にあたりNDBから抽出された1年分のレセプトデータ件数
（第3回NDBオープンデータ，2016年度）

区分	レセプトデータ件数（概数）
医科入院	約1,600万件
医科入院外	約9億8,900万件
DPC	約1,200万件
歯科入院	約15万件
歯科入院外	約2億1,000万件
調剤	約6億3,500万件
合計	約18億6,215万件

（文献21，p.9の表より一部改変引用）

表2 NDBオープンデータに含まれる医科診療行為
（第3回NDBオープンデータ，2016年度）

A	初・再診料，入院基本料，入院基本料等加算，特定入院料，短期滞在手術基本料
B	医学管理等
C	在宅医療
D	検査
E	画像診断
F	投薬
G	注射
H	リハビリテーション
I	精神科専門療法
J	処置
K	手術
L	麻酔
M	放射線治療
N	病理診断

表3 診療報酬明細書または調剤報酬明細書がNDBに蓄積されていた保険医療機関
（2016年6月審査分）

種別	施設数
医科	87,436
病院	8,401
診療所	78,415
歯科	60,150
保険薬局	54,893

（文献22，表より抜粋引用）

NDBオープンデータを活用した日本の半月板単独手術統計

◆ 半月板単独手術件数の算出方法

　NDBオープンデータを使って，半月板単独切除術，半月板単独縫合術，および半月板単独手術件数を求める方法[16]を紹介する（図2）。

図2 本稿で用いた半月板単独手術件数の集計方法

①統計表をダウンロードする

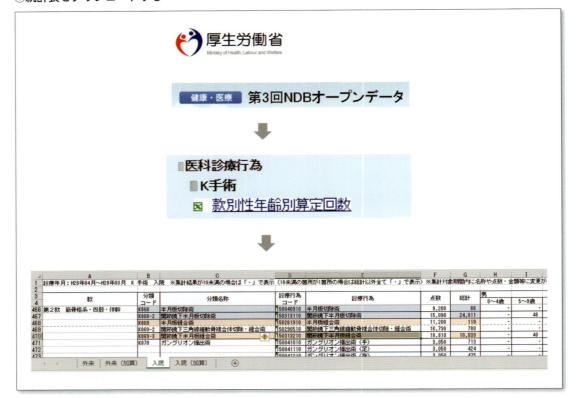

②半月板切除術と半月板縫合術を集計する

（文献13より一部画像転載のうえ，東京医科歯科大学再生医療研究センターが作成。文献16のグラフに2016年度分を加えて再解析）

2016年度を例にとると，はじめに厚生労働省のNDBオープンデータのウェブサイトで検索し，集計対象が「平成28（2016）年度のレセプト情報」である第3回NDBオープンデータを選択する。

次いで，「第2部（データ編）」の「医科診療行為」から「K手術」の「款別性年齢別算定回数」を選び，集計表ファイルをダウンロードする。ファイルには，「外来」「外来（加算）」「入院」「入院（加算）」の4つのワークシートが含まれている。今回，対象としている半月板単独手術は入院を伴うので，入院のワークシートを開く。

続いて，ワークシート内で「半月板」が含まれる診療行為を検索すると，「第2款　筋骨格系・四肢・体幹」に「半月板切除（分類コード：K068/診療行為コード：150040910）」「関節鏡下半月板切除術（K068-2/150313110）」「半月板縫合術（K069/150261910）」「関節鏡下半月板縫合術（K069-3/150313210）」の4つが見いだされ，それぞれの総計は，86，24,811，119，10,039であることがわかる。

本稿では，通常の半月板切除術と関節鏡下半月板切除術を合計し，半月板切除術24,897とし，同様に半月板縫合術と関節鏡下半月板縫合術を合計し，半月板縫合術10,158とした。さらに，半月板切除術と半月板縫合術を合計した35,055を年間半月板単独手術とした。なお，数字の単位はレセプトにおける算定回数であるが，半月板単独手術においては算定回数が手術件数と同義であると考えられるので，算定回数を手術件数として表記している。

◇ 日本の年間半月板単独手術件数と手術内訳

2019年1月現在，NDBオープンデータとして，2014〜2016年度のレセプト情報に基づく統計表が利用可能である。これらの統計表を基に，年間半月板単独手術件数とその手術内訳を集計した（図3）。

この3年度分の年間半月板単独手術件数は，約3万5千件（2014年度：35,327，2015年度：34,966，2016年度：35,055）で推移しているが，半月板縫合術件数は，6,769，8,447，10,158と増加し，半月板縫合術の半月板単独手術件数全体に占める割合（以下，半月板縫合術の割合）は19.2%，24.2%，29.0%と上昇している。

◇ 半月板縫合術の割合の推移

2014年度以前のNDBオープンデータは公開されていないため，社会医療診療行為別統計を用いて，より長期間における半月板縫合術の割合の推移を求めた（図4）。6月審査分の半月板単独手術件数は，2011〜2017年の7年間に2,500件前後（2,231〜2,739）で推移しているが，半月板縫合術件数は毎年増加している。その結果，半月板縫合術の割合も毎年上昇し，2011年は10%に満たなかったが2017年は約30%に近づき，約3倍となっている。

本統計は6月審査分として審査決定された後，データとしてNDBに蓄積されたレセプトを集計したものであり，その半月板単独手術件数は，NDBオープンデータによって示される年間手術件数の1/12よりも低い値を示す[16]。その理由としては，医師の異動が多い年度替わりの直後にあたる5月の手術数が6月審査分として反映されることや，高校生・大学生では新学期開始直後よりも7，8月などの長期休暇中の手術を希望する場合が多いことが考えられる。

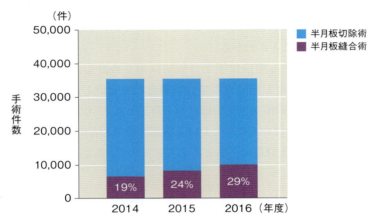

図3 年間半月板単独手術件数と半月板縫合術の全体に占める割合の推移
（第1～3回NDBオープンデータ）

（文献11～13より東京医科歯科大学再生医療研究センターが作成。文献16のグラフに2016年度分を加えて再解析）

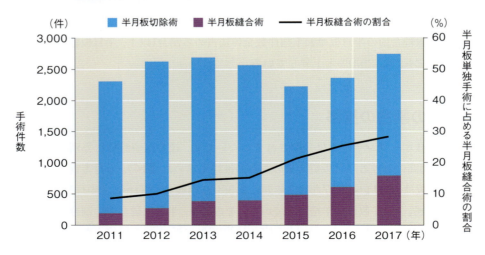

図4 1カ月の半月板単独手術件数と半月板縫合術の全体に占める割合の推移
［社会医療診療行為別統計（6月審査分）］

（文献14より東京医科歯科大学再生医療研究センターが作成）

◆ 年齢階級別半月板単独手術件数の内訳と推移

　NDBオープンデータの項目「K手術」では，性・年齢別の集計表が公開されている。年齢階級は「0〜4歳」「5〜9歳」から「85〜89歳」「90歳以上」まで，5歳ごとの19階級に分けられる。現在利用できる最も新しい2016年度のデータ（図5）では，グラフの形状は15〜19歳が最も高く突出したピークと，60歳台を中心とした鈍いピークを有している。半月板縫合術の割合は10〜14歳で54.4%，15〜19歳で59.2%，20〜25歳で56.1%と過半数を超えているが，60〜64歳では11.3%，65〜69歳では10.8%と年齢が上がるにつれて低くなっている。

　2014〜2016年度までの3年間の年齢階級別半月板単独手術件数の内訳と推移を示す（図6）。いずれの年度のグラフの形状も15〜19歳に突出したピークと，60歳台を中心とした鈍いピークを有している。手術の種別でみると，半月板縫合術件数が最も多い年齢階級は，2014〜2016年度のいずれも15〜19歳であるのに対して，半月板切除術件数が最も多いのは，2014年度は60〜64歳で，2015年度，2016年度は65〜69歳である。また，5歳以上84歳以下のすべての年齢層で半月板縫合術件数は増加している。

図5　年齢階級別の年間半月板単独手術件数（2016年）

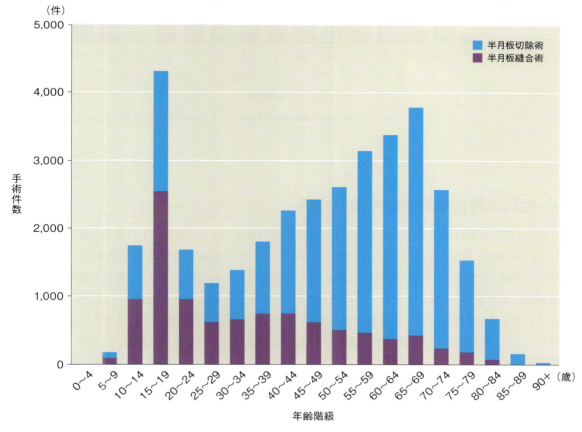

（文献13より東京医科歯科大学再生医療研究センターが作成）

半月板手術の統計情報

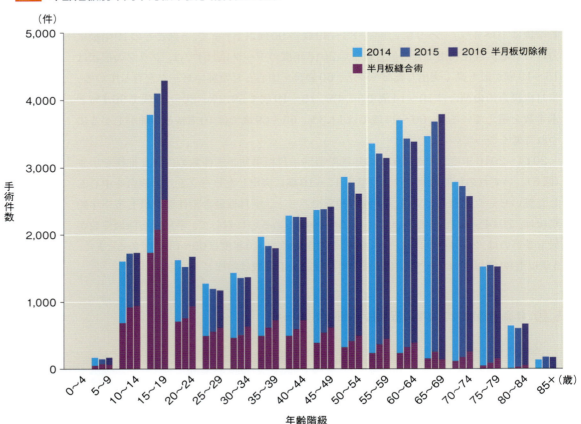

図6 年齢階級別年間半月板単独手術件数の推移

（文献11〜13より東京医科歯科大学再生医療研究センターが作成。文献16のグラフに2016年度分を加えて再解析）

◆ 性別半月板単独手術件数の内訳

2016年度の半月板切除術，半月板縫合術件数を男女別にみると（図7），半月板切除術は24,897件中，男性12,309に対して女性12,498であり，半月板縫合術では10,158件中，男性5,345，女性4,741であり，両手術件数とも男女差はみられない。さらに，性別年齢階級別に集計すると（図8），男女ともグラフの形状は15〜19歳にピークを有するが，男性ではこの10歳台後半の手術件数が最も多く，40歳台以降の年齢階級にピークをもたない。一方，女性は65〜69の年齢階級に10歳台よりも高いピーク認められる。性別年齢階級別では，半月板切除術は「女性65〜69歳」(2,059件)，「女性60〜64歳」(1,693件)，「女性55〜59歳」(1,477件) の順に多く，半月板縫合術は「男性15〜19歳」(1,419件)，「女性15〜19歳」(1,140件)，「男性20〜24歳」(616件) の順に多い。

110

図7 性別年間半月板単独手術件数（2016年度）

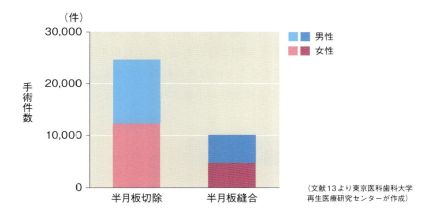

（文献13より東京医科歯科大学再生医療研究センターが作成）

図8 性別年齢階級別年間半月板単独手術件数（2016年度）

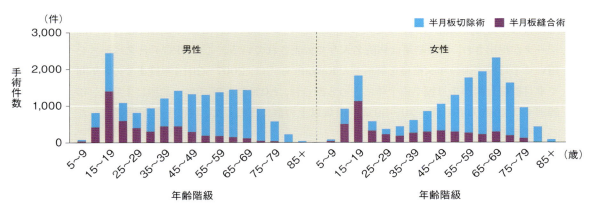

（文献13より東京医科歯科大学再生医療研究センターが作成）

◆ レセプト情報に基づく手術統計の限界

　NDBは世界でも有数の規模と悉皆性を誇るデータベースであるが，保険診療の仕組みを利用してレセプトを収集しているため，レセプトが作成されない診療行為，あるいはレセプトに記載されない診療行為は算定されないという弱点がある．前者の例は，医療保険が適用されない自費診療や労災保険が適用される業務災害・通勤災害が挙げられる．後者については，診療報酬の算定方法の規定により，同一手術野の複数手術においては主な手術の所定得点のみが算定対象となる場合，例えば前十字靱帯再建術と半月板切除術あるいは半月板縫合術を同時に行っても，半月板手術の算定は認められないという場合が挙げられる．したがって，NDBデータを用いた手術統計で求められるものは半月板単独手術件数であり，複数手術での実施数は含まれない．

なお，2018年度の診療報酬改定に伴い，「複数手術に係る費用の特例を定める件（平成30年厚生労働省告示第72号）」が4月より適用されることになった[17]。この特例により，「K079-2関節鏡下靱帯断裂形成手術1 十字靱帯」と「K068-2関節鏡下半月板切除術」または「K069-3関節鏡下半月板縫合術」を同時に行った場合，半月板手術の所定点数の50/100に相当する点数を合算して算定することが認められたことから，2018年以降のNDBデータでは半月板手術件数が増加する可能性が示唆される。

その他の国内の統計情報

NDBのようにレセプト情報を収集した大規模医療データベースとして，DPCデータベースがある。これは，厚生労働省が診断群分類システム（diagnosis procedure combination；DPC）を採用する全国のDPC病院が有する入院患者データを収集し，DPCの分類精緻化やDPC包括点数の設定に利用しているものであり，実施された検査/治療，診断名を含む退院サマリ，施設機能に関する情報が全国統一の形式で収集されていることに特長がある。現在1,800を超える施設から年間1,000万件を超える退院患者の入院データが提出され，集計結果は病院名入りで公表されている。このDPCデータベースを用いて半月板手術の年次推移を解析したKawataら[18]は，2007〜2014年度までの8年間で半月板縫合術が半月板手術全体に占める割合は，7.0%から25.9%へ急激に上昇し，年齢別では30歳未満の群が30〜59歳，60歳以上の群に比較して，特に上昇が顕著だったことを報告している。

海外の統計情報

米国では2013年に，Pearl Diver Patient Record Databaseを使った2つの半月板手術統計分析が報告されている。1つはMontgomeryら[6]による2004〜2009年のデータを使ったもので，もう1つはAbramsら[5]の2005〜2011年のデータを使ったものである。

Montgomeryら[6]は6年間の半月板手術187,607件のうち，96%が半月板切除術で，4%が半月板縫合術であり，この期間において半月板手術件数に対する縫合術件数は増加していないこと，内側の半月板切除は50〜59歳で最も多く行われ，縫合術は10〜19歳で最も頻度が高いこと，切除術は男性53%に対して女性47%であるが，縫合術は男性63%に対して女性37%であり男性で多いことを示している。

一方，Abramsら[5]は，7年間の半月板切除術が387,833件，半月板縫合術は23,640件であり，2011年には57,671件の半月板手術が行われ，うち切除術54,110件，縫合術3,561件で，切除術は45〜54歳が32.9%，55〜64歳が32.2%と高いが，縫合術は25歳未満が55.2%を占めていることを示した。また，切除術は男性56.8%に対して女性43.2%であ

るが，縫合術は男性60.7％が女性39.3％に対して優勢であること，2005〜2011年の7年間で切除術件数に有意な増加はみられないが，縫合術の件数は有意に増加していることを示した。

調査対象期間が異なる2つの研究を比較することは難しいが，半月板切除術では性差がなく，半月板縫合術は男性の割合が女性に比べて高いことや，切除術は50歳台の頻度が高く，縫合術は25歳未満ないしは10歳台の頻度が高いことは共通している。半月板切除術件数に対する半月板縫合術件数については，前者が変化なし，後者が増加と意見は異なるが，いずれの調査対象期間も"Save the Meniscus"の論説が発表された2011年までであることから，より最近を含む長い調査期間で検討することによって，半月板縫合術の割合に関する傾向はさらに明確になるものと考えられる。

おわりに

半月板温存の重要性が広く認識されるようになり，半月板に対する治療への関心が高まっていくなかで，日本の皆保険制度下で構築された世界最大規模のレセプト情報データベースであるNDBデータから作成されたNDBオープンデータを活用して，半月板縫合術の件数，半月板手術全体に対する縫合術の割合，年次推移等を明らかにすることができた。これらの結果は，より適切な治療方針を決定するうえで重要な基盤情報になると考えられる。また，世界に先駆けて超高齢社会を迎えている日本で今後どのような半月板治療が選択されていくかは，海外からも注目されると考えている。

【文献】

1) Fairbank JC. Knee joint changes after meniscectomy. J Bone Joint Surg Br 1948; 30B: 664-70.

2) Garrett WE Jr, Swiontkowski MF, Weinstein JN, et al. American Board of Orthopaedic Surgery Practice of the Orthopaedic Surgeon: Part-II, certification examination case mix. J Bone Joint Surg Am 2006; 88: 660-7.

3) Lubowitz JH, Poehling GG. Save the meniscus. Arthroscopy 2011; 27: 301-2. doi: 10.1016/j.arthro.2010.12.006.

4) Vidal AF. The save the meniscus society: commentary on an article by Jeffrey J. Nepple, MD, et al.: "meniscal repair outcomes at greater than five years. a systematic literature review and meta-analysis". J Bone Joint Surg Am 2012; 94: e186. doi: 10.2106/JBJS.L.01243.

5) Abrams GD, Frank RM, Gupta AK, et al. Trends in meniscus repair and meniscectomy in the United States, 2005-2011. Am J Sports Med 2013; 41: 2333-9.

6) Montgomery SR, Zhang A, Ngo SS, et al. Cross-sectional analysis of trends in meniscectomy and meniscus repair. Orthopedics 2013; 36: e1007-13.

7) 厚生労働省 老健局・保健局. 医療・介護等の解析基盤に関する有識者会議 第1回医療・介護データ等の解析基盤に関する有識者会議（2018年5月16日開催）資料2-2 NDB, 介護DB等の役割と解析基盤について. (https://www.mhlw.go.jp/file/05-Shingikai-12401000-Hokenkyoku-Soumuka/0000206673.pdf, 2019年1月閲覧).

8) 厚生労働省保険局医療介護連携政策課 保険システム高度化推進室. 第1回NDBオープンデータ【解説編】. (http://www.mhlw.go.jp/file/06-Seisakujouhou-12400000-Hokenkyoku/0000141549.pdf, 2019年1月閲覧).

9) 加藤源太. レセプト情報・特定健診等情報データベース（NDB）利活用の歩み. 生体医工学 2017; 55: 143-50.

10) 厚生労働省. NDBオープンデータ. (https://www.mhlw.go.jp/stf/seisakunitsuite/bunya/0000177182.html, 2019年1月閲覧).

11) 厚生労働省. 第1回NDBオープンデータ. (https://www.mhlw.go.jp/stf/seisakunitsuite/bunya/0000139390.html, 2019年1月閲覧).

12) 厚生労働省. 第2回NDBオープンデータ. (https://www.mhlw.go.jp/stf/seisakunitsuite/bunya/0000177221.html, 2019年1月閲覧).

13) 厚生労働省. 第3回NDBオープンデータ. (https://www.mhlw.go.jp/stf/seisakunitsuite/bunya/0000177221_00002.html, 2019年1月閲覧).

14) 厚生労働省. 社会医療診療行為別統計. (https://www.mhlw.go.jp/toukei/list/26-19.html, 2019年1月閲覧).

15) 総務省統計局, 独立行政法人統計センター. 社会医療診療行為別統計(e-Stat). (https://www.e-stat.go.jp/stat-search/files？page＝1&toukei＝00450048&tstat＝000001029602, 2019年1月閲覧).

16) Katano H, Koga H, Ozeki N, et al. Trends in isolated meniscus repair and meniscectomy in Japan, 2011-2016. J Orthop Sci 2018; 23: 676-81.

17) 厚生労働省. 複数手術に係る費用の特例を定める件. 平成30年厚生労働省告示第72号. (https://www.mhlw.go.jp/file/06-Seisakujouhou-12400000-Hokenkyoku/0000198309.pdf, 2019年1月閲覧).

18) Kawata M, Sasabuchi Y, Taketomi S, et al. Annual trends in arthroscopic meniscus surgery: analysis of a national database in Japan. PLoS One 2018; 13: e0194854. doi: 10.1371/journal.pone.0194854.

19) 厚生労働省保険局医療介護連携政策課 保険システム高度化推進室. レセプト情報・特定健診等情報（レセプト情報等）の収集経路. (https://www8.cao.go.jp/kisei-kaikaku/kaigi/meeting/2013/wg3/kenko/141106/item1-2-1.pdf, 2019年1月閲覧).

20) 伊藤伸介. わが国における政府統計のデータシェアリングの現状と課題. 図2. 情報管理 2016; 58: 836-43. (https://www.jstage.jst.go.jp/article/johokanri/58/11/58_836/_html/-char/ja, 2019年1月閲覧).

21) 厚生労働省保険局医療介護連携政策課 保険データ企画室. (https://www.mhlw.go.jp/content/12400000/000346720.pdf, 2019年1月閲覧).

22) 厚生労働省. 平成28年社会医療診療行為別統計の概況 統計の概要. (https://www.mhlw.go.jp/toukei/saikin/hw/sinryo/tyosa16/dl/gaiyo.pdf, 2019年1月閲覧).

Memo

外側円板状半月板とその問題

南　貴雄

はじめに

　円板状半月板は，わが国では日常診療でよく遭遇する半月板の形態異常であるが，歴史的にその発生機序や長期予後については不明な点が多い。また，活動性の高い若年者での円板状半月板損傷が多く，その治療については以前から行われてきた全切除・亜全切除から，現在では形成的切除，さらに修復による半月板温存が主流となってきており，比較的良好な臨床成績が報告されている[1-6]。しかし一方で，離断性骨軟骨炎などの軟骨病変の合併[7-11]，切除後の半月板の逸脱やそれに伴う退行性変化[9,12-17]といった問題がある。特に治療対象は若年者が多いために，長期的な予後を考慮すると，現状では治療法が確立されているとはいえない。

　本稿では円板状半月板の特徴，診断，治療，問題点について，文献的考察を踏まえて概説する。

円板状半月板とは

　外側円板状半月板（discoid lateral meniscus；DLM）は，1889年にYoung[18]により初めて報告された。DLMはその形状から完全円板状半月板（complete DLM；CDLM），不完全円板状半月板（incomplete DLM；ICDLM）に分けられる[19]。CDLMは，円板状に脛骨軟骨面を全体に覆っている。ICDLMは半月板型の形状であるものの正常よりも大きく，脛骨軟骨面の被覆が80％未満の半月板である。半月板の大きさにかかわらず付着部形態からWrisberg型DLMが分類されており，半月板の後方の付着部である冠状靱帯が欠損し，Wrisberg靱帯のみで半月板後方が付着している半月板である[19,20]。

　DLMの頻度については鏡視手術の割合から0.4〜16.6％と報告されており，特に欧米では5％以下と報告されているが，アジア圏では約17％と報告されている[21-25]。しかし，わが国での屍体研究において，Ryuら[26]はCDLMが6.2％，ICDLMが31.8％と報告した。同様にKatoら[27]も，屍体研究にてCDLMが3.6％，ICDLMが29.6％と報告している。これらの研究では，これまでの症状を伴ったDLMからの頻度の報告[21-25]よりも高く報告されている。これは，屍体研究では症状をきたさず治療対象とならなかったDLMが含まれているためであり，DLMの約半数が無症状である可能性があるとRyuら[26]は考察し

ている。また，Wrisberg型DLMの頻度は低く，付着部形態による分類よりも後述する不安定性の有無による分類が用いられている。報告によりばらつきがあり正確な頻度については不明であるが，わが国においてDLMは決して珍しい形態異常でない。また，症候性DLMにおいては，高頻度で両側性のDLMであることが報告されている。Ahnら[28]はMRI評価から症候性DLMの97%に反対側のDLMを認めたと報告している。また，症候性DLMと同時に行った反対側の鏡視評価から，Bae[29]は79%，Chungら[30]は89.5%に両側性のDLMを報告している。両側性DLMのいずれもが症状をきたすわけではなく，偶然に発見される場合も多いものの，後述するようなDLMの特徴から損傷しやすく，退行性変化をきたしやすい可能性については留意しておく必要がある。

DLMの発生

半月板は胎生約7週から形成が始まる[31]。DLMの発生原因はいくつか報告されている。Smillieら[32]は，胎生期の発達時期に半月板の中央部分の吸収が阻害されてDLMが発生すると仮説を立てた。しかし，胎生期においても正常半月板が円板状ではないことが解剖学的研究から報告されたために，この仮説ではDLM発生は説明できていない[33-36]。またKaplanら[37]は，DLMの関節包への付着部の欠損により異常可動性が起こるために，結果としてDLMが発生すると報告した。Kaplanらの仮説も，関節包への付着部が正常なDLMも存在するため，すべてのDLMについて説明することは困難である。一方で，家族内発症のDLM[38]，一卵性双生児のDLM症例[39, 40]の報告が相次いだことから，DLMは先天的な解剖変異と考えられているが，いずれもDLMの病因を説明できていない。

DLMの組織

DLMは，組織学的にも正常半月板と異なることが報告されている。

Atayら[41]は部分切除したDLMの組織を調査し，正常半月板と比べると組織学的にコラーゲン線維が疎で，その配列が不整なためにDLMは損傷を受けやすく，荷重に対するhoop機能が低下していると報告した。同様にPapadopoulosら[42]も，DLMの組織が正常半月板と異なることを報告している。さらにCuiら[43]は，CDLMがコラーゲン線維配列から7層に分類されると報告した。そのなかで，大腿骨側表層組織(femoral surface)は密で整頓した配列となっているが，脛骨側(tibial surface)では線維配列が不整であり，中央層(central layer)の前後部分は放射状に線維が並び，関節包に強く固着している。その中央層は，線維配列が不整な内側中央部(medial middle zone)と，線維が円周状に配列している外側中央部(lateral middle zone)に分けられる。この半月板の外縁部である外側中央部分の線維は円周状に配列しているため，治療の際は周辺部を温存することが望

ましいと結論付けている。

　組織の違いから損傷しやすいリスクはあるものの，Cuiらの報告にあるように半月板外縁部に正常半月板と同様の円周状のコラーゲン線維配列が存在することは，外縁部を温存する近年の治療の方向性に合致する。

DLMの診断

　DLMによる症状は，通常の半月板損傷と同様に膝関節痛，ひっかかり，膝崩れ，水腫，ロッキング，可動域制限，慢性例では大腿四頭筋萎縮などをきたす。しかしDLMの場合，通常の半月板損傷と異なり，DLMの形態的な特徴から損傷がなくても症状を起こしうる[20, 44]。また，年少者ではひっかかりを症状として自覚しにくく，漠然とした症状や膝屈伸時の軋音，弾発現症（snapping），徐々に進む伸展制限として受診することが多く，年齢が高学年になると痛みとしての症状で受診することが多い[23]。通常の半月板損傷であれば外傷を伴うことがほとんどであるが，DLMの場合は外傷がなくても症状をきたしうるため注意が必要である。特に10歳未満の下肢障害患者では，DLMを念頭に置いて診察をする必要がある[20]。

　現在ではMRIがDLMの確定診断のゴールドスタンダードである。MRIでの診断基準については，いくつかの報告がある。Arakiら[45]は冠状断像での半月板幅が14mm以上，Samotoら[46]はLM幅が脛骨幅の20％以上，またSilvermanら[47]は矢状断像でbow-tie signが3スライス以上認められればDLMと診断している。さらにMRIでのDLM損傷の診断率について，Arakiら[45]は81〜97％と報告しているが，Ryuら[48]は57％であったと報告している。特に成長段階にあるDLM患者においては，MRIでの半月板内シグナル変化が血流を表すのか変性によるものかは意見の分かれるところであり，これに伴い損傷の診断率に差があると考えられるため注意を要する[45,48-50]。しかしHamadaら[49]は，鏡視下では見られない半月板内の損傷がMRIの輝度変化で認めることができるため，MRIが有用であると報告している。半月板内シグナル変化が関節面に達していれば96％で損傷がみられたとの報告もあり[51]，MRIはDLM損傷についても有用であると考えられる。

　前述のように，アジア圏においては両側例が多く存在するため，スクリーニングの目的としてDLMにおけるX線像の特徴についても多くの報告がある。外側関節裂隙の開大，大腿骨外側顆（lateral femoral condyle; LFC）の平坦化，脛骨外側顆の陥凹，腓骨頭高位，脛骨顆間隆起の低形成などが挙げられている[40,52-57]。近年では，Haら[58]がLFCの低形成の指標としてcondylar cut off signを報告している。これらの報告も，その有用性については各研究で統一的な見解が得られていないため，X線撮影がスクリーニングに有用でないとする意見もある。しかしAhnら[28]は，手術を行ったDLM患者のうち70％以上で1つ以上のX線像所見を認めたことから，片側例であっても両側のX線撮影を勧め，所見があればMRI撮影を行うことの必要性を示唆している。X線像の所見のみでは確定

診断に至らないが，偶然発見されるDLMも多いので，X線像についても注意深く観察し，その所見に応じてMRI撮影を行う必要もあると考えられる。

DLMの治療

歴史的に1980年代ごろまで，DLMの治療は全切除・亜全切除が主流であった。組織学的に正常半月板と異なり，分厚く大きなDLMは，損傷が表面になくとも半月板内部の変性や関節包へのルーズな付着による異常な可動性のために，症状をきたす原因となりうる[41,59,60]が，部分的な切除のみでは症状が残存することが懸念されたため，全切除・亜全切除が選択された[8,9,12,32,37]。しかし，半月板温存のために中央部分のみを切除する部分切除が報告され[60-62]，現在の形成的切除に至っている。

全切除・亜全切除の問題点として，臨床成績は悪くないものの，関節の退行性変化から関節症性変化をきたすリスクが挙げられる。近年のレビューにおいても，中長期の関節症性変化という観点から全切除・亜全切除よりも形成的切除を推奨している[63,64]。さらに，損傷部位であっても可能な限り半月板を温存するため，縫合技術の向上とともに形成的切除＋修復による良好な成績も報告されている[1-6]。

しかし，損傷や変性を伴いやすいというDLMの組織学的な特徴から，形成的切除においてどの程度の半月板外縁を残すのかという問題が生じる。Hayashiら[60]は，外縁から10mmを残存させた後に再手術となった経験から，残存部分は外縁から6〜8mmにとどめるべきと報告した。そのほかの報告でも，外縁から5〜8mm程度の半月板を温存する方法がほとんどである[62,65,66]。残存半月板の損傷や変性の程度にもよるが，これらの過去の経験から，外縁から6〜8mm残存させることが一般的である。しかし近年，形成的切除＋修復により6〜8mm程度残存させた術後のMRIにて残存半月板が縮小し，半月板が逸脱をきたすことが報告されている[16,17,67]。Matsuoら[67]は，形成的切除＋修復において術後2週と6カ月のMRIを比較し，残存半月板の変形と逸脱をきたすためにDLM術後半月板が正常な荷重伝達機能を維持できていない可能性があることを報告した。またYamasakiら[17]は，形成的切除＋修復後のMRIにて残存半月板の縮小化，逸脱がみられると，有意に関節の退行性変化を認めることを報告している。これらの報告は，中長期的に関節の退行性変化を防ぐためには，どの程度の残存半月板が適切なのかという問題提起となる。今後さらなる研究が必要であるが，少なくとも過剰な切除は慎み，修復による温存を試みる必要があると考えられる。次に実際の手術方法を紹介する。

◆ 形成的切除

通常の関節鏡手術と同様に，前外側・前内側ポータルから観察する。外側コンパートメントの評価には"figure four leg position"が有用である。

形成的切除では，切除した半月板が遊離体となるリスクを避けるために一塊にして切除する方法も報告されている[66]が，残存半月板の評価が困難であり，過剰な切除のリスクがあるため，piece by pieceで切除するほうが安全である。また，中後節部のほうが切除しやすく，その部分を過剰に切除してしまう傾向があるので注意を要する。過剰な切除を防ぐために，外側鏡視で前節を見下ろしながら，前方から切除する。

　形成的切除後は外縁部の損傷・不安定性がないかをプローブを用いて十分に評価し，さらに外側鏡視だけではなく内側鏡視での評価も追加して行う（**図1，2**）。

◆ 形成的切除後の残存半月板体部の損傷に対する治療

　DLMは損傷や変性を伴いやすいため，形成的切除をした後に残存半月板の損傷や外縁部の不安定性を十分に評価する。外縁部の損傷あるいは不安定性があれば，後述のように修復する。一方，外縁部の損傷や不安定性がなくとも，半月板内の断裂が残存する場合は修復するかどうかを判断する必要がある。

　CDLMの場合は水平断裂を含む複合断裂を認めることが多く，ICDLMの場合は放射状断裂を認めることが多い[15, 68]。

　水平断裂で半月板外縁部まで損傷が及んでいない場合は，水平断裂の片側（脛骨側）を損傷のない部分まで切除する。これは，conservative partial meniscectomyとしてBinら[69]によって報告されている。この方法は，分厚くなっているCDLMにおいて適応となることが多い。しかし，外縁部まで断裂部位が及んでいる場合，同様の手技を行うと水平断裂部の片側を完全に切除することになる。この方法もsingle leaf partial meniscectomyとして良好な成績が報告されている[70]。しかし，バイオメカニカルな研究では，半月板水平断裂の片側すべての切除は全切除と同程度であると報告されており[71]，片側の全切除は控えるほうが望ましいと考えられる。そのため，水平断裂部が外縁部まで及ぶ場合，あるいは切除に伴い半月板高が保たれない場合は，all-inside法あるいはinside-out法を用いて断裂部を閉じるように縫合する（**図3**）。fibrin-clotなどの修復補強物質も考慮する必要があるが，これらの有効性についても今後の研究が必要である。

　また，ICDLMでみられることの多い放射状断裂については，tie-grip sutureなどを用いて縫合する。gapを伴った放射状断裂では，gapを埋める目的でfibrin clotを充填する（**図4**）。

◆ 形成的切除後の外縁部損傷，外縁部不安定性に対する治療

　DLMにおいては，外縁部の不安定性をきたす症例が8.5〜77％と報告されている[1, 72-75]。

　Wrisberg型DLMでは，外縁部付着部の欠損に伴い不安定性をきたす。DLMは外縁部の損傷や，付着部の形態による不安定性だけではなく，外縁部に損傷がなく付着部が正

図1 CDLM（左膝）

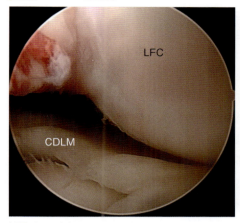

LFC：lateral femoral condyle
CDLM：complete discoid lateral meniscus

図2 形成的切除後（左膝）

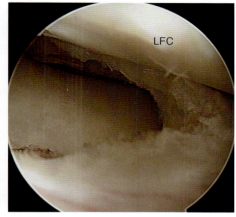

LFC：lateral femoral condyle

図3 水平断裂に対しclotを挿入しall-inside法にて縫合（左膝）

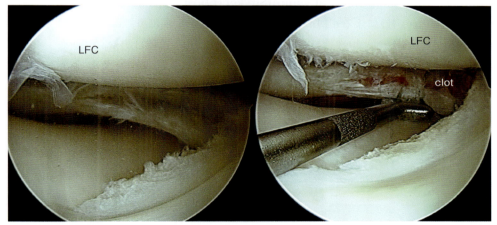

LFC：lateral femoral condyle

図4 放射状断裂に対しclotを使用しInside-out法で縫合（左膝）

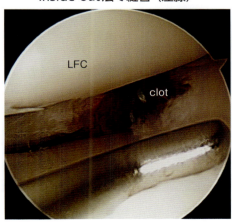

変性が強い部分は切除することを余儀なくされるが，残存外縁部が少なくなれば逸脱のリスクとなるために過剰な切除は注意が必要である

LFC：lateral femoral condyle

常でも正常半月板に比べて外縁部の不安定性が大きいことが知られているため,注意深い評価が必要である[75-77]。これは,半月板外縁部の関節包への付着がルーズなためと考えられている。これまでの報告では,前節部分の不安定性はプローブで半月板を押し込むことでその転位から不安定性を評価し,後節部分は半月板をプローブで持ち上げることでその不安定性を評価しているが,この不安定性の評価方法は確立されているわけではない。そのなかでKlingeleら[75]は,若年のCDLMで前節・後節部の外縁部の不安定性が多く,これらは損傷形態に関連がなかったと報告している。またKimら[77]は,外縁部の不安定性を定量的に評価し,Klingeleらと同様に前節と後節部の外縁不安定性が大きかったと報告している。さらにGoodら[74]は,外縁部の不安定性の有無・不安定性の部位に応じて分類することで,治療方針の決定に役立つと報告している。不安定性についての定義が不明瞭であり,外縁部不安定性の頻度も報告によりばらつきが大きいため,今後はその評価法の確立が必要である。一方,外縁部の損傷による不安定性を指標にした分類をAhnら[78]が報告している。術前MRIのDLMの転位により,その損傷形態を分類している(図5)。

後節外縁部損傷では,Henning meniscal suture(Stryker社)によるinside-out法,あるいはScorpion™(Arthrex社)によるall-inside法を用いる(図6)。前節外縁部損傷では,Meniscal Mender(Smith&Nephew社)によるoutside-in法を用いて縫合する。中節部分まで外縁部の損傷が及ぶ場合は,Zone Specific® repair system(Linvatec社)によるinside-out法を用いて追加で縫合を行う(図7)。一般的に,inside-out法やoutside-in法は半月板を関節包に縫合するため,半月板が縮小することに注意が必要である。また,all-inside法の場合,糸の結紮部が関節内に残るため,関節軟骨への影響が危惧される。このように各方法の問題点と有用性を考慮し,縫合を行う必要がある。さらに近年では,Kogaら[79]はDLMの形成切除後の逸脱を防ぐためにcentralization法を開発し,良好な結果を報告している。

図5 Ahnらの損傷形態,転位による分類(左膝)

a:No shift
b:Central shift
c:Anterocentral shift
d:Posterocentral shift

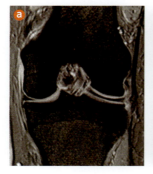 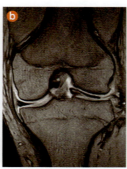 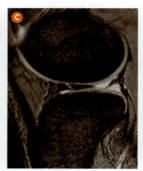 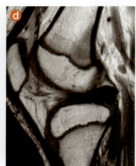

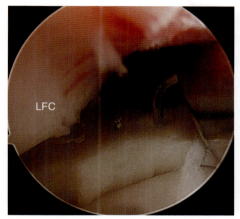

図6 後節部のinside-out法での縫合（右膝）

LFC：lateral femoral condyle

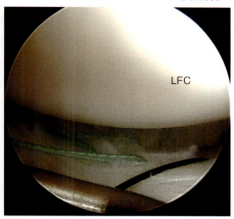

図7 前中節のinside-out法（緑糸）とoutside-in法（黒糸）の併用（右膝）

LFC：lateral femoral condyle

　DLMの形成的切除後あるいは形成的切除＋修復後の再手術率は，5〜12％と報告されている[6,62,74,80]。そのなかでYooら[6]は，修復を行わず形成的切除だけを施行した患者でのみ再損傷を認めたことから，外縁部の不安定性が残存することで再損傷をきたす可能性があると結論づけている。不安定性の評価については議論の余地があるが，形成的切除後にMcMurray testを行いクリックがないことを確認するなど，注意深く評価する必要がある。

術後リハビリテーション

　形成的切除のみの場合は，翌日より可及的に可動域訓練，荷重訓練を開始する。腫脹が強く出る場合は荷重量を調整する。術後3カ月程度での運動復帰を目標とする。
　また，縫合を施行した場合は1週間の軽度屈曲位での固定後，可動域訓練を開始する。部分荷重を術後2週より開始し，術後5週で全荷重とする。術後6カ月程度での運動復帰を目標とする。
　形成的切除のみでも，縫合を施行した場合でも，関節腫脹を伴う際はリハビリテーションや運動の量を調整する必要がある。

　形成的切除が主流となっている現在においても，残存半月板の大きさにより術後の半月板の逸脱，退行性変化をもたらすことが明らかとなってきている。そのため，切除は最小限に抑え，積極的に修復を試みる必要がある。また，どの程度半月板を残すことがいいのかはまだ結論に至っていないため，今後の研究が必要である。

DLMの予後因子

　前述のようにDLMの治療は全切除・亜全切除から形成的切除・縫合に移り変わってきているが，手術手技以外にも長期成績や予後に影響する因子が報告されているので紹介する。

①年齢：Okazakiら[81]は，手術時の年齢が25歳未満の患者のほうが，年長者よりも臨床成績が良好であったと報告している。VandermeerとCunningham[62]，Ahnら[82]も，手術時に20歳未満の患者のほうが良好な成績であったと報告している。同様に，手術時の年齢が低いほうが臨床成績は良好であるという報告が多くみられる[5,12,83]。しかし，これらの報告は基準となる年齢にばらつきがあり，さらにAsikら[84]やHabata[14]は年齢による臨床成績の差は認めなかったと報告している。

②性別：VandermeerとCunningham[62]，Ahnら[82]は，男性患者のほうが臨床成績はよかったと報告している。一方でAsikら[84]は，性別が臨床成績に影響しないと報告している。

③有症期間：有症期間は患者主観のパラメータであり，バイアスがかかるため臨床成績との関連性がみられなかったという研究[85]もあるが，有症期間が6カ月を超えて長期にわたると軟骨損傷のリスクが高くなるため，結果として臨床成績に影響するとの報告が多い[62,86-88]。

④半月板形態・損傷形態：手術時に軟骨損傷があると臨床成績に影響するため，半月板損傷と軟骨損傷の関連性について報告されている。Luら[87]は，CDLMでは軟骨損傷との関連が大きいため，ICDLMよりも成績不良であると報告している。Asikら[84]は複合断裂が，Ahnら[89]は水平断裂が成績に影響すると報告しているが，Koseら[85]，Fuら[90]，Yooら[6]は損傷形態と臨床成績との関連性は認められなかったと報告している。

　このように，さまざまな報告はあるものの，臨床成績とその関連因子については結論に至っていない。しかし，成績に影響を及ぼす可能性がある因子については治療の際に考慮する必要があり，有症期間が影響する可能性を考えると，少なくとも損傷したDLMの診断の遅れが治療開始を遅らせ，その間に損傷範囲が大きくなることで結果的に広範囲な切除や軟骨損傷の原因となることは避けなければならない。

DLMとOCD

　離断性骨軟骨炎（osteochondritis dissecans；OCD）は軟骨下骨（骨軟骨部）の局所病変であり，若年者に多く発生する。大腿骨顆部での発生が多く，85％が大腿骨内側顆（medial femoral condyle；MFC）に発生し，15％がLFCと，特にMFCに多く発生する[91,92]。その原因としては，繰り返される微小な外力[93,94]，虚血[95]，内軟骨骨化の異常[96]，遺伝的因子[97]などが挙げられている。DLMに伴うLFCのOCDは，1984年にIraniら[7]により報告された。

その後，多くの発表がなされたが，DLMに合併するOCDの頻度は約11〜15%と報告されている[9-11,98]（図8）。Aichrothら[98]，Smille[99]は，半月板損傷がOCDの原因となると報告している。Mitsuokaら[10]は，損傷したDLMに合併したOCDに対し，DLMの部分切除のみでOCDが治癒したことから，損傷したDLMで生じた過剰なストレスの繰り返しによりOCDが発生したと報告した。同様に，形成的切除＋修復により損傷DLMを安定化することでOCDが治癒した症例も報告されている[100,101]。一方でDeieら[102]は，損傷のないDLMにおいてもOCDが発生し，CDLMとICDLMの違いによりOCDの発生部位が異なることも報告している。さらに，DLM全切除後[9,103-105]や亜全摘術後[81]に，LFCにOCDが発生した例が報告されている。そのなかでMizutaら[103]は，DLM全切除後の接触圧の増加に伴う未成熟な骨軟骨部への繰り返しのストレスによって，OCDが発生したと報告している。また，最近の研究からTakigamiら[11]は，DLM損傷形態によりOCD発生リスクが異なり，後外側部の半月板が偏位した損傷ではOCDの発生が多いと報告した。Kameiら[106]は，OCDを合併したDLMではLFCに特徴があることを報告している。これらのことから，DLM損傷の有無にかかわらず，DLM自体の特徴的な組織構造による過剰なストレス，損傷したDLMの異常な可動性やDLM切除後の荷重伝達・分散の環境変化に伴う過剰なストレスが，OCD発生のリスクになると考えられる。症状をきたすDLMの部分切除の際には，軟骨部への過剰なストレスを軽減させるために，外縁部は可能な限り温存し，不安定な部分があれば安定化させることが望ましい。

　一方，一般的にOCDの治療は，その病期により決定される。特に病変部が安定している骨端線閉鎖前の症例では，保存療法が第一選択となる。しかし，DLMに合併したOCDは保存治療に抵抗性であると報告されている[107,108]。OCDの病期が進行している場合はドリリングなどの骨髄刺激法を行い，DLMに対しては部分切除＋修復を施行する。また，DLM術後のOCD例は，残存半月板が縮小して逸脱することがあるため，Kogaら[79]の報告したcentralizationなどの処置も並行して行う必要がある（図8）。Nakayamaら[107]

図8　CDLM形成的切除後のOCD

13歳，女子。CDLMに対し2年前に形成的切除を受ける。痛みとひっかかりを自覚し受診。
X線像上，大腿骨外顆の透亮像を認め（a），MRIでは縮小し逸脱した残存半月板を認める（b）。鏡視下（c）では半月板は逸脱し脛骨外顆外縁まで容易に確認できる。OCD部分はドリリングを施行し，残存半月板に対しcentralizationを施行

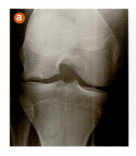
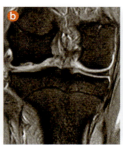
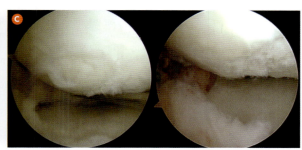

は，LFCに発生したOCDでは有症期間の長さも保存療法に抵抗する因子となると報告しており，DLM患者には術前，術後にかかわらずOCD発生のリスクがあることを認識し，経過観察する必要があると考える。

まとめ

本稿ではDLMについて文献的考察を加えて概説した。DLMの報告は多くみられるものの，その発生原因や組織学的特徴，臨床的な長期成績，手術方法に至るまで，まだ不明な点も多く，今後の研究が必要であると考えられる。しかし，早期に適切な診断を行い，手術においても過剰な切除はつつしむ必要がある。また，臨床症状の改善があってもなお関節の変化を伴うことがあるため，長期的な経過観察が必要である。

【文献】

1) Ahn JH, Lee SH, Yoo JC, et al. Arthroscopic partial meniscectomy with repair of the peripheral tear for symptomatic discoid lateral meniscus in children: Results of minimum 2 years of follow-up. Arthroscopy 2008; 24: 888-98.

2) Adachi N, Ochi M, Uchio Y, et al. Torn discoid lateral meniscus treated using partial central meniscectomy and suture of the peripheral tear. Arthroscopy 2004; 20: 536-42.

3) Carter CW, Hoellwarth J, Weiss JM. Clinical outcomes as a function of meniscal stability in the discoid meniscus: a preliminary report. J Pediatr Orthop 2012; 32: 9-14.

4) Wasser L, Knörr J, Accadbled F, et al. Arthroscopic treatment of discoid meniscus in children: clinical and MRI results. Orthop Traumatol Surg Res 2011; 97: 297-303.

5) Wong T, Wang CJ. Functional analysis on the treatment of torn discoid lateral meniscus. Knee 2011; 18: 369-72.

6) Yoo WJ, Jang WY, Park MS, et al. Arthroscopic treatment for symptomatic discoid meniscus in children: midterm outcomes and prognostic factors. Arthroscopy 2015; 31: 2327-34.

7) Irani RN, Karasick D, Karasick S. A possible explanation of the pathogenesis of osteochondritis dissecans. J Pediatr Orthop 1984; 4: 358-60.

8) Aichroth PM, Patel DV, Marx CL. Congenital discoid lateral meniscus in children. A follow-up study and evolution of management. J Bone Joint Surg Br 1991; 73: 932-6.

9) Räber DA, Friederich NF, Hefti F. Discoid lateral meniscus in children. Long-term follow-up after total meniscectomy. J Bone Joint Surg Am 1998; 80: 1579-86.

10) Mitsuoka T, Shino K, Hamada M, et al. Osteochondritis dissecans of the lateral femoral condyle of the knee joint. Arthroscopy 1999; 15: 20-6.

11) Takigami J, Hashimoto Y, Tomihara T, et al. Predictive factors for osteochondritis dissecans of the lateral femoral condyle concurrent with a discoid lateral meniscus. Knee Surg Sports Traumatol Arthrosc 2018; 26: 799-805.

12) Washington ER III, Root L, Liener UC. Discoid lateral meniscus in children. Long-term follow-up after excision. J Bone Joint Surg Am 1995; 77: 1357-61.

13) Chedal-Bornu B, Morin V, Saragaglia D. Meniscoplasty for lateral discoid meniscus tears: long-term results of 14 cases. Orthop Traumatol Surg Res 2015; 101: 699-702.

14) Habata T, Uematsu K, Kasanami R, et al. Long-term clinical and radiographic follow-up of total resection for discoid lateral meniscus. Arthroscopy 2006; 22: 1339-43.

15) Kim SJ, Chun YM, Jeong JH, et al. Effects of arthroscopic meniscectomy on the long-term prognosis for the discoid lateral meniscus. Knee Surg Sports Traumatol Arthrosc 2007; 15: 1315-20.

16) Lee CR, Bin SI, Kim JM, et al. Magnetic resonance imaging findings in symptomatic patients after arthroscopic partial meniscectomy for torn discoid lateral meniscus. Arthroscopy 2016; 32: 2366-72.

17) Yamasaki S, Hashimoto Y, Takigami J, et al. Risk factors associated with knee joint degeneration after arthroscopic reshaping for juvenile discoid lateral meniscus. Am J Sports Med 2017; 45: 570-7.

18) Young RB. The external semilunar cartilage as a complete disc. In: Mem Memo Anat 1. Williams and Norgate; 1889. p.179.

19) Watanabe M, Takeda S, Ikeuchi H. Atlas of arthroscopy. 3rd ed. Tokyo: Igaku-Shoin; 1979. p.75-130.

20) Kramer DE, Micheli LJ. Meniscal tears and discoid meniscus in children: diagnosis and treatment. J Am Acad Orthop Surg 2009; 17 :698-707.

21) Ikeuchi H. Arthroscopic treatment of the discoid lateral meniscus. Technique and long-term results. Clin Orthop Relat Res 1982; 167: 19-28.

22) Papadopoulos A, Karathanasis A, Kirkos JM, et al. Epidemiologic, clinical and arthroscopic study of the discoid meniscus variant in Greek population. Knee Surg Sport Traumatol Arthrosc 2009; 17: 600-6.

23) Dickhaut SC, DeLee JC. The discoid lateral-meniscus syndrome. J Bone Joint Surg Am 1982; 64: 1068-73.

24) Albertsson M, Gillquist J. Discoid lateral menisci: a report of 29 cases. Arthroscopy 1988; 4: 211-4.

25) Kim SJ, Kim DW, Min BH. Discoid lateral meniscus associated with anomalous insertion of the medial meniscus. Clin Orthop Relat Res 1995(315): 234-7.

26) Ryu K, Iriuchishima T, Oshida M, et al. Evaluation of the morphological variations of the meniscus: a cadaver study. Knee Surg Sports Traumatol Arthrosc 2015; 23: 15-9.

27) Kato Y, Oshida M, Aizawa S, et al. Discoid lateral menisci in Japanese cadaver knees. Mod Rheumatol 2004; 14: 154-9.

28) Ahn JH, Lee SH, Yoo JC, et al. Bilateral discoid lateral meniscus in knees: evaluation of the contralateral knee in patients with symptomatic discoid lateral meniscus. Arthroscopy 2010; 26: 1348-56.

29) Bae JH, Lim HC, Hwang DH, et al. Incidence of bilateral discoid lateral meniscus in an Asian population: an arthroscopic assessment of contralateral knees. Arthroscopy 2012; 28: 936-41.

30) Chung JY, Roh JH, Kim JH, et al. Bilateral occurrence and morphologic analysis of complete discoid lateral meniscus. Yonsei Med J 2015; 56: 753-9.

31) Gardner E, O'Rahilly R. The early development of the knee joint in staged human embryos. J Anat 1968; 102: 289-99.

32) Smillie IS. The congenital discoid meniscus. J Bone Joint Surg Br 1948; 30-B: 671-82.

33) Clark CR, Ogden JA. Development of the menisci of the human knee joint. Morphological changes and their potential role in childhood meniscal injury. J Bone Joint Surg Am 1983; 65: 538-47.

34) Fukazawa I, Hatta T, Uchio Y, et al. Development of the meniscus of the knee joint in human fetuses. Congenit Anom (Kyoto) 2009; 49: 27-32.

35) Tena-Arregui J, Barrio-Asensio C, Viejo-Tirado F, et al. Arthroscopic study of the knee joint in fetuses. Arthroscopy 2003; 19: 862-8.

36) Le Minor JM. Comparative morphology of the lateral meniscus of the knee in primates. J Anat 1990; 170: 161-71.

37) Kaplan EB. Discoid lateral meniscus of the knee joint; nature, mechanism, and operative treatment. J Bone Joint Surg Am 1957; 39: 77-87.

38) Dashefsky JH. Discoid lateral meniscus in three members of a family. Case repots. J Bone Joint Surg Am 1971; 53: 1208-10.

39) Gebhardt MC, Rosenthal RK. Bilateral lateral discoid meniscus in identical twins. J Bone Joint Surg Am 1979; 61: 1110-1.

40) Kelly BT, Green DW. Discoid lateral meniscus in children. Curr Opin Pediatr 2002; 14: 54-61.

41) Atay OA, Pekmezci M, Doral MN, et al. Discoid meniscus: an ultrastructural study with transmission electron microscopy. Am J Sports Med 2007; 35: 475-8.

42) Papadopoulos A, Kirkos JM, Kapetanos GA. Histomorphologic study of discoid meniscus. Arthroscopy 2009; 25: 262-8.

43) Cui JH, Min BH. Collagenous fibril texture of the discoid lateral meniscus. Arthroscopy 2007; 23: 635-41.

44) Kushare I, Klingele K, Samora W. Discoid meniscus: diagnosis and management. Orthop Clin North Am 2015; 46: 533-40.

45) Araki Y, Ashikaga R, Fujii K, et al. MR imaging of meniscal tears with discoid lateral meniscus. Eur J Radiol 1998; 27: 153-60.

46) Samoto N, Kozuma M, Tokuhisa T, et al. Diagnosis of discoid lateral meniscus of the knee on MR imaging. Magn Reson Imaging 2002; 20: 59-64.

47) Silverman JM, Mink JH, Deutsch AL. Discoid meniscus of the knee: MR imaging appearance. Radiology 1989; 173: 351-4.

48) Ryu KN, Kim IS, Kim EJ, et al. MR imaging of tears of discoid lateral menisci. Am J Roentgenol 1998; 171: 963-7.

49) Hamada M, Shino K, Kawano K, et al. Usefulness of magnetic resonance imaging for detecting intrasubstance tear and/or

degeneration of lateral discoid meniscus. Arthroscopy 1994; 10: 645-53.

50) Auge WK II, Kaeding CC. Bilateral discoid medial menisci with extensive intrasubstance cleavage tears: MRI and arthroscopic correlation. Arthroscopy 1994; 10: 313-8.

51) Yoo WJ, Lee K, Moon HJ, et al. Meniscal morphologic changes on magnetic resonance imaging are associated with symptomatic discoid lateral meniscal tear in children. Arthroscopy 2012; 28: 330-6.

52) Bin SI, Kim JC, Kim JM, et al. Correlation between type of discoid lateral menisci and tear pattern. Knee Surg Sports Traumatol Arthrosc 2002; 10: 218-22.

53) Choi SH, Shin KE, Chang MJ, et al. Diagnostic criterion to distinguish between incomplete and complete discoid lateral meniscus on MRI. J Magn Reson Imaging 2013; 38: 417-21.

54) Mason RB, Horne JG. The posteroanterior 45 degrees flexion weight-bearing radiograph of the knee. J Arthroplasty 1995; 10: 790-2.

55) Kim SJ, Moon SH, Shin SJ. Radiographic knee dimensions in discoid lateral meniscus: comparison with normal control. Arthroscopy 2000; 16: 511-6.

56) Jordan MR. Lateral meniscal variants: evaluation and treatment. J Am Acad Orthop Surg 1996; 4: 191-200.

57) Schulte LA. Discoid knee menisci in children. Arch Chir Neerl 1976; 28: 115-12.

58) Ha CW, Lee YS, Park JC. The condylar cutoff sign: quantifying lateral femoral condylar hypoplasia in a complete discoidmeniscus. Clin Orthop Relat Res 2009; 467: 1365-9.

59) Jose J, Buller LT, Rivera S, et al. Wrisberg-variant discoid lateral meniscus: Current concepts, treatment options, and imaging features with emphasis on dynamic ultrasonography. Am J Orthop (Belle Mead NJ) 2015; 44: 135-9.

60) Hayashi LK, Yamaga H, Ida K, et al. Arthroscopic meniscectomy for discoid lateral meniscus in children. J Bone Joint Surg Am 1988; 70: 1495-1500.

61) Fujikawa K, Iseki F, Mikura Y. Partial resection of the discoid lateralmeniscus of the child's knee.J Bone Joint Surg Am 1981; 63-B: 391-5.

62) Vandermeer RD, Cunningham FK. Arthroscopic treatment of the discoid lateral meniscus: results of long-term follow-up. Arthroscopy 1989; 5: 101-9.

63) Lee YS, Teo SH, Ahn JH, et al. Systematic review of the long-term surgical outcomes of discoid lateral meniscus. Arthroscopy 2017; 33: 1884-95.

64) Smuin DM, Swenson RD, Dhawan A. Saucerization versus complete resection of a symptomatic discoid lateral meniscus at short- and long-term follow-up: a systematic review. Arthroscopy. 2017; 33: 1733-42.

65) Aglietti P, Bertini FA, Buzzi R, et al. Arthroscopic meniscectomy for discoid lateral meniscus in children and adolescents: 10-year follow-up. Am J Knee Surg 1999; 12: 83-7.

66) Kim SJ, Yoo JH, Kim HK. Arthroscopic one-piece excision technique for the treatment of symptomatic lateral discoid meniscus. Arthroscopy 1996; 12: 752-5.

67) Matsuo T, Kinugasa K, Sakata K, et al. Post-operative deformation and extrusion of the discoid lateral meniscus following a partial meniscectomy with repair. Knee Surg Sports Traumatol Arthrosc 2017; 25: 390-6.

68) Atay OA, Doral MN, Leblebicioğlu G, et al. Management of discoid lateral meniscus tears: observations in 34 knees. Arthroscopy 2003; 19: 346-52.

69) Bin SI, Jeong SI, Kim JM, et al. Arthroscopic partial meniscectomy for horizontal tear of discoid lateral meniscus. Knee Surg Sports Traumatol Arthrosc 2002; 10: 20-4.

70) Lee SW, Chun YM, Choi CH, et al. Single-leaf partial meniscectomy in extensive horizontal tears of the discoid lateral meniscus: Does decreased peripheral meniscal thickness affect outcomes? (Mean four-year follow-up). Knee 2016; 23: 472-7.

71) Haemer JM, Wang MJ, Carter DR, et al. Benefit of single-leaf resection for horizontal meniscus tear. Clin Orthop Relat Res 2007; 457: 194-202.

72) Pellacci F, Montanari G, Prosperi P, et al. Lateral discoid meniscus: treatment and results. Arthroscopy 1992; 8: 526-30.

73) Hagino T, Ochiai S, Senga S et al. Arthroscopic treatment of symptomatic discoid meniscus in children. Arch Orthop Trauma Surg 2017; 137: 89-94.

74) Good CR, Green DW, Griffith MH, et al. Arthroscopic treatment of symptomatic discoid meniscus in children: classification, technique, and results. Arthroscopy 2007; 23: 157-63.

75) Klingele KE, Kocher MS, Hresko MT, et al. Discoid lateral meniscus: prevalence of peripheral rim instability. J Pediatr Orthop 2004; 24: 79-82.

76) Bellier G, Dupont JY, Larrain M, et al. Lateral discoid menisci in children. Arthroscopy 1989; 5: 52-6.

77) Kim JH, Bin SI, Lee BS, et al. Does discoid lateral meniscus have inborn peripheral rim instability? Comparison between intact discoid lateral meniscus and normal lateral meniscus. Arch Orthop Trauma Surg 2018; 138: 1725-30.

78) Ahn JH, Lee YS, Ha HC, et al. A novel magnetic resonance imaging classification of discoid lateral meniscus based on peripheral attachment. Am J Sports Med 2009; 37: 1564-9.

79) Koga H, Muneta T, Watanabe T, et al. Two-Year Outcomes After Arthroscopic Lateral Meniscus Centralization. Arthroscopy 2016; 32: 2000-8.

80) Sugawara O, Miyatsu M, Yamashita I, et al. Problems with repeated arthroscopic surgery in the discoid meniscus. Arthroscopy 1991; 7: 68-71.

81) Okazaki K, Miura H, Matsuda S, et al. Arthroscopic resection of the discoid lateral meniscus: long-term follow-up for 16

years. Arthroscopy 2006; 22: 967-71.

82）Ahn JY, Kim TH, Jung BS, et al. Clinical results and prognostic factors of arthroscopic surgeries for discoid lateral menisci tear: analysis of 179 cases with minimum 2 years follow-up. Knee Surg Relat Res 2012; 24: 108-12.

83）Oğüt T, Kesmezacar H, Akgün I, et al. Arthroscopic meniscectomy for discoid lateral meniscus in children and adolescents: 4.5 year follow-up. J Pediatr Orthop B 2003; 12: 390-7.

84）Asik M, Sen C, Taser OF, et al. Discoid lateral meniscus: diagnosis and results of arthroscopic treatment. Knee Surg Sports Traumatol Arthrosc 2003; 11: 99-104.

85）Kose O, Celiktas M, Egerci OF, et al. Prognostic factors affecting the outcome of arthroscopic saucerization in discoid lateral meniscus: a retrospective analysis of 48 cases. Musculoskelet Surg 2015; 99: 165-70.

86）Ding J, Zhao J, He Y, et al. Risk factors for articular cartilage lesions in symptomatic discoid lateral meniscus. Arthroscopy 2009; 25: 1423-6.

87）Lu Y, Li Q, Hao J. Torn discoid lateral meniscus treated with arthroscopic meniscectomy: observations in 62 knees. Chin Med J(Engl) 2007; 120: 211-5.

88）Lee DH, Kim TH, Kim JM, et al. Results of subtotal/total or partial meniscectomy for discoid lateral meniscus in children. Arthroscopy 2009; 25: 496-503.

89）Ahn JH, Kang DM, Choi KJ. Risk factors for radiographic progression of osteoarthritis after partial meniscectomy of discoid lateral meniscus tear. Orthop Traumatol Surg Res 2017; 103: 1183-8.

90）Fu D, Guo L, Yang L, et al. Discoid lateral meniscus tears and concomitant articular cartilage lesions in the knee. Arthroscopy 2014; 30: 311-8.

91）Aichroth P. Osteochondritis dissecans of the knee. A clinical survey. J Bone Joint Surg Br 1971; 53: 440-7.

92）Hughston JC, Hergenroeder PT, Courtenay BG. Osteochondritis dissecans of the femoral condyles. J Bone Joint Surg Am 1984; 66: 1340-8.

93）Cahill BR, Phillips MR, Navarro R. The results of conservative management of juvenile osteochondritis dissecans using joint scintigraphy. A prospective study. Am J Sports Med 1989; 17: 601-6.

94）Anderson AF, Lipscomb AB, Coulam C. Antegrade curettement, bone grafting and pinning of osteochondritis dissecans in the skeletally mature knee. Am J Sports Med 1990; 18: 254-61.

95）Ficat P, Arlet J, Mazières B. Osteochondritis dissecans and osteonecrosis of the lower end of the femur. Value of bone marrow functional exploration. Sem Hosp Paris 1975; 51: 1907-16

96）Laor T, Zbojniewicz AM, Eismann EA, et al. Juvenile osteochondritis dissecans: is it a growth disturbance of the secondary physis of the epiphysis? AJR 2012; 199: 1121-8.

97）Mubarak SJ, Carroll NC. Familial osteochondritis dissecans of the knee. Clin Orthop Relat Res 1979; 140: 131-6.

98）Aichroth PM, Patel DV, Marx CL. Congenital discoid lateral meniscus in children. A follow-up study and evolution of management. J Bone Joint Surg Br 1991; 73: 932-6.

99）Smillie IS. Treatment of osteochondritis dissecans. J Bone Joint Surg Br 1957; 39: 248-60.

100）Lim HC, Bae JH. Meniscoplasty for stable osteochondritis dissecans of the lateral femoral condyle combined with a discoid lateral meniscus: a case report. J Med Case Rep 2011; 5: 434.

101）Camathias C, Hirschmann MT, Vavken P, et al. Meniscal suturing versus screw fixation for treatment of osteochondritis dissecans: clinical and magnetic resonance imaging results. Arthroscopy 2014; 30: 1269-79.

102）Deie M, Ochi M, Sumen Y, et al. Relationship between osteochondritis dissecans of the lateral femoral condyle and lateral menisci types. J Pediatr Orthop 2006; 26: 79-82.

103）Mizuta H, Nakamura E, Otsuka Y, et al. Osteochondritis dissecans of the lateral femoral condyle following total resection of the discoid lateral meniscus. Arthroscopy 2001; 17: 608-12.

104）Hashimoto Y, Yoshida G, Tomihara T, et al. Bilateral osteochondritis dissecans of the lateral femoral condyle following bilateral total removal of lateral discoid meniscus: a case report. Arch Orthop Trauma Surg 2008; 128: 1265-8.

105）Ishikawa M, Adachi N, Nakamae A, et al. Progression of stable juvenile osteochondritis dissecans after 10 years of meniscectomy of the discoid lateral meniscus. J Pediatr Orthop B 2017; 26: 487-90.

106）Kamei G, Adachi N, Deie M, et al. Characteristic shape of the lateral femoral condyle in patients with osteochondritis dissecans accompanied by a discoid lateral meniscus. J Orthop Sci 2012; 17: 124-8.

107）Nakayama H, Iseki T, Kambara S, et al. Analysis of risk factors for poor prognosis in conservatively managed juvenile osteochondritis dissecans of the lateral femoral condyle. Knee 2016; 23: 950-4.

108）Matsumoto H, Suda Y, Otani T, et al. Meniscoplasty for osteochondritis dissecans of bilateral lateral femoral condyle combined with discoid meniscus: case report. J Trauma 2000; 49: 964-6.

半月板切除とその問題

小田邊浩二

はじめに

　半月板は膝関節内において，力学的に荷重分散，衝撃吸収，滑動，安定化などの重要な役割を果たしている[1]。一方で，半月板は解剖学的に内縁2/3の血流が乏しく[2]，また組織学的には細胞成分に対する細胞質基質の割合が大きいため，生物学的活性に制限があり，損傷を受けた場合の自己修復能が低い。そのような背景から，半月板を温存する縫合術は従来，癒合の見込める関節包付着部近傍の有血管野で起こった変性の少ない断裂に限定して適応となり，その他の損傷形態に対しては半月板の切除，亜全摘が広く行われてきた。その結果，術後の軟骨損傷・骨壊死[3-5]や長期的に比較的高確率で生じる変形性膝関節症(osteoarthritis of the knee；膝OA)[6]が報告されるようになり，大きな臨床上の問題となっている。

　本稿では半月板切除術後の問題として，
- 切除後の膝OA進行
- 変性半月板に対する切除術と保存治療の比較
- 内側・外側半月板の切除後における影響の差
- 縫合術と切除術の比較
- 前十字靱帯(anterior criteria ligament；ACL)損傷合併例における半月板切除術の問題

について，過去の研究報告やシステマティックレビューを交えて解説する。

半月板切除術後の膝OA進行について

　半月板切除後に膝OAが出現，進行することは過去に報告されており，切除範囲を限局しても必ずしも予防できないことが知られている(図1)。

　半月板切除後のX線学的な変化については，1948年のFairbankらの報告を嚆矢とする。Fairbank[7]は，正面および側面の半月板全切除症例107例の術後14年までのX線学的変化を調査した結果，関節裂隙の狭小化が32〜40%にみられたと報告した。

　同様の報告により半月板全切除術後の膝OA発症のリスクが周知されるようになると，次第に半月板全切除を行わず，部分切除に留めることで，半月板の荷重分散能を保持しようとする意識が高まってきた。しかし，半月板実質部のコラーゲン線維は円周方向に走行

し，軸圧を円周方向に分散することで外向き応力に抵抗する機能を果たしている[8]。そのため，限局した損傷・切除であっても，しばしばhoop構造が破綻し，荷重分散能の著しい低下と軸圧荷重の軟骨の一部分への集中が起こり，軟骨損傷，膝OAに至るリスクが高まる。

半月板の切除量を制限するだけでは，必ずしも膝OAの発生を予防できないということについて，複数の報告がある。例えば，関節鏡視下半月板切除術を行った後，8年以上の経過観察を行った5編のシステマティックレビューにおいて，関節鏡視下でかつ部分切除術であっても，臨床的に有意な症状とは必ずしも相関しないものの，OA変化が多く生じていることが報告されている[9]。さらに，半月板の切除範囲と膝OAのリスクについては，200例の患者を対象にした半月板の単独損傷例に対する前向き研究で，関節切開下での全切除術と部分切除術を比較した結果，不安定感などの臨床症状では部分切除術に優位性を認めたが，X線像上の膝OA変化の比較では，術後6年以上においては両群間に差を認めなかったとされている[10]。

一方で，円板状半月板に対する全切除と部分切除群との比較については，膝OA変化が部分切除群（いわゆる形成的切除術）で有意に少なかったとする報告が複数なされている[11-13]。

以上のことから，部分的半月板切除によっても術後の膝OA変化を必ずしも予防できないこと，ただし円板状半月板においては全切除よりも形成的な部分切除に優位性があることを十分意識して，半月板切除術の手術適応決定，患者への説明，および十分な期間の術後フォローアップを行うことが肝要と考えられる。

図1　半月板切除後の変形性膝関節症変化

a：66歳女性。10年前に他院で右内側半月板部分切除術を施行。膝関節内側痛と内側半月板の再断裂によるロッキング症状を認めたため関節鏡視手術を施行。大腿骨側，脛骨側ともに全層軟骨欠損を認めた

b：50歳男性。5年前に他院で内側半月板後節の部分切除術を施行。膝内側痛の増悪と内反変形を認めたため，高位脛骨骨切り術を施行。同時に施行した関節鏡視にて，部分切除された半月板の弛緩と近傍の大腿骨，脛骨の軟骨損傷を認めた

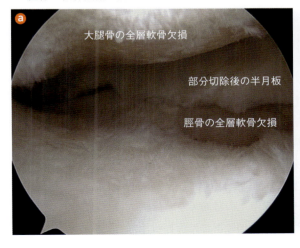
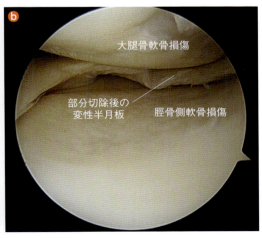

変性を伴う半月板断裂の切除例と無処置例の比較

半月板変性は中高年に多くみられ[14]，必ずしも明確な外傷歴を伴わず，加齢に伴う微小外傷の蓄積，生活習慣病に伴う代謝変化，下肢アライメントの変化などの複合的な要因が組み合わさって発生すると考えられている[15]。変性に伴う半月板断裂では，疼痛や不安定化，可動域の制限など明確な臨床症状を伴わないことがあり，また断裂形態が複雑で縫合の足場となる半月板自体の力学的安定性に問題があることも多く，実臨床で手術療法と保存療法の選択に苦慮することが少なくない。

内側半月板水平断裂損傷に対して関節鏡視下部分切除を行った群と無処置とした群を比較した試験では，2年間の比較で両群の臨床成績に差はなく，術後のX線像上の膝OA変化の進行が切除例で4％，保存療法群で6％程度認められたとされている[16]。また，内側半月板変性断裂に対して，部分切除群と理学療法による保存治療群や偽手術群で臨床成績が変わらなかったとする報告がある[17,18]。一方で，週1回以上ロッキング症状を起こす症例を除外した150名（平均年齢54歳）に対して理学療法のみの群と理学療法および部分半月板切除術を施行した群を比較した無作為化比較試験（randomized controled trial；RCT）においては12カ月後のKOOS疼痛スコアが切除群で有意に高かった（84 vs. 78）というように，鏡視下手術が症状を改善させたとする報告も見受けられる[19]。

平均年齢66歳の中高年の外側型膝OAを伴う外側半月板損傷30膝に対して行った関節鏡視下切除術では，疼痛などの愁訴が術後10年程度は消失・軽減するが術後画像上に関節症の進行がみられることを示す報告がある[20]。さらに，青壮年（平均年齢55.3歳）に対して行った外側変性半月板関節鏡視下切除15膝についても，残存疼痛のために術後15カ月でTKAに移行した1例を除いては，術後4年以上で臨床症状の改善の継続を認めたが，33％の症例でX線像上の関節症進行を認めたと報告されている[21]。

以上のことから，青壮年から中高年にみられる変性半月板損傷に関しては，切除術によって比較的短期の症状の改善がみられるものの，理学療法によってもあまり遜色のない治療成績が得られていることや短期的にもプレクリニカルな関節症変化が進行することを勘案すれば，その適応には慎重となるべきであり，切除後には続発する膝OAの進行やアライメント変化の有無に注意しながら慎重にフォローするべきと思われる。

内側・外側半月板切除術の違い

半月板単独損傷の部分切除術について，内側半月板損傷については，保存的治療を行った例と関節鏡視下切除術を行った例を比較した研究が複数ある[16,17,19]。Yimら[16]は102人の無作為化比較試験を行い，2年間の時点で半月板部分切除術群と筋力強化などの保存療法群を比較したところ，両者の臨床スコアやX線像上の膝OAの進行度に有意差を認めなかったとしている。一方でGauffinら[19]は，半月板切除群では保存療法群と比較し

て12カ月後の疼痛が有意に改善していたとしている。また内側半月板切除例においては，内反アライメントを伴うとX線学上の予後が悪化するという報告があり[22]，アライメント不良例においては内側半月板部分切除術を単独で行うことを避け，骨切り術併用などを考慮するべきと考えられる。

外側半月板については，外側半月板損傷や切除術の有無のほうが内側半月板よりも膝OA変化の予測因子となるとする報告がある。例えば，外側コンパートメントにおいて，半月板部分切除後の荷重分散機能の低下の影響は内側コンパートメントよりも大きいとする有限要素解析を用いた研究がある[23]。また別の研究によれば，半月板単独損傷に対する関節鏡視下部分切除術の10年以上の長期経過観察例では，術後の膝OA変化は外側半月板切除例で有意に多くみられたとされている[22]。さらにPaxtonら[24]は，外側半月板の部分切除術のほうが，内側半月板の部分切除術よりも再手術率がわずかに高いと報告している。

半月板単独損傷例における縫合術と切除術の比較試験

屍体膝を用いた研究において，半月板部分切除によって関節面の接触面積の減少と圧力の増大が起こるのに対して，縫合術を行うことによって荷重分散能を保持できることが示されている[25]。臨床研究でも切除術と縫合術の比較において，切除群でX線像上の膝OA変化が優位に進行するという報告が多数行われている[24,26,27]。

95論文のシステマティックレビューによれば，半月板部分切除術は半月板縫合術よりも短期的にも長期的にも再手術率が低かった（4年以内の短期1.4% vs. 16.5%，10年以上の長期3.9% vs. 20.7%）。また，外側半月板切除術のほうが内側半月板切除術よりも再手術率がわずかに高かったのに対して，内側半月板の縫合術は外側半月板の縫合術よりも再手術率が高かった[24]。

ACL損傷の合併を認めない半月板単独損傷例に対して切除術と縫合術を比較した検討では，切除群39膝・縫合群42膝の術後平均8.8年を後ろ向きに比較したところ，切除例で60%，縫合例で19%に膝OA変化を認め，臨床成績についても縫合群のほうが優位であった[28]。ただし本研究には術式選択が無作為化でなく断裂タイプで分けたというリミテーションがある。このほか，術後10年間における縦断裂例の評価で縫合術のほうが，臨床症状，X線所見ともに優れていたとする報告がある[29]。

半月板切除術と縫合術のスポーツ復帰期間について，半月板単独損傷の関節鏡視下における縫合術・切除術の競技復帰までの期間と合併症を検討した研究がある。関節鏡視下半月板手術を行った196例のうち，ACL損傷・半月板手術の既往がある例および両側損傷例を除き，術後3カ月以上フォローアップできた100例（縫合42例，切除58例）を対象とした研究で，半月板縫合群では運動制限を設けたにもかかわらず，試合復帰までの期間は半月板切除群と比較して差がなかった[30]。しかも，半月板切除群では疼痛や水腫などの合併症によって試合復帰まで時間を要する症例や試合復帰できない症例があったが，

半月板縫合群では比較的合併症が少なかったため，多くの症例で試合復帰ができたとしている。

以上をまとめると，半月板単独損傷例では，縫合術を行った群は切除術を行った群と比較し，臨床症状の改善とX線所見の優位性を認める報告が多い。

ACL損傷を伴う半月板損傷における縫合術と切除術の比較

Levyら[31]はヒト屍体膝の動態力学解析により，内側半月板の部分切除のみでは脛骨前方移動量に変化がみられないものの，ACL不全膝においては内側半月板切除により脛骨前方移動量がいっそう増大することを示した。この理由としては，ACL不全膝においては内側半月板後角がbuttressとなり，secondary stabilizerとして機能しているためと説明している。また，別のヒト屍体膝でのACL再建モデル解析では，再建ACL graftへの膝関節屈伸時の負荷は，内側半月板切除後に33〜50％増加していた[32]。さらに，Allenら[33]の同様の解析では，ACL損傷によって半月板に加わる負荷が1.5〜3倍に増大していた。これらのことから，内側半月板が機能不全を起こすと再建ACL graftが過負荷となり，早期にlooseningや破断をきたすリスクが高まること，またACL再建機能不全により内側半月板が過負荷となり内側半月板損傷のリスクが高まるなど，臨床成績に影響を与えることが予想される。さらに，膝OA発症率はACL単独群が0〜13％であったのに対し，半月板損傷合併群では21〜48％であったと報告されている[34]。

ACL再建後1年のMRI評価で膝OAを生じる危険因子を解析した研究では，半月板切除（オッズ比6.8）とBMI（オッズ比3.0）が膝OAのリスクであった[35]。また別の研究においても，合併する半月板損傷・切除の既往は，ACL再建後に膝OAを発症する危険因子となるとしている[36, 37]。

筆者らは過去に，ACL再建膝において半月板損傷の有無およびそれに対する処置の術後2年の経過について，膝関節診断支援システム（knee OA computer assisted diagnosis；KOACAD）を用いたX線学的検討を行った。2006〜2011年にACL再建術を行った症例のうち，術前よりKellgren-Lawrence分類でII度以上の膝OAを合併している例，複合靱帯損傷例・感染例・再再建例を除外し，術前および術後2年時に適切な膝関節X線像が撮影されている73例を対象とし，KOACADによるコンピュータ解析を行った。立位正面X線像およびRosenberg撮影法における内側関節裂隙の最小値の術前後の変化率（関節裂隙維持率）を算出し，比較検討した。その結果，術後2年の立位正面像・Rosenberg撮影法での関節裂隙維持率はACL単独損傷群がそれぞれ96％・103％，半月板損傷が軽微で無処置とした群が89％・106％であったのに対して，半月板縫合群が71％・88％，半月板切除群が70％・73％であった（図2）[38]。術後2年時のRosenberg撮影法での関節裂隙維持率は全群で立位正面像よりも高い傾向があり，特に切除群と比較して縫合群にてRosenberg肢位像の内側関節裂隙が維持されており，このことはACL再建

膝の術後2年という比較的早期でもX線評価上における半月板温存術の優位性を示唆するものと考えている。

ACL損傷膝における半月板処置の違いが短期の臨床成績に与える影響については，星野ら[39]・猪野又ら[40]が多施設研究で二重束および一重束ACL再建術における半月板損傷の有無・処置法の違いが術後2年の自覚的・他覚的評価に与える影響を報告している。ハムストリング腱を用いた解剖学的二重束再建術を施行された126例，およびハムストリング腱を用いた初回一重束ACL再建症例98例を対象に，半月板損傷なし・未処置群，半月板縫合群，半月板切除群の3群に分け，術後2年の成績をLysholm score, knee injury and osteoarthritis outcome score(KOOS), International Knee Documentation Committee(IKDC)subjective score, Lachman test, pivot shift test, KT-1000患健差を用いて比較した。その結果，3群間に年齢・性別での有意差は認めず，また術後2年の短期成績においても患者立脚型評価・他覚的評価ともに差を認めなかった[39]。また，ハムストリング腱を用いた初回一重束ACL再建症例98例を対象とした検討でも，術後2年で3群間に有意差はなく，全群術前後で有意な臨床指標の改善を認めた[40]。

図2 ACL再建術における半月板処置の内容と術後2年の内側関節裂隙維持率

立位正面X線像では縫合術群と切除術群は同等であったが，Rosenberg肢位像において縫合術群では切除群よりも関節裂隙維持率が高く保たれていた
a：立位正面X線像（左：術前，術後2年時）
b：Rosenberg肢位像（左：術前，術後2年時）

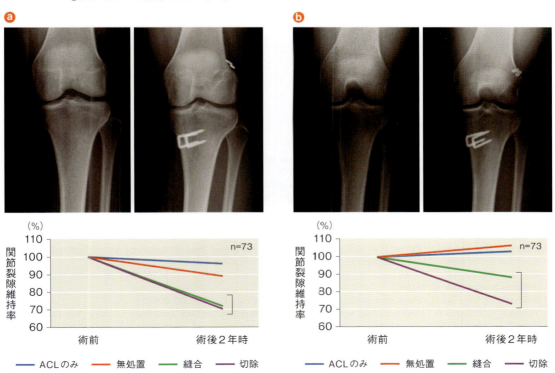

長期間の経過観察になると，ACL再建膝の合併内側半月板損傷に対して部分切除，縫合術を行った群と正常半月板群を比較した研究において，平均観察期間55カ月では臨床症状・X線上のOA変化ともに部分切除を行った群で不良であった[41]。同様のデザインの長期経過観察においても，縫合術を行った群において臨床成績が良好であるとする報告が散見される[42]。

以上をまとめると，ACL損傷に合併する半月板損傷について，短期間では切除群および縫合群の臨床症状に差を認めないが，画像上ではすでに術後2年時に切除群で膝OA性変化を認め，さらに長期経過観察になると縫合群で臨床成績が良好な傾向が強まると考えられる。

おわりに

半月板切除術と縫合術の比較においては，両群の臨床症状の差が少ないとする報告が多いが，長期観察例において，特にACL損傷合併例では縫合術が優位とする報告が多数見受けられる。また，X線像上の膝OA変化を評価指標とした比較では，多くの報告において縫合術群が切除術群に対して優位性をもち，縫合術によって可及的に半月板機能を温存することがOA変化の予防に資すると考えられる。したがって，半月板切除術に関しては慎重な適応評価を行うとともに，切除が必要な場合も可能な限り半月板の温存に努めることが望ましいと思われる。

【文献】

1) Makris EA, Hadidi P, Athanasiou KA. The knee meniscus: structure-function, pathophysiology, current repair techniques, and prospects for regeneration. Biomaterials 2011; 32: 7411-31.
2) Arnoczky SP, Warren RF. Microvasculature of the human meniscus. Am J Sports Med 1982; 10: 90-5.
3) Mariani PP, Garofalo R, Margheritini F. Chondrolysis after partial lateral meniscectomy in athletes. Knee Surg Sports Traumatol Arthrosc 2008; 16: 574-80.
4) Son IJ, Kim MK, Kim JY, et al. Osteonecrosis of the knee after arthroscopic partial meniscectomy. Knee Surg Relat Res 2013; 25: 150-4.
5) Steinmetz S, Bonnomet F, Rahme M et al. Rapid chondrolysis of the medial knee compartment after arthroscopic meniscal resection: a case report. J Med Case Rep 2016; 10: 81. doi: 10.1186/s13256-016-0841-7.
6) Englund M. Lohmander LS. Risk factors for symptomatic knee osteoarthritis fifteen to twenty-two years after meniscectomy. Arthritis Rheum 2004; 50: 2811-9.
7) Fairbank TJ. Knee joint changes after meniscectomy. J Bone Joint Surg Br 1948; 30B: 664-70.
8) Petersen W, Tillmann B. Collagenous fibril texture of the human knee joint menisci. Anat Embryol (Berl) 1998; 197: 317-24.
9) Petty CA, Lubowitz JH. Does arthroscopic partial meniscectomy result in knee osteoarthritis? A systematic review with a minimum of 8 years' follow-up. Arthroscopy 2011; 27: 419-24.
10) Hede A, Larsen E, Sandberg H. Partial versus total meniscectomy. A prospective, randomised study with long-term follow-up. J Bone Joint Surg Br 1992; 74: 118-21.

11) Ahn JH, Kim KI, Wang JH. Long-term results of arthroscopic reshaping for symptomatic discoid lateral meniscus in children. Arthroscopy 2015; 31: 867-73.

12) Kim SJ, Chun YM, Jeong JH. Effects of arthroscopic meniscectomy on the long-term prognosis for the discoid lateral meniscus. Knee Surg Sports Traumatol Arthrosc 2007; 15: 1315-20.

13) Lee DH, Kim TH, Kim JM, et al. Results of subtotal/total or partial meniscectomy for discoid lateral meniscus in children. Arthroscopy 2009; 25: 496-503.

14) Englund M, Guermazi A, Gale D. et al. Incidental meniscal findings on knee MRI in middle-aged and elderly persons. N Engl J Med. 2008; 359: 1108-15.

15) 小田邉浩二, 浅原弘嗣, Martin Lotz. 変性半月板の病理. Bone Joint Nerve 2014; 4: 7-16.

16) Yim JH, Seon JK, Song EK, et al. A comparative study of meniscectomy and nonoperative treatment for degenerative horizontal tears of the medial meniscus. Am J Sports Med 2013; 41: 1565-70.

17) Katz JN, Losina E. Surgery versus physical therapy for a meniscal tear and osteoarthritis. N Engl J Med 2013; 368: 1675-84.

18) Sihvonen R, Paavola M, Malmivaara A. et al. Arthroscopic partial meniscectomy versus sham surgery for a degenerative meniscal tear. N Engl J Med 2013; 369: 2515-24.

19) Gauffin H, Tagesson S, Meunier A. et al. Knee arthroscopic surgery is beneficial to middle-aged patients with meniscal symptoms: a prospective, randomised, single-blinded study. Osteoarthr Cartilage 2014; 22: 1808-16.

20) Kuraishi J, Akizuki S, Takizawa T, et al. Arthroscopic lateral meniscectomy in knees with lateral compartment osteoarthritis: a case series study. Arthroscopy 2006; 22: 878-83.

21) 堀内博志, 秋月　章, 瀧澤　勉 ほか. 症状のある変性外側半月板に対する治療 －半月板切除術－. Bone Joint Nerve 2014; 4: 109-14.

22) Chatain F, Adeleine P, Chambat P, et al. A comparative study of medial versus lateral arthroscopic partial meniscectomy on stable knees: 10-year minimum follow-up. Arthroscopy 2003; 19: 842-9.

23) Peña E, Calvo B, Martinez MA, et al. Why lateral meniscectomy is more dangerous than medial meniscectomy. A finite element study. J Orthop Res 2006; 24: 1001-10.

24) Paxton ES, Stock MV, Brophy RH. Meniscal repair versus partial meniscectomy: a systematic review comparing reoperation rates and clinical outcomes. Arthroscopy 2011; 27: 1275-88.

25) Baratz ME, Fu FH, Mengato R. Meniscal tears: the effect of meniscectomy and of repair on intraarticular contact areas and stress in the human knee. A preliminary report. Am J Sports Med 1986; 14: 270-5.

26) Magnussen RA, Mansour AA, Carey JL, et al. Meniscus status at anterior cruciate ligament reconstruction associated with radiographic signs of osteoarthritis at 5-10 year follow-up: a systematic review. J Knee Surg 2009; 22: 347-57.

27) Xu C, Zhao J. A meta-analysis comparing meniscal repair with meniscectomy in the treatment of meniscal tears: the more meniscus, the better outcome? Knee Surg Sports Traumatol Arthrosc 2015; 23: 164-70.

28) Stein T, Mehling AP, Welsch F, et al. Long-term outcome after arthroscopic meniscal repair versus arthroscopic partial meniscectomy for traumatic meniscal tears. Am J Sports Med 2010; 38: 1542-48.

29) Lutz C, Dalmay F, Ehkirch FP, et al. Meniscectomy versus meniscal repair: 10 years radiological and clinical results in vertical lesions in stable knee. Orthop Traumatol Surg Res 2015; 101: S327-31.

30) 田中哲平 ほか. 半月単独損傷における半月縫合術と半月切除術の試合復帰までの期間の検討. JOSKAS 2018; 43: 663-8.

31) Levy IM, Torzilli PA, Warren RF. The effect of medial meniscectomy on anterior-posterior motion of the knee. J Bone Joint Surg Am 1982; 64: 883-8.

32) Papageorgiou CD, Gil JE, Kanamori A, et al. The biomechanical interdependence between the anterior cruciate ligament replacement graft and the medial meniscus. Am J Sports Med 2001; 29: 226-31.

33) Allen CR, Wong EK, Livesay GA, et al. Importance of the medial meniscus in the anterior cruciate ligament-deficient knee. J Orthop Res 2000; 18: 109-15.

34) Øiestad BE, Engebretsen L, Storheim K, et al. Knee osteoarthritis after anterior cruciate ligament injury: a systematic review. Am J Sports Med 2009; 37: 1434-43.

35) Culvenor AG, Collins NJ, Guermazi A, et al. Early knee osteoarthritis is evident one year following anterior cruciate ligament reconstruction: a magnetic resonance imaging evaluation. Arthritis Rheumatol 2015; 67: 946-55.

36) Ruano JS, Sitler MR, Driban JB. Prevalence of radiographic knee osteoarthritis after anterior cruciate ligament reconstruction, with or without meniscectomy: an evidence-based practice article. J Athl Train 2017; 52: 606-9.

37) Wang X, Wang Y, Bennell KL, et al. Cartilage morphology at 2-3 years following anterior cruciate ligament reconstruction with or without concomitant meniscal pathology. Knee Surg Sports Traumatol Arthrosc 2017; 25: 426-36.

38) 小田邉浩二, 片倉麻衣, 中川 裕介 ほか. 半月板損傷の合併はACL再建術後の関節裂隙狭小化に影響する －膝関節診断支援システム（KOACAD）を用いた解析－. 日整会誌 2016; 90: S1101.

39) 星野　傑, 古賀英之, 中川裕介 ほか. 二重束前十字靭帯再建術における半月板損傷の有無・処置法の違いが術後2年の自覚的・他覚的評価に与える影響 －TMDU MAKS study－. 日整会誌 2018; 92: S1208.

40) 猪野又　慶, 大原敏之, 荻内隆司 ほか. 一重束前十字靭帯再建術における半月板損傷の有無・処置法の違いが術後2年成績に与える影響 －TMDU MAKS studyにおける検討－. 日整会誌 2018; 92: S1200.

41) Aglietti P, Zaccherotti G, De Biase P, et al. A comparison between medial meniscus repair, partial meniscectomy, and normal meniscus in anterior cruciate ligament reconstructed knees. Clin Orthop Relat Res 1994; 307: 165-73.

42) Shelbourne KD, Carr DR. Meniscal repair compared with meniscectomy for bucket-handle medial meniscal tears in anterior cruciate ligament-reconstructed knees. Am J Sports Med 2003; 31: 718-23.

半月板温存と
その残された問題

宗田 大

はじめに

　半月板組織を可能な限り温存し，機能の温存を図ることは，これからの膝関節外科医が目指すべき方向性である。"Save the Meniscus"。しかし現実的には，半月板の修復術を行っても実質部の治癒には長期間かかる。いつ完成するか，不明な点も多い。また，治癒の完了は元の半月板の機能の再獲得を意味しない。半月板が修復治癒した膝においても，加齢による半月板を含めた関節症性変化(osteoarthritis；OA)は進行し，修復半月板自体も再び変性が進行する可能性は否定できない。一般的に半月板修復と切除を比較すると，修復すれば再損傷率は切除術よりも高くなるが，長期成績は全般で比較すれば修復術のほうが良好である[1]。

　半月板修復後の治癒メカニズムを考えると，治癒が期待できる修復と治癒を期待しにくい修復がある。さらに，実質部組織の成熟には長期間を要し，力学的な回復には限界がある。このため，種々の半月板損傷それぞれに対し修復を試みることは可能であるが，その機能回復の実現やその有効性には限界を示唆する多面的な問題がある。

　本稿では，断裂様式ごとに半月板温存の難しさを考えていきたい。

内側半月板縦断裂修復後

　一般的に，半月板修復術の成績は機能的には切除術よりも良好で，修復テクニックの違いにかかわらず再断裂率は22～24％と報告されている。また，前十字靱帯(anterior cruciate ligament；ACL)再建術に合併した半月板修復術，および若年患者では，成績は良好な傾向がある[2, 3]。しかし，患者一人ひとりを診ていると，半月板自体の変性あり・なし，また関節軟骨を代表とする変性変化の程度により，予後は異なる可能性が大きい。たとえ内側半月板(medial meniscus；MM)損傷の修復を行ったとしても，変性半月板の治癒自体がどこまで進められるか不明な部分が多く，修復された半月板の荷重分担能の回復は不明である。逸脱を認めるMM，また軟骨摩耗を合併する膝関節では，その変性変化を修復によってどこまで改善できるか不明である。また，合併する軟骨摩耗の進行予防や治療も容易ではない。スラストを認めるような膝キネマティクスの変化を示唆する変化が進んでいる膝もある(図1)。損傷した半月板の治癒がスムーズに進むためには，回復

した組織を受け入れるだけの膝関節構造の余裕，正常なキネマティクスや正常な解剖構造が必要である。この「組織の修復を受け入れる膝関節の正常性」の確保が大きな問題であるし，修復の成功を左右する根本的問題である。

　半月板修復の成否は，術後に関節裂隙が拡大するか維持されるかどうかで判断しやすく，また意義深い指標である．近年，MM後方の修復に際して，内側側副靱帯（medial collateral ligament；MCL）を解離する術式を併用することが勧められているが[4]，修復の技術的な面，加えて膝関節内側に対する負荷の軽減を考えても，MCL解離術の併用は現実的な対応だと考える．しかし，荷重分担機能のトータルな改善を実現することは容

図1 20歳女性，大学バスケットボール部：左膝関節損傷
受傷機転や時期は不明．大学入学時のMRIでACL損傷などを指摘された
a：膝関節伸展位（上）と45°屈曲位（下）の荷重位X線正面像では，左膝の内側と外側の関節裂隙の狭小化と外側骨棘形成が認められる
b：MRIでも冠状断（上）で内外側の骨棘形成（赤矢印）がみられ，MM断裂ロッキング（白矢印），ACL損傷，内側コンパートメントの軟骨欠損を認める（下：矢状断）

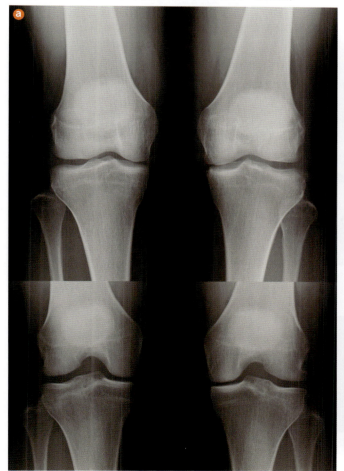
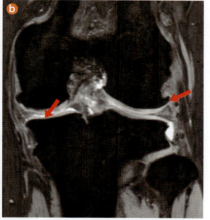
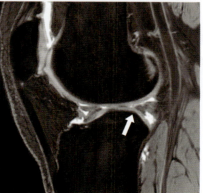

易ではないと感じている。断裂の修復によって改善した半月板機能は、軟骨面に対しては新たな負荷となる可能性がある。膝関節の軟骨に対する負荷を、アライメントや軟部組織の拘縮を変えずに減少させることは困難と考えられる。軟骨に対する保護的治療も必要であろう（図2）。軟骨の保護を保存的に行うのか、再生医療の支援を受けるのか、骨切り術を併用して内側にかかる負荷を減少させるのかなど、いろいろな選択がある。

一方、ACL損傷膝では、MMの縦断裂さらにはロッキング状態になったMM損傷を合併することがまれではない。成績からいえば、半月板単独損傷よりもACL合併例の半月板修復術の成績のほうが良好である[5]。ACL再建術を行った膝関節におけるロッキング半月板の修復後には、種々の側面からの難しさがある。特にMM損傷は、ACL損傷後の経過が長くなると、より頻度が高くなる。すなわち、軟骨面の摩耗を含めてキネマティク

図2 66歳男性，テニス（レクリエーションレベル）：右膝関節痛
a：術前X線正面像。内側の関節裂隙の狭小（赤矢印）およびMMの変性断裂と逸脱（白矢印）を認める
b：鏡視下（左，中）にcentralization法を施行し，MMの内方化を確認した（左）
c：術後8カ月のMRIではMMの内方化と正面像で関節裂隙の軽度拡大を認める。この時期テニスを週1回するとその後2,3日痛いという。加えて2週に1回ゴルフ，トレッキングを週1回10km歩いている
d：術後4年時のX線正面像。活動性は維持され膝痛の再発はないが，内側関節裂隙の再狭小化が認められる

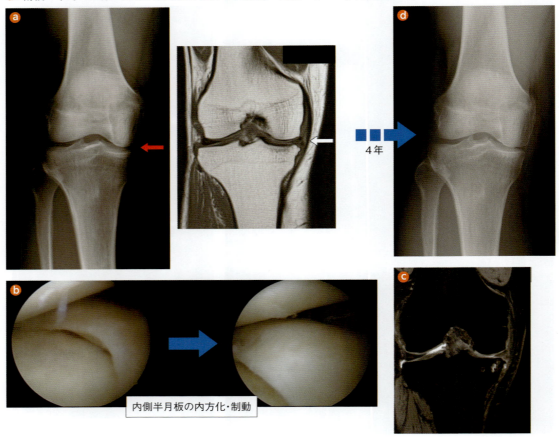

スの狂いがより大きく生じている膝関節において，MM修復が必要になる状況が多いともいえる。同時にACL不全膝では，半月板自体の体積が小さくなったり，逸脱が進行したり，その荷重分担能自体が小さくなっている可能性がある。他方，ACL再建膝では，移植腱の設置によりアライメントの変化が生じる。ACL再建膝では，少なくとも短期的には健側膝よりも脛骨の外旋・外反が強くなり，動作での違いがある[6]。これらの変化は，長期的に関節症性変化を誘発する危険性がある[7]。したがって，修復されたMMに対してキネマティクスの変化を受けて膝関節に負荷がかかるため，治癒が遅くなる危険性がある。また，膝関節内側の不安定性が増すと考えられ，修復部位の治癒の妨げになったり，再断裂を生じる剪断力がかかりやすくなる危険性が増す。別の側面は，損傷半月板自体の変性の進行と，修復後半月板の荷重分担能の低下である。加えて，変性した組織の修復後の機能の向上には時間がかかると考えられる。したがって，術後長期間にわたって再損傷の確率は増してくる現実があるようである。実際，女性やサッカー，インドアスポーツ愛好家での再損傷例が多いと報告されている[8]。小児・思春期では，成長停止前の若年者やバケツ柄断裂に対して修復術を行った例で再手術率が高かった[9]。

　MM損傷では，できるだけ解剖学的ACL再建術を行うと同時に，早期に強固な修復を行う必要がある。初回の総合的な治療は非常に大切である。修復はワンチャンスである，というつもりで治療にあたる必要がある。術後リハビリテーションについては，再損傷を減少させるようなプログラムは報告されていないし，筆者もそのようなものは存在しないと思う[10]。

内側半月板の変性・逸脱を伴う変化

　MMの逸脱は膝関節MRIにおいて頻度の高い所見である。単純X線撮影で内側の骨棘を認める例では，半月板は骨棘に乗りかかるように逸脱していることが報告されている。骨棘は軟骨棘として発生し，その時点から逸脱を伴うようである[11]。それらの変化は早期関節症(early osteoarthritis)の発症を示唆し，この変化の進行を防止することが，膝OAの進行を防止する1つの戦略となる。同時に，半月板組織の変性を防止する効果も得られると考えられる。しかし，これらの進行防止効果も，膝関節にかかる荷重環境が変わらなければ，大きな改善を期待することはできない。同時に進行すると考えられる軟骨摩耗のコントロールも必要である。足底装具や膝関節装具も役に立たないわけではないが，大きな生体力学的効果は期待しにくいし，患者のコンプライアンスにも限界がある。

　たとえ修復術を行ったとしても，変性半月板の治癒自体がどこまで進められるか不明な部分が多い。血行の乏しい内縁部の治癒は望みがたい。一度発症した変性が，どこまで改善するか不明である。また，合併する軟骨摩耗の進行予防や治療も容易ではない。文献的にも，内側半月板後根断裂(medial meniscus posterior root tear；MMPRT)に対する保存治療とプルアウト修復の比較では，高度の内反変形や軟骨損傷がある例では成績は

悪く，手術の効果は認めなかったとされている[12]。

　術後に膝の関節裂隙を拡大させることが，大きなわかりやすい目標である。しかし，それを実現することは容易ではないと感じる。半月板断裂の修復によって改善した半月板機能は，軟骨面に対しては圧を上昇させる負荷となる。軟骨面に対する負荷を，アライメントを変えずに減少させることは困難と考えられる。少なくとも軟骨に対する保護的治療が必要であると考えられる。

外側半月板縦断裂修復後

　半月板修復前における半月板の変性の有無，また変性の程度により術後の予後が異なる可能性がある。断裂様式が同じでも，断裂範囲が大きくなれば修復半月板の強度も低くなる可能性が大きい。外側半月板（lateral meniscus；LM）は基本的にhoop構造が弱く，解剖学的に膝窩筋腱裂孔周囲は脆弱性がある[13]。このため，修復後にもhoopの脆弱化が進行し，半月板の逸脱すなわち荷重分担能の低下が進行する危険性が高いと考えられる。また，断裂した半月板がロッキングした状態が続くと，半月板自体の変性も急速に進む。かつて家兎で行った研究では，1カ月間のロッキング状態を継続すると，半月板内の細胞は消失していた。しかし，半月板の治癒過程や再生過程から考えると，細胞が存在しない線維組織であっても力学的に荷重を支えられる機能を維持できれば，治癒過程で半月板周辺から細胞が侵入し，再生過程が進行する可能性があり，十分機能する半月板組織になる可能性はある。そうでなければ人工半月板や半月板移植術（meniscus allograft transplant；MAT）の成功は期待できないことになる。

　修復されてもLMの機能低下が起こり逸脱が進行すれば，外側関節面への負荷の増加と軟骨摩耗，さらに関節炎による関節症変化の助長など，外側型関節症変化が進むことになる。このようなLM修復後の変化に対してKogaらの開発したcentralization法[14]がどの程度効果的なのか，今後の中・長期の観察が必要である。

円板状半月板と小児期の半月板障害

　外側円板状半月板（discoid lateral meniscus；DLM）は大きな構造体で，荷重分担面積が正常の半月板よりも大きい。hoop機能は正常半月板よりも小さいと考えられる。また，線維構造も正常半月板とは異なり，力学的に弱いことが知られている[15]。断裂様式にはいろいろな形式があるが，形成修復術を行うにしても，切除して修復する以上，多かれ少なかれ半月板の体積は小さくなる。したがって，膝関節の荷重屈伸運動によって，必ず半月板外縁が外側に押し出される，すなわちhoopが広がるようなストレスが大きくなり，修復後に逸脱が生じることになる。この事実は，急性期の単純な断裂修復術を行う場合

半月板温存とその残された問題

を除いて，避けがたいと考えられる。9論文を合わせたreviewによっても，DLMの治療において切除と修復の間に明らかな成績の差がないことが示唆されている[16]。

小児期の膝関節障害における半月板損傷について，これまでの報告では複雑な損傷形態が多く，修復が不可能な例が少なくないとされている[17]。このような傾向は筆者の経験からは明らかではないが，小児期に半月板損傷を受け，長期にわたる半月板損傷に起因した関節症の問題が少なくないことが理解できる。この問題は小児における半月板損傷が外科医の予想よりもはるかに多く，見逃されるために早期治療ができないことに起因している可能性がある。小児期は痛みに対してむしろ閾値が高く，損傷時期から時間経過とともに障害が少なくなる可能性がある。また，自分の障害をうまく周囲に伝えられない可能性がある。同じ筆者の術後成績について，修復術を行った例で再受傷が多い。その時期は1年以内の再損傷を契機として，最終的には切除術を選択せざるをえない例が多い[9]。これらは小児期の半月板が損傷しやすいこと，またスポーツ復帰において，再損傷予防を含めたリハビリテーションをきちんとできないといった問題のある可能性を示す。

【文献】

1) Paxton ES, Stock MV, Brophy RH. Meniscal repair versus partial meniscectomy: a systematic review comparing reoperation rates and clinical outcomes. Arthroscopy 2011; 27: 1275-88.

2) Bogunovic L, Kruse LM, Haas AK, et al. Outcome of all-inside second generation meniscal repair. Minimum five-year follow-up. J Bone Joint Surg Am 2014; 96: 1303-7.

3) Tengrootenhuysen M, Meermans G, Pittoors K, et al. Long-term outcome after meniscal repair. Knee Surg Sports Traumatol Arthrosc 2011; 19: 236-41.

4) Atoun E, Debbi R, Lubovsky O, et al. Arthroscopic trans-portal deep medial collateral ligament pie-crusting release. Arthro Tech 2013; 2: e41-3.

5) Espejo-Reina A, Serrano-Fernández JM, Martín-Castilla B, et al. Outcomes after repair of chronic bucket-handle tears of medial meniscus. Arthroscopy 2014; 30: 492-6.

6) Hofbauer M, Thorhauer ED, Abebe E, et al. Altered tibiofemoral kinematics in the affected knee and compensatory changes in the contralateral knee after anterior cruciate ligament reconstruction. Am J Sports Med 2014; 42: 2715-21.

7) Li G, Li JS, Torriani M, et al. Short-term contact kinematic changes and longer-term biochemical changes in the cartilage after acl reconstruction: a pilot study. Ann Biomed Eng 2018; 46: 1797-805.

8) Zimmerer A, Sobau C, Nietschke R, et al. Long-term outcome after all inside meniscal repair using the FasT-Fix system. J Orthop 2018; 15: 602-5.

9) Shieh AK, Edmonds EW, Pennock AT. Revision meniscal surgery in children and adolescents: risk factors and mechanisms for failure and subsequent management. Am J Sports Med 2016; 44: 838-43.

10) Frizziero A, Ferrari R, Giannotti E, et al. The meniscus tear. State of the art of rehabilitation protocols related to surgical procedures. Muscles Ligaments Tendons J 2012; 2: 295-301.

11) Hada S, Ishijima M, Kaneko H, et al. Association of medial meniscal extrusion with medial tibial osteophyte distance detected by T2 mapping MRI in patients with early-stage knee osteoarthritis. Arthritis Res Ther 2017; 19: doi: 10.1186/s13075-017-1411-0.

12) Ahn JH, Jeong HJ, Lee YS, et al. Comparison between conservative treatment and arthroscopic pull-out repair of the medial meniscus root tear and analysis of prognostic factors for the determination of repair indication. Arch Orthop Trauma Surg 2015; 135: 1265-76.

13) Nasu H, Nimura A, Sugiura S, et al. An anatomic study on the attachment of the joint capsule to the tibia in the lateral side of the knee. Surg Radiol Anat 2018; 40: 499-506.

14) Koga H, Muneta T, Watanabe T, et al. Two-year outcomes after arthroscopic lateral meniscus centralization. Arthroscopy 2016; 32: 2000-8.

15) Kim JG, MD, Han SW, Lee DH. Diagnosis and treatment of discoid meniscus. Knee Surg Relat Res 2016; 28: 255-62.

16) Smuin DM, Swenson RD, Dhawan A. Saucerization versus complete resection of a symptomatic discoid lateral meniscus at short- and long-term follow-up: a systematic review. Arthroscopy 2017; 33: 1733-42.

17) Shieh A, Bastromy T, Roocrofty J, et al. Meniscus tear patterns in relation to skeletal immaturity: children versus adolescents. Am J Sports Med 2013; 41: 2779-83.

1 外側半月板逸脱に対する centralization法

古賀英之

はじめに

　外側半月板(lateral meniscus；LM)の外方への逸脱はhoop機能の破綻を意味し，半月板の荷重分散機能が失われて関節軟骨に対する負荷が増大することから，変形性関節症(osteoarthritis；OA)の進行と相関があると報告されている[1,2]。LMの逸脱の原因としては，後根部の断裂や放射状断裂[3]，半月板部分切除後[4]，円板状半月板[5]などが報告されている。そのうち後根部断裂や放射状断裂については，近年の手術手技の発達により解剖学的に修復が可能になってきている[6,7]。一方，半月板切除術は半月板逸脱の主な原因の1つであり[4]，膝窩筋腱裂孔の存在というその解剖学的特徴から，膝窩筋腱裂孔に切除が及ぶことにより容易にhoopが失われ，半月板が逸脱する。また，たとえ切除が膝窩筋腱裂孔に及ばずとも，半月脛骨関節包付着部の脆弱性により関節包が弛緩し，逸脱が生じることが報告されている[4,8]。さらに，円板状半月板においては，近年では形成術と縫合術の併用による良好な短期成績が報告されているが[9]，温存した辺縁部が手術時にはすでに変性していることも多く，また膠原線維の配列が正常半月板と異なる[10]ことから，たとえ半月板の外縁を温存できても術後逸脱を生じ，急速にOAが進む例が存在することが報告されている[5]。これらの逸脱およびそれに伴うOAに対する標準的な外科的治療は半月板同種移植のみであり，比較的良好な成績が報告されているが[11]，わが国では施行が困難である。そこで筆者らは，逸脱に対する新たな治療の試みとして，逸脱した半月板を膝窩筋腱裂孔のすぐ前方でアンカーを用いて内方化させる方法(鏡視下centralization法)を行っており，その良好な短期成績を報告している[12-14]。

　centralization法はLM切除術後の症例で，MRIの冠状断にてLMの中節に3mm以上の逸脱を生じており，LMの機能不全が原因でOAや軟骨損傷をきたしていると考えられるものや，初回手術でも解剖学的修復が不可能なLM逸脱例が適応となる。また，変性した円板状半月板の初回手術例においても，前述の理由から術後の逸脱を予防する目的で適応となる。本稿では，これらLMの逸脱に対する手技の詳細を述べる。

　さらに最近では，良好な短期成績の結果を受けて，後根部断裂や放射状断裂で解剖学的に修復が可能であっても半月板の変性があり縫合のみでは強度が不十分と考えられる症例，内側型OAにおける内側半月板の逸脱(骨切り術との併用)，半月板の消失した外側コンパートメントのOAに対しても同法の適応を拡大させ，短期ではあるが良好な結果が得られている[15]。これらの詳細は次項以降で述べる。

手術手技

◆ 術前準備

全身麻酔，腰椎麻酔のどちらでも手術が可能である。

手術は仰臥位にて，通常の関節鏡用ドレープを用いて行う。外側コンパートメントの操作の際には，患肢を手術台に乗せて胡座位として行う。ベッドを高くし，やや患側上にベッドを傾けると操作しやすい。ターニケットは術中に駆血できるように，あらかじめ準備しておく。関節鏡視時の灌流は自然滴下で行っているが，関節鏡用灌流ポンプを使用したほうが良好な視野を得られる例もある。

◆ 関節鏡による評価

関節鏡による関節内の評価を，通常の前内側ポータルおよび前外側ポータルを用いて行う。合併する靱帯損傷や軟骨損傷についての処置を，それぞれの病態に応じて施行する。縫合可能な半月板損傷については，centralizationを施行した後に縫合も併せて行う。円板状半月板については形成術を行い，centralizationを施行した後に残存半月板に対する縫合が必要な場合には，縫合も併せて行う。関節鏡視下にLMの逸脱を確認する。逸脱を生じている症例では，プローブを用いてLMの中節を外側に押すことにより，脛骨外側高原の外縁が容易に観察される（図1）。正常半月板においては，外縁を露出することは容易ではない。

図1 LMの逸脱の確認
脛骨外側高原の外縁が露出している

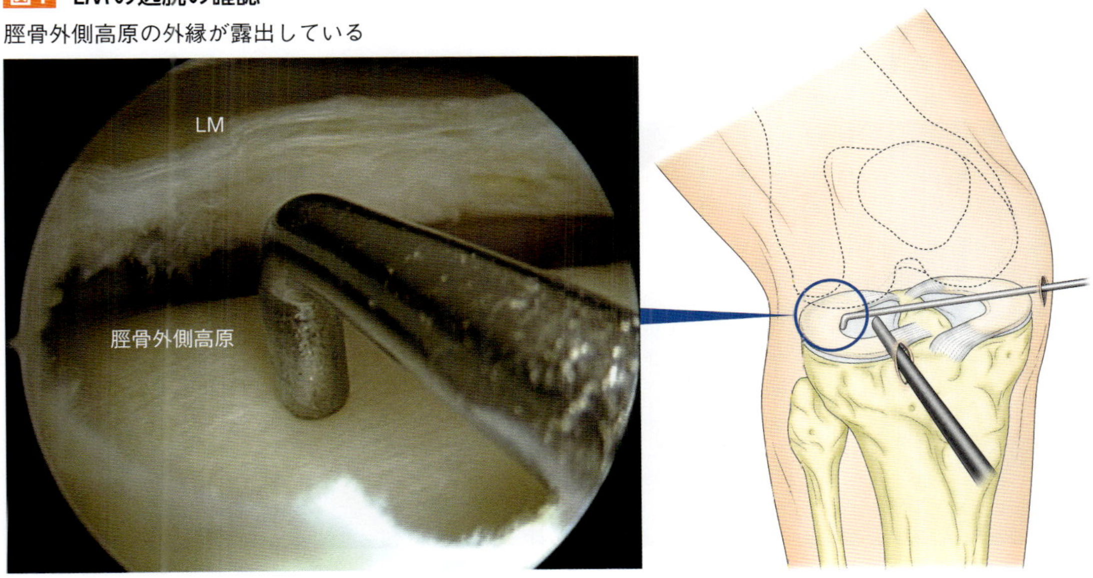

LM：lateral meniscus

145

◆ 外側中央ポータルの作製

　外側中央ポータルを，膝窩筋腱裂孔の約1cm前方でLMよりもできるだけ近位に作製する。前外側ポータルより鏡視し，23Gのカテラン針を用いて位置を確認しながら作製すると容易である（図2）。ポータルの位置をできるだけ近位に置くことにより，LMの損傷を避け，なおかつアンカーを打ち込む際に適切な（脛骨高原のエッジに対してより垂直な）角度を得ることができる。

> **コツとPitfall**
> ポータルの作製はカテラン針を用いて厳密に行い，また後の操作を容易にするためにコッヘルなどを用いてポータルを十分に広げておく。時にシェーバーで滑膜切除を行う。

図2　外側中央ポータルの作製
a：鏡視所見。カテラン針を用いて作製する
b：皮切（赤矢印）

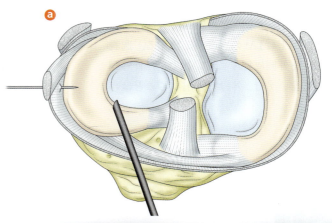

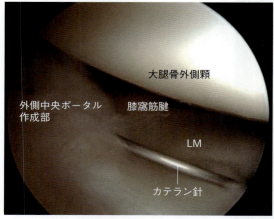
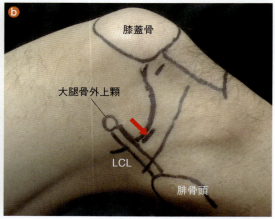

LM：lateral meniscus，LCL：lateral collateral ligament

◆ 脛骨外側高原辺縁の新鮮化

　骨棘切除や関節包の剥離を要しない症例では，外側中央ポータルよりシェーバーを挿入し，脛骨外側高原の辺縁の軟骨およびその遠位部を新鮮化する．この操作によって，脛骨側の関節包と脛骨高原との癒着を期待する．骨棘などにより十分なcentralizationが困難と考えられる症例では，ノミやアブレーダーなどを用いて骨棘を切除し，さらに肩関節脱臼のBankart修復術における前方関節唇の剥離と同様に，ラスプを半月板の下から関節包と脛骨高原の辺縁の間に挿入しハンマーで叩いて剥離することによって，中〜後節にかけて脛骨側の関節包を剥離する（図3）．

> **コツとPitfall**
> 骨棘を切除する際には，アンカー挿入部は骨棘切除部の内方とし，切除部にアンカーを打たないように注意する．特に高齢の女性においては，アンカーの固定強度が得られず抜けてしまうことがある．

図3 脛骨側関節包の剥離

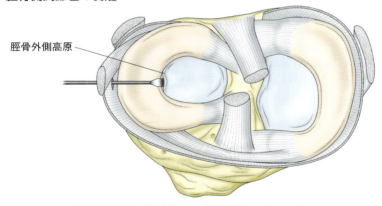

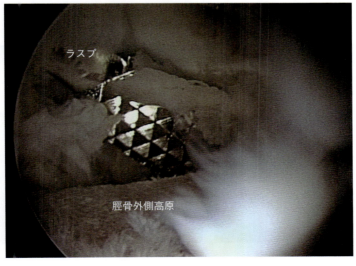

◆ 1本目のアンカーの挿入

外側中央ポータルより，ソフトアンカー[1.4mm JuggerKnot® Soft Anchor(Zimmer Biomet社)もしくは1.8mm Q-FIX® All-Suture Anchor(Smith & Nephew社)]を外側脛骨高原のエッジ，膝窩筋腱裂孔のすぐ前方に挿入する(図4a)。アンカー用のカニューラを外側中央ポータルより挿入し，ハンマーで固定した後にガイドワイヤーを用いてドリリングし，その後アンカーを挿入する。ガイドワイヤーによるドリリングおよびアンカー挿入の際，逸脱したLMはアンカー用のカニューラにて外側によけることができる。アンカーの糸は，スーチャーグラスパーを用いて前内側ポータルに拾っておく(図4b)。

> **コツとPitfall**
>
> ガイドワイヤーによるドリリングの際にはアンカー用のカニューラを用い，LMを損傷しないように気をつける。また，アンカーの位置が中央に寄らないように脛骨高原の辺縁をしっかりと確認し，ハンマーを叩いて固定する。アンカーの使い分けは，残存半月板が大きいものでは太いアンカーカニューラでは半月板を痛めることがあるためlow profileのものを用いるが，中高年の症例や残存半月板が少ないものではより強固な引き抜き強度を有するアンカーを用いるようにしている。

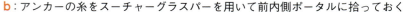

図4 アンカーの挿入
a：ソフトアンカーを外側脛骨高原のエッジ，膝窩筋腱裂孔のすぐ前方に挿入する
b：アンカーの糸をスーチャーグラスパーを用いて前内側ポータルに拾っておく

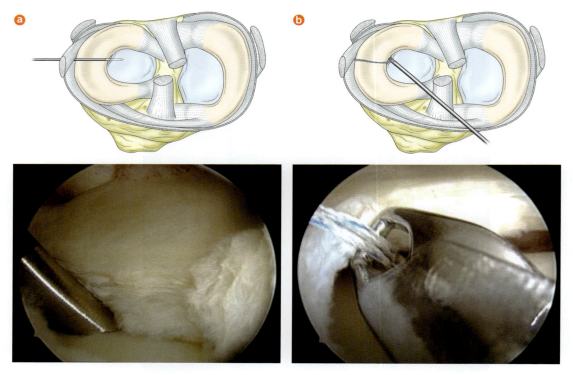

◆ スーチャーリレーによるマットレス縫合の作製

　Micro SutureLasso™ Small Curve with Nitinol wire loop(Arthrex社)を外側中央ポータルより挿入し，膝窩筋腱裂孔のすぐ前方で，半月板と関節包の境界部で上方から下方に向かって刺入する(図5a)。Nitinol wire loopを関節内に十分に送り，前内側ポータルから拾う(図5b)。このloopにアンカーの糸を通してスーチャーリレーを行うことにより，関節包の下方から上方へ糸を通す(図5c)。同様の手技をもう一方のアンカーの糸に対して行うことにより，マットレス縫合を作製する(図6)。

> **コツとPitfall**
> Nitinol wire loopは関節内でのスーチャーリレーが困難であるため，関節外でリレーを行う。この際，アンカーの糸とNitinol wire loopを同時に取ることによって，軟部組織が挟まってしまうことを防ぐ(図5b)。

図5 スーチャーリレー
a：Micro SutureLasso™の刺入
b：アンカーの糸とNitinol wire loopを同時に前内側ポータルより拾う

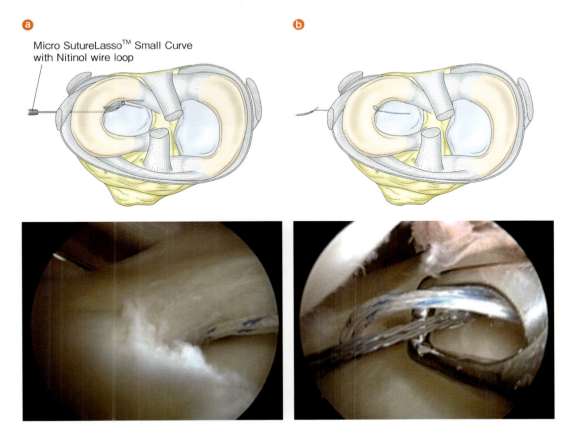

図5 （続き）
c：Loopにアンカーの糸を通してスーチャーリレーを行うことにより関節包の下方から上方へ糸を通す

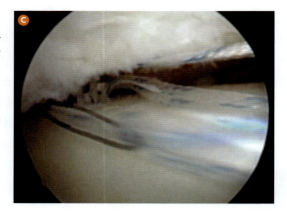

図6 マットレス縫合の作製

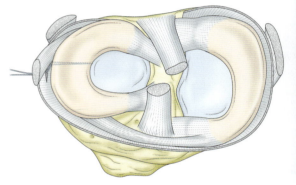
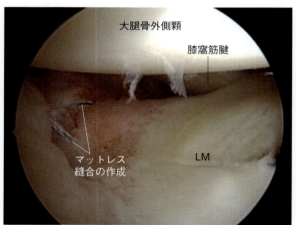

LM：lateral meniscus

◇ 2本目のアンカーの挿入，スライディングノットによる締結

　2本目のアンカーを外側脛骨高原のエッジ，1本目のアンカーの1cm前方に挿入する（図7a）。同様の手技を繰り返し，マットレス縫合を作成する。前述のように作成した2本のマットレス縫合を，スライディングノットを用いて締結する（図7b）。最終的に，鏡視下で逸脱したLMが整復され，内方化していることを確認する（図7c, 8）。

> **コツとPitfall**
> 2本目のアンカーは，1本目のアンカーの位置をlandmarkとして正確に挿入する。縫合の際に，2本のアンカーの糸が絡まないように注意する。筆者らはカニューラは用いず，縫合する糸をスーチャーグラスパーで取りなおすことによって，絡まりを防止している。

1 外側半月板逸脱に対するcentralization法

図7 2本目のアンカー挿入とスライディングノットによる締結
a：2本目のアンカー挿入
b：マットレス縫合をスライディングノットを用いて締結する
c：LMが内方化されていることが鏡視下に確認できる

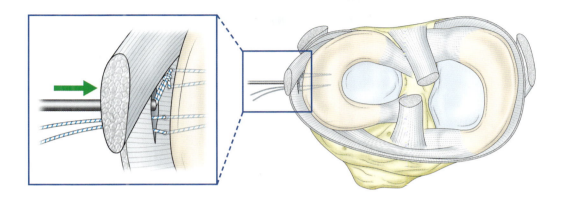

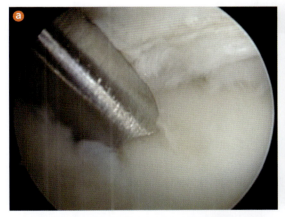

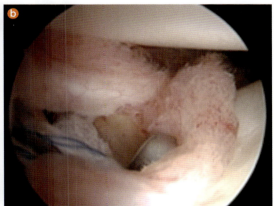

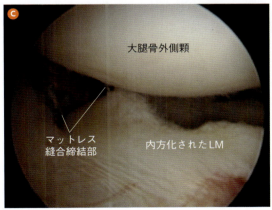

LM：lateral meniscus

図8 他院にてACL再建術およびLM部分切除術後に生じたLMの逸脱に対し鏡視下centralization法を施行した症例

a：術前MRI。LMの逸脱を認める（赤矢印）
b：術後1年MRI。逸脱していたLMは整復されている（赤矢印）

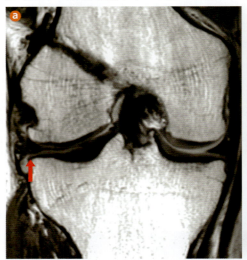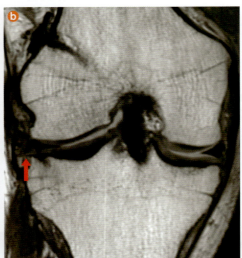

後療法

　通常の半月板縫合術に準じた後療法を行う．可動域訓練および大腿四頭筋セッティングは術翌日から施行する．術後4週間はニーブレース装着下に両松葉杖を使用し，段階的に疼痛内荷重を許可する．術後4週でニーブレースをオフにして両松葉杖歩行を許可し，術後6週で全荷重歩行を許可するが，深屈曲荷重は術後3カ月は禁止する．スポーツ選手においては術後3カ月以降にジョギングから開始し，その後段階的に復帰を許可する．術後6カ月でのスポーツ復帰を目標とする．

【文献】

1) Berthiaume MJ, Raynauld JP, Martel-Pelletier J, et al. Meniscal tear and extrusion are strongly associated with progression of symptomatic knee osteoarthritis as assessed by quantitative magnetic resonance imaging. Ann Rheum Dis 2005; 64: 556-63.

2) Lee DH, Lee BS, Kim JM, et al. Predictors of degenerative medial meniscus extrusion: radial component and knee osteoarthritis. Knee Surg Sports Traumatol Arthrosc 2011; 19: 222-9.

3) Anderson L, Watts M, Shapter O, et al. Repair of radial tears and posterior horn detachments of the lateral meniscus: minimum 2-year follow-up. Arthroscopy 2010; 26: 1625-32.

4) Kijowski R, Woods MA, McGuine TA, et al. Arthroscopic partial meniscectomy: MR imaging for prediction of outcome in middle-aged and elderly patients. Radiology 2011; 259: 203-12.

5) Choi NH. Radial displacement of lateral meniscus after partial meniscectomy. Arthroscopy 2006; 22: 575 e1-4.

6) Ahn JH, Lee YS, Yoo JC, et al. Results of arthroscopic all-inside repair for lateral meniscus root tear in patients undergoing concomitant anterior cruciate ligament reconstruction. Arthroscopy 2010; 26: 67-75.

7) Nakata K, Shino K, Kanamoto T, et al. New technique of arthroscopic meniscus repair in radial tears. In: Doral M. (eds) Sports Injuries. Berlin: Springer; 2011. p305-12.

8) Nasu H, Nimura A, Sugiura S, et al. An anatomic study on the attachment of the joint capsule to the tibia in the lateral side of the knee. Surg Radiol Anat 2018; 40: 499-506.

9) Ahn JH, Lee SH, Yoo JC, et al. Arthroscopic partial meniscectomy with repair of the peripheral tear for symptomatic discoid lateral meniscus in children: results of minimum 2 years of follow-up. Arthroscopy 2008; 24: 888-98.

10) Atay OA, Pekmezci M, Doral MN, et al. Discoid meniscus: an ultrastructural study with transmission electron microscopy. Am J Sports Med 2007; 35: 475-8.

11) Koh YG, Moon HK, Kim YC, et al. Comparison of medial and lateral meniscal transplantation with regard to extrusion of the allograft, and its correlation with clinical outcome. J Bone Joint Surg Br 2012; 94: 190-3.

12) An JS, Muneta T, Sekiya I, et al. Osteochondral lesion of lateral tibial plateau with extrusion of lateral meniscus treated with retrograde osteochondral autograft transplantation and arthroscopic centralisation. Asia Pac J Sports Med Arthrosc Rehabil Technol 2017; 8: 18-23.

13) Koga H, Muneta T, Yagishita K, et al. Arthroscopic centralization of an extruded lateral meniscus. Arthrosc Tech 2012; 1: e209-12.

14) Koga H, Muneta T, Watanabe T, et al. Two-year outcomes after arthroscopic lateral meniscus centralization. Arthroscopy 2016; 32: 2000-8.

15) Nakagawa Y, Muneta T, Watanabe T, et al. Arthroscopic centralization achieved good clinical improvements and radiographic outcomes in a rugby player with osteoarthritis after subtotal lateral meniscectomy: a case report. J Orthop Sci 2017; doi: 10.1016/j.jos.2017.09.011.

2 外側半月板修復術

大原敏之, 古賀英之

はじめに

筆者らは以前から半月板の機能の温存・修復に取り組んでいる。"Save the Meniscus"は今や全世界の膝関節外科医の合言葉となっており，将来的な変形性膝関節症(osteoarthritis of the knee；膝OA)への進行を阻止するためにも，切除は極力避けられる傾向にある[1, 2]。

半月板損傷はその断裂形態にもよるが，ロッキングやキャッチングといった可動域制限や，挟まりこむ感じと表現されるような機械的障害が不明の場合には，原則としてまずはリハビリテーションや投薬などの保存療法を行う。保存療法が無効な場合，また機械的障害が経過と身体所見，画像所見より明らかな場合には，機能回復を目指して可及的早期の手術を予定する。

前十字靱帯(anterior cruciate ligament；ACL)損傷に合併する半月板損傷は内側・外側問わず非常に多く，ACL再建手術時に同時に半月板修復術を行うことを基本としている。ACL損傷に伴う半月板ロッキングで，諸事情により靱帯再建を希望しない症例や，放置されて長時間経過しており変性の強い症例などでは，高い再損傷の可能性を考慮し，初回から切除術を選択することもある。

外側半月板(lateral meniscus；LM)切除による外側コンパートメントの荷重分散機能の喪失が，若年者の早期膝OAの原因として近年問題となっており，縫合によるLM修復は膝機能の温存のためにきわめて重要である[3]。

筆者らは，LM損傷に対する修復手技として，①outside-in法(前節)，②inside-out法(膝窩筋腱裂孔より前方の中節)，③all-inside法(膝窩筋腱裂孔より後方の後節)，④pull-out repair法(後根部。詳細はp.188を参照)，⑤centralization法(詳細はp.144を参照)を基本としており，症例に合わせて適宜組み合わせて用いている。

④⑤については他の項目で述べるため，本稿では①〜③について代表症例を用いて説明する。

手術手技

◆ 術前準備

　全身麻酔もしくは腰椎麻酔で行う。LM処置は胡座位で行う場合が多い。ワーキングスペースを確保するため，助手は膝関節の内側を圧迫したり足部を持ち上げて外側コンパートメントを開く。術中の出血に対応できるようターニケットをあらかじめ準備しておく。こまめな止血操作により，駆血を必要とすることはほとんどない。

◆ ポータル作製／関節鏡による評価

　前外側ポータルおよび前内側ポータルを作製する。ACL損傷に併発する半月板損傷の場合には，それぞれのポータルを可及的に高い位置に作製するが，ACL損傷を合併しない場合は，術前診察やMRI所見から損傷位置と形態を考慮し，ポータルの高さを調節する。通常，前外側ポータルから作製し，LM損傷の位置や形態について確認した後，カテラン針で処置のしやすい位置に針先が届くこと，各種デバイスが十分に操作できることを確認して前内側ポータルの位置を決定する。

　ルーチンとして関節内を網羅的に確認した後，胡座位で処置を進める。術前にLM前角の損傷を疑った場合は，内側鏡視も併用して前角外縁部損傷についてプローブを用いて丹念に確認し，見逃しを防ぐ。

　特に後節の処置の際に前外側ポータルが高すぎると，処置が難しいことがある。ポータルの再作製も迷わず検討すべきであり，患者への術前説明時に皮切の数は半月板の状態により適宜増える可能性があることを説明しておくのが無難である。

◆ 縫合

● outside-in法

　前節縦断裂や円板状半月板の前節断裂に対して行うことが多い。

　前外側ポータルより遠位で半月板前節直上となるようにカテラン針を用いて確認した後，横皮切を置く。硬膜外針やMeniscus Mender II Disposable Set(Smith & Nephew社)を主に使用しているが，当院ではcentralization法の際に使用するMicro SutureLasso™ Small Curve with Nitinol wire loop(Arthrex社)を用いて縫合することもある。

症例

　23歳女性，大学ラクロス部所属。膝関節前外側の伸展時痛あり，パフォーマンス低下で手術を希望した。

　術前診断は，右外側円板状半月板の前方断裂であった。Meniscus Mender II

Disposable Set(Smith & Nephew社)を使用した。関節鏡視で円板状半月板(図1a)であること，また内側鏡視とプロービングで前節部の縦断裂(図1b)を確認した。円板状半月板を形成した後，ラスピング(図1c)で新鮮化を行った。

　前外側遠位部半月板直上に横切開を置いて関節包まで皮下を展開し，半月板前節の極力遠位から貫いてくるように，曲がりのニードルを，断裂を越えて半月板中心部近くまで刺入した(図1d)。続けて，垂直縫合となるように，関節包側より直のニードルを刺入(図1e)，キャプチャーループを直ニードルから通し，曲がりのニードルの先にかけ(図1f)，曲がりのニードルから送った2-0ファイバーワイヤーを把持(図1g)して引き抜いてきた(図1h)。3～5mmの幅で同様の処置を行い，関節包直上で締結した。

　計6針縫合し，緩みのないことを確認(図1i)して終了した(図1j)。

図1 23歳女性，大学ラクロス部：右膝関節外側円板状半月板の前方断裂
a：円板状半月板の鏡視像
b：内側鏡視で前節の縦断裂を確認(矢頭：断裂部)
c：ラスピングで新鮮化
d：形成後，曲がりのニードルで断裂部より十分に内縁に脛骨側から刺入
e：直のニードルを関節包側より垂直に刺入
f：キャプチャーループを曲がりのニードルにかける

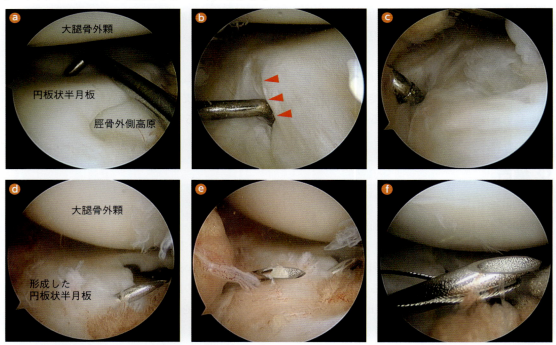

図1 （続き）
g：2号ファイバーワイヤーを曲がりのニードルから送る
h：ループで把持して引き抜き縫合
i：3～5mm幅で同様の処置を行う。計6針縫合した
j：LM前節outside-in縫合のシェーマ

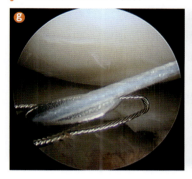
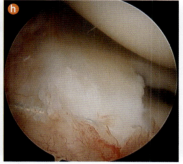
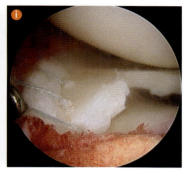
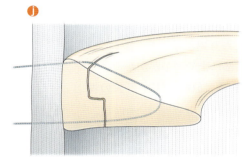

> **コツとPitfall**
>
> ファイバーワイヤーがうまく送れない場合は，関節鏡の潅流を止め，2-0ナイロンなどを用いてリレーを行うとよい。半月板直上の皮切から狙いづらい場合は，皮膚から直接刺入し，関節包直上で糸を拾ってくることもできる。

●inside-out法

　主に Meniscal suture kit（Stryker社）と両端針付縫合糸を用いて縫合している．当院では膝窩筋腱よりも後方での縫合の場合は，縫合前に関節包上まで展開をしている．膝関節90°屈曲位で外側側副靱帯後縁に沿った皮切を置く．皮下に大腿二頭筋と腸脛靱帯を確認できるので，その間を展開して関節包へと到達する．腓腹筋外側頭を背側に避けながら関節包周囲を剥離し，レトラクターを挿入する（図2）．膝窩筋腱より前方の中節の縫合の場合は，縫合前に外側皮下の展開は行わず，膝関節外側に経皮的に針を出し，後でまとめて展開することもある．縫合糸を経皮的に出した後，膝関節伸展位・内旋位とし，貫通した糸全体の中央部に約1～2cmの皮切を置く．関節包上まで展開，剥離を行い，関節包上からプローブで糸を探り，皮切部より拾う．再び胡座位として，関節鏡で確認しながら緩みのないよう縫合する．

　注意すべき合併症としては，腓骨神経損傷が挙げられる．腓骨神経は大腿二頭筋の裏を通り，腓骨頭に至り，その後方から腓骨頸部外側を回り込んで前方へと走行している．処置開始前に腓骨頭の位置を確認し，針先が腓骨神経が存在しない腓骨頭より前方かつ近位となるように縫合する．針先の湾曲の調整を行い，後方となり過ぎないようにする．

　半月板縦断裂に対しては，大腿骨側・脛骨側それぞれで実質部に十分に糸がかかるように垂直縫合を行う．水平断裂は，開口部を閉じるように縫合する．放射状（横）断裂の場合は，tie grip法で補強して締結するようにしている（後述，図3m〜o）．

図2　膝窩筋腱よりも後方での縫合
大腿二頭筋，外側腓腹筋を背側に避けてレトラクターを挿入する

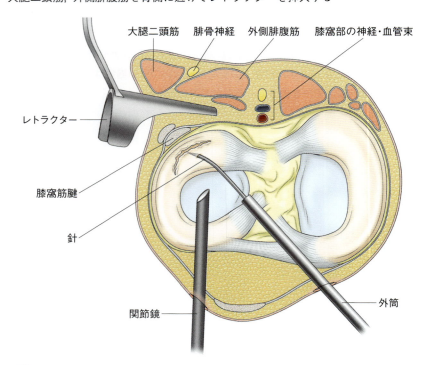

症例

16歳女性。体育の授業中に右膝関節外側の痛み，キャッチングを自覚した。

術前診断は右外側半月板中後節の縦断裂であった。関節鏡視のみではLM損傷ははっきりしない（図3a）が，膝窩筋腱裂孔のプロービングで，外顆を越えて引き出される緩みを確認（図3b）した。

まず，大腿骨側に膝窩筋腱にかからないように注意して実質部から針を刺入（図3c, d）した。位置を確認（図3e）し，垂直に関節包にかけた（図3f, g）。脛骨側の縫合も同様に実質部にかけるが，先にかけた大腿骨側の糸を助手に引いてもらうことで，LMをめくり上げることができる。半月板の脛骨側を露出して刺入し（図3h, i），その後，脛骨側関節包に刺入・縫合（図3j）した。最終的にinside-out法で大腿骨側3針，脛骨側2針縫合し，後節部はFAST-FIX®（Smith & Nephew社）を用いたall-inside法で縫合し終了とした（図3k）。図3lにinside-out縫合のシェーマを示す。

図3 16歳女性：右膝関節外側半月板中後節の縦断裂
a：鏡視像では，LM中後節に一見損傷なし
b：膝窩筋腱裂孔のプロービングで，半月板が大きく前方に引き出される
c：ガイドを用いて針を縫合部位まで誘導
d：両端針付縫合糸を刺入
e：針を助手に把持してもらい引き抜く
f：関節包側に反対側の両端針つき縫合糸を垂直になるように刺入

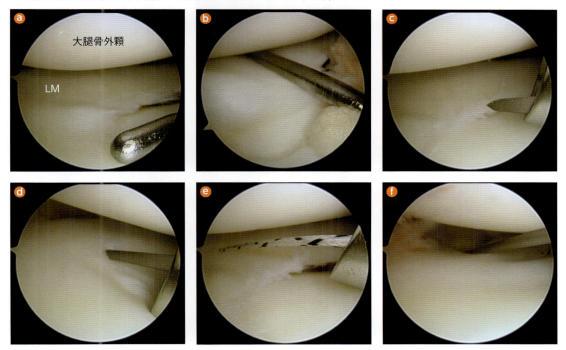

図3（続き）

g：大腿骨側垂直縫合
h：2本目を脛骨側に刺入。助手に大腿骨側の糸を引いてもらいめくると刺入が容易となる
i：針を助手に把持してもらい，引き抜く
j：脛骨側関節包に刺入
k：大腿骨側3針，脛骨側2針で縫合
l：LM中節 inside-out 縫合のシェーマ
m：中後節部の横断裂。水平に糸をかけるだけでは半月板が破綻する
n：tie grip法。まず断裂部から十分にマージンをとり，横断裂の両側に垂直に糸をかける（赤糸）
o：続けて水平に糸をかける（黄糸）。赤糸により補強されているため，縫合部の緊張を保つことができる

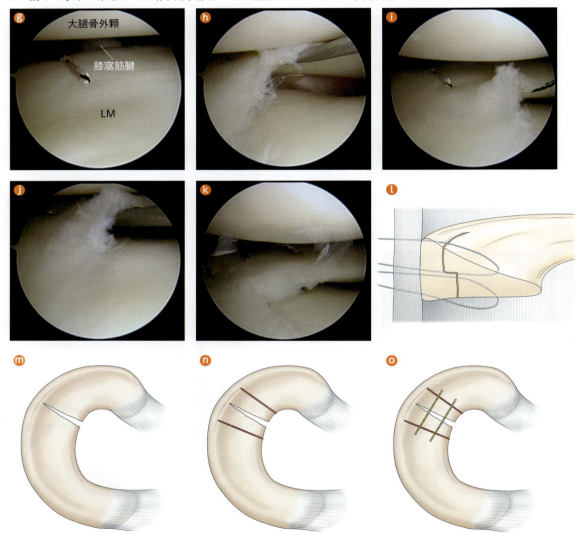

> **コツと Pitfall**
>
> - 中心部から刺入した場合，針の長さが足りないことがある。針の湾曲をよく意識して，丹念に拾ってもらう。助手とのコンビネーションが重要である。
> - 最初に縫合した糸ほど緩みやすい。一番強固に縫合したい部分は最後に締結する。

● all-inside法

　LM後節の膝窩筋腱より後方での縦断裂に対しては，主にFAST-FIX® 360システム (Smith & Nephew社) を用いてall-inside法で縫合を行う。関節包にかける場合は針先を10～12mm，半月板の中心部からかける場合には16～20mmと適宜長さを調整し，膝関節後方の軟部組織を痛めないよう注意する。

　脛骨側の垂直縫合は，断裂部が内縁に近い場合，また刺入角度がうまく上方に向けられない場合，刺入によるチーズカットにより医原性の放射状断裂を生じるリスクがある。そのような場合には無理をせずに，内縁側は大腿骨側に刺入することも厭わない。また，LM後角損傷に対する前外側ポータルからの縫合は，膝関節後方の神経血管束に向けての操作となるため，相対的禁忌となる。そうせざるを得ない場合は，最新の注意を払う。

　Scorpion(Arthrex)社を用いてsliding knot縫合する場合 (p.177参照)，断裂の片側のみ変性が強いことがある。この場合，より変性の強い部分をHost側とすることで，変性の少ない強固な部分を引き寄せて縫合する。横断裂の場合にはinside-out法と同様にtie grip縫合を行う (図3m〜o)。

症例

　17歳女性，女子ラグビー部。相手選手との接触で右膝関節を内反して受傷した。

　術前診断は右ACL損傷，内側側副靱帯損傷，外側半月板損傷であった。関節鏡視でLM後節に1.5cm程度の縦断裂を確認した (図4a)。プロービングで外顆を越えて引き出された (図4b) ため，FAST-FIX®による縫合とした。針先の長さを18mmとして，前外側から後角に向かわないことを確認し，半月板実質部の大腿骨側に少しだけかかるように刺入 (図4c)，縫合部に余計な負担をかけないように慎重にアンカーを送り (図4d)，90°回転させてゆっくり引き抜き，アンカーが問題なく留置されていることを確認する (図4e)。

　続けて，針先の長さを12mmとして脛骨側の実質部に少しかけながら，脛骨側関節包に刺入する (図4f)。ノットプッシャーでスライディングノットを押して締め付け (図4g)，スーチャーカッターで切断する。最初に脛骨側の縫合を行うことで，半月板の大腿骨側が視野の正面に下がってきて刺入が容易となる (図4h)。続けて2本目を針先18mmで大腿骨側実質部に刺入 (図4i) する。アンカーを留置した後，針先12mmとして大腿骨側実質部に少しかけるようにして関節包に刺入する (図4j)。締結して確認し，良好な固定を得た (図4k)。図4lにシェーマを示す。

図4 17歳女性，女子ラグビー部：右膝関節ACL損傷，MCL損傷，LM後節の縦断裂

a：LM後節の縦断裂の鏡視像
b：脛骨側からのプロービング。完全断裂を示す
c：脛骨側処置。FAST-FIX®を大腿骨側に少しかけるようにして刺入
d：刺入してアンカーを留置
e：アンカー留置を確認
f：脛骨側実質部に少しかけて関節包に刺入
g：ノットプッシャーでスライディングノットを締め付ける
h：スーチャーカッターで切断。縫合により半月板大腿骨側が前を向き，大腿骨側への刺入が容易となる
i：2本目のFAST-FIX®を大腿骨側実質部に刺入

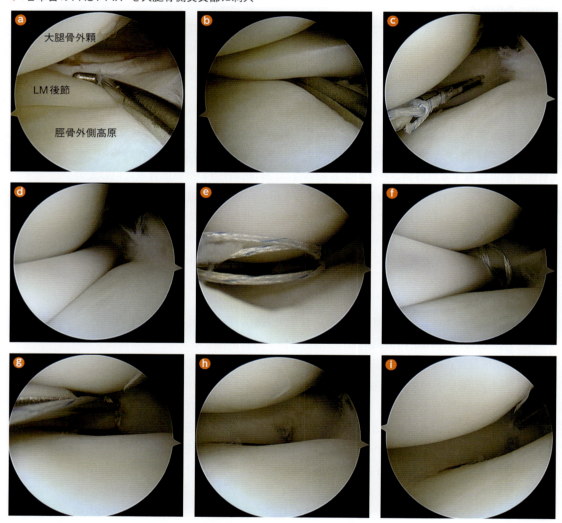

2 外側半月板修復術

図4 （続き）
j：大腿骨側実質部に少しかけて，関節包に刺入
k：締結．固定性は良好であった
l：LM後節all-inside縫合（FAST-FIX®使用）のシェーマ

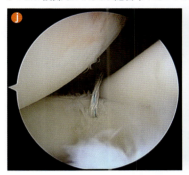 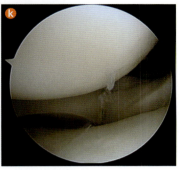 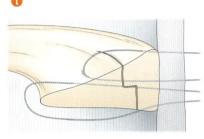

> **コツとPitfall**
> ・高齢者や変性の強い症例では，関節包自体が脆弱となっていることが多い．FAST-FIX®の関節包への刺入時やアンカー留置後に戻ってくる際には，関節包に余計なストレスを与えないよう慎重に行う．必ず一発で仕留めるつもりで行う．

後療法

　中節・後節の半月板縫合の場合，膝関節深屈曲位での荷重で縫合部へのストレスが生じるため，術後3カ月間は120°以上の屈曲位での荷重を禁止している．前節縫合の場合は同じ期間，急激な膝関節伸展動作を避けるよう指示している．

　その他の基本指導として，可動域訓練および大腿四頭筋セッティングは術翌日から施行とし，術後4週間はニーブレース装着下に両松葉杖を使用，段階的に疼痛内荷重を許可としている．術後4週でニーブレースをオフにして両松葉杖歩行を許可し，術後6週で全荷重歩行を許可している．

　半月板修復単独の場合，術後3カ月以降は筋力や可動域の回復をみて，段階的にスポーツ復帰を進めている．

【文献】

1) Beaufils P, Pujol N. Management of traumatic meniscal tear and degenerative meniscal lesions. Save the meniscus. Orthop Traumatol Surg Res 2017; 103: S237-44.
2) Claes S, Hermie L, Verdonk R, et al. Is osteoarthritis an inevitable consequence of anterior cruciate ligament reconstruction? A meta-analysis. Knee Surg Sports Traumatol Arthrosc 2013; 21: 1967-76.
3) Alford JW, Lewis P, Kang RW, et al. Rapid progression of chondral disease in the lateral compartment of the knee following meniscectomy. Arthroscopy 2005; 21: 1505-9.

3 内側半月板修復術

大原敏之, 古賀英之

はじめに

内側半月板(medial meniscus；MM)の修復も, 基本的には外側半月板(lateral meniscus；LM)と同様に, ①outside-in法(前節), ②inside-out法(中節〜後節), ③all-inside法(後節), ④pull-out repair法(後根断裂に対する), ⑤逸脱に対するcentralization法を基本手技として, 症例に合わせて適宜応用して行っている。

特に, inside-out法での膝関節内側の展開の際に伏在神経膝蓋下枝の損傷に気をつけなければならないこと, 前十字靱帯損傷に伴って生じるMM後角の縦断裂であるramp lesionの評価と修復が重要である[1,2]。

本稿では, inside-out法と, ramp lesionに対するall-inside法について, 代表症例を提示して説明する。

手術手技

◆ ポータル作製／関節鏡による評価

基本的にはLMと同様だが, 下垂位で処置を行い, 特に内側半月板後節部に対する処置の際には, 助手に適宜膝関節の伸展・外反・外旋を加えてもらい, ワーキングスペースを確保する。

MMに対する処置の場合, 前外側ポータルが低いと顆間隆起と干渉して, 損傷が多い中節や後節へのアプローチが厳しいことがある。術前診察所見やMRIなどの画像評価から, 前十字靱帯(anterior cruciate ligament；ACL)やLM等, 他の損傷部位へのアプローチも考慮しつつ前外側ポータルは高めに作製する。

また, 前内側ポータルを高い位置に作製すると内顆が邪魔をして後節部へのアプローチが厳しくなる。前外側ポータルを作製後にカテラン針を用いて方向を確認し, ポータルを作製する。最初に作製したポータルから損傷部位へのアプローチが困難な場合には, 再作製も厭わない姿勢が重要である。

ramp lesionの確認では, 膝関節屈曲位で後十字靱帯(posterior cruciate ligament；PCL)の内側に関節鏡を押し当て, そこから膝関節を伸展位としてPCLを弛緩させることで,

ほとんどの症例でMM後節後角部付近にカメラを送ることができ，プロービングも可能となる．しかし，顆間隆起や顆間部の骨棘増生が生じている症例や関節組織が全体に硬い症例では困難なこともあり，軟骨損傷の原因となることもあるので注意が必要である．上記の方法でramp lesionを確認できない場合は，後内側ポータルを作製することも検討する．

◆ 縫合

● outside-in法

前節縦断裂に対して行う．下垂位で行うこと以外は，LMと手技は変わらない（p.154参照）．

● inside-out法

LMと同様に，Meniscal suture kit（Stryker社）を使用して行う．

経皮的操作によるinside-out縫合は，関節包に内側側副靱帯（medial collateral ligament；MCL）を縫いこんでしまい長期に疼痛を生じる可能性や，伏在神経やその分枝を損傷する可能性があるため，縫合前に関節包上まで必ず剥離，展開する[3]．

筆者らは膝関節70°屈曲位として，内側関節裂隙とMCL浅層の後縁を触知し，内側関節裂隙のレベルより少し遠位で，MCL後縁に少しかかるようにした3～4cmほどの横皮切を置いている（図1）．伏在神経の枝が術野で確認されることがあるので，縦方向に軟部を鈍的に剥離しながら神経は愛護的に避け，展開を進めていく．MCL浅層の後縁を確認し，その縁で支帯を縦方向に切開し関節包を露出する．中後節の縫合は，膝関節を軽度伸展させて行うが，その際背側に避けた縫工筋や半膜様筋腱にレトラクターが頭側に押しやられるので，十分に膝蓋支帯を切開し余裕を持たせる（図2）．

後はLMの縫合と同様に，両端針付縫合糸を関節包直上のレトラクター内で助手に針を把持して引き抜いてもらい，縫合を進めていく．

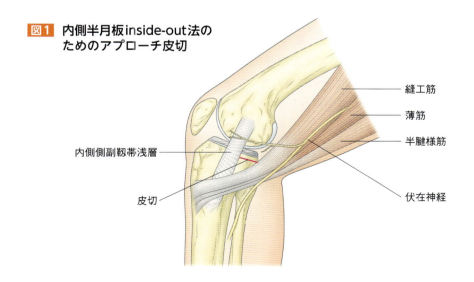

図1 内側半月板inside-out法のためのアプローチ皮切

縫工筋
薄筋
半腱様筋
伏在神経
内側側副靱帯浅層
皮切

図2 膝関節内側展開

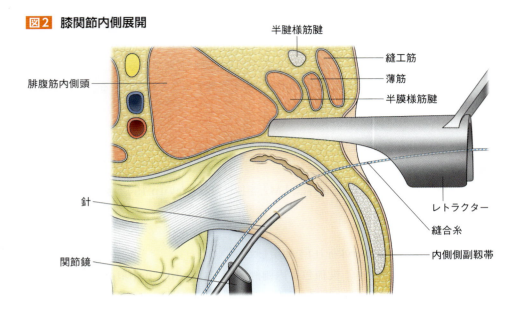

症例

　48歳男性。ランニング中に左膝関節内側の痛みを自覚した。術前診断は左膝関節MM中後節損傷であった。

　カテラン針を用いて中後節部へのアクセスを確認し（図3a），MM前節を傷つけないよう鏡視しながら，前内側ポータルを作成した（図3b）。関節鏡で一見損傷は目立たない（図3c）が，プロービングで内顆を越えて引き出される緩みを確認した（図3d〜f）。

　両端針付縫合糸を，中節部大腿骨側実質部に刺入した（図3g）。位置を確認し（図3h），少しだけ大腿骨実質部に針をかけながら，垂直に関節包にかけた（図3i）。糸を引いて固定が良好であることを確認した（図3j）。

　脛骨側の縫合では，大腿骨側実質部に少しだけかけて針を刺入し（図3k），続けて垂直に脛骨側関節包へ刺入して縫合した（図3l, m）。後節寄りの縫合時に大腿骨側の関節包に針をかける際，針先のカーブが合わず，狙った場所へ刺入できなかったため（図3n），いったん引き返し，針先の曲がりを調整することで問題なく滑らせることができ，狙った位置で縫合できた（図3o）。後節部の水平断裂に対してもレトラクターが十分に挿入・保護されていることを確認し，inside-out法で縫合した（図3p〜r）。合計で大腿骨側5針，脛骨側4針縫合し，手術終了とした（図3s）。

●all-inside法

　MM後節の断裂に対しては，主にFAST-FIX® 360システム（Smith & Nephew社）を用いてall-inside法で縫合を行っている。関節包にかける場合は針先を10〜12mm，半月板の中心部からかける場合には16〜20mmと適宜長さを調整し，膝関節後方の軟部組織を痛めないよう注意する。

図3 48歳男性：左膝関節MM中後節損傷

a：カテラン針で後節へのアクセスを確認
b：MM前節を痛めないよう鏡視しながら尖刃でポータル作成
c：MM中後節。鏡視のみでは損傷はわからない
d：プロービングで内顆を越えて引き出される縦断裂が確認できる
e：後節部のプロービングでも引き出される。また大腿骨側に水平断裂を認める
f：内側半月板損傷のシェーマ。中節から後節中央にいたる縦断裂（矢頭）と，後節全体に大腿骨側の水平断裂（矢印）を認めた
g：両端針付縫合糸を中節大腿骨側実質部に刺入
h：助手にレトラクター内で把持してもらい引き抜く
i：もう1つの針を少し実質部にかけるようにして関節包に刺入

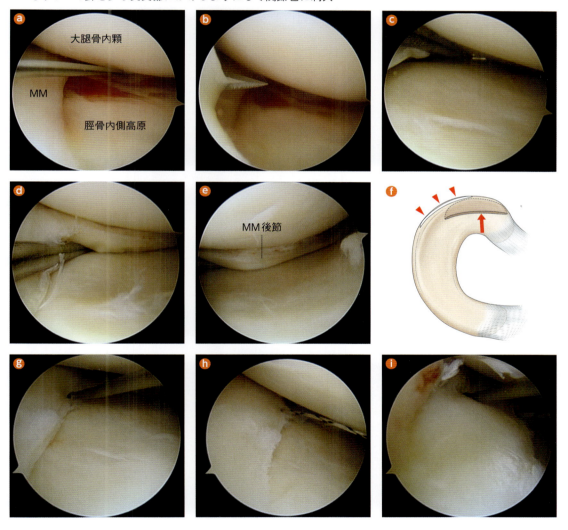

図3（続き）

j：糸のかかりを確認
k：脛骨側縫合。大腿骨側実質部に少しだけかけて刺入
l：もう1つの針を脛骨側に垂直となるように刺入
m：2本目縫合。固定性良好
n：図3mから脛骨側に1針追加。後節大腿骨側の水平断裂をまとめるように縫合。大腿骨側の関節包近くにかけたいが針のカーブが合わず刺入できなかった
o：針先を内顆に合わせて曲げたところ，問題なく滑らせて刺入できた
p：後節水平断裂の脛骨側に刺入
q：大腿骨側に刺入
r：針を引き抜き締結

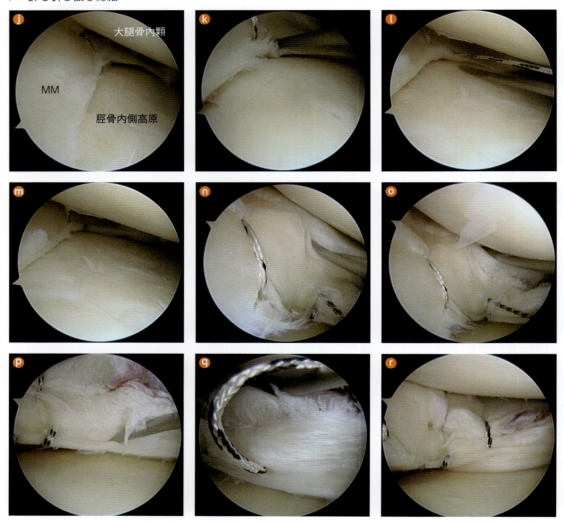

図3 （続き）
s：縫合終了。大腿骨側5針，脛骨側4針縫合した

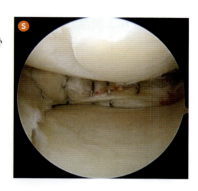

ramp lesionと気づかれずに修復されている場合もあると考えられるが，鏡視にてramp lesionが修復され関節包の緊張が回復していること，プロービングでMM後節の異常可動性が消失していることを確認する。

症例

19歳女性，バスケットボール部。ジャンプの着地動作で左膝崩れ出現。術前診断は左膝ACL損傷，MM損傷であった。

プロービングで内顆を越えて引き出されるMM後節を確認し（図4a, b），PCLと大腿骨内顆の間からMM後方鏡視を施行，MM後角部の縦断裂であるramp lesionを確認した（図4c, d）。

FAST-FIX®の針先の長さを18 mmとして，内側鏡視で大腿骨実質部から刺入した（図4e, f）。ゆっくりと針先をカメラと一緒に後方関節包へ移動し，10 mmで刺入した（図4g, h）。アンカーのかかりを確認し（図4i），ノットプッシャーで締結した（図4j, k）。弛緩していた後方の関節包の緊張が回復したことを視認できた。

2本目のFAST-FIX®をより中央寄りに18 mmで刺入し（図4l），再び関節包側に中央からゆっくり移動し（図4m），1本目の縫合で緊張して前方に引き寄せられた関節包を確認しながら，針先10 mmで刺入し（図4n），締結した（図4o）。

鏡視を外側に変更し，3本目のFAST-FIX®を前内側ポータルからMM中節の大腿骨面を滑らせるように移動して後節部に20 mmで刺入（図4p），脛骨側に12 mmで続けて刺入した（図4q）。固定性良好であることを確認して（図4r），手術終了とした。

後療法

LMの場合と同様に，中節・後節の縫合の場合，膝関節深屈曲位での荷重で縫合部へのストレスが生じるため，術後3カ月は120°以上の屈曲位での荷重を禁止している。その他の基本指導もLMと同様である。

図4 19歳女性，バスケットボール部：左膝ACL損傷，MM損傷

a：MM後節の鏡視像。一見損傷なし
b：MMがプロービングで引き出される
c：rampの鏡視。断裂が見られる（矢頭）
d：図4cからさらにカメラを進めると，カメラに押されて断裂部の開大が見られる
e：内側鏡視でFAST-FIX®を後節大腿骨側実質部から刺入
f：アンカーのかかりを確認
g：内側後方鏡視。ゆっくり針先をカメラと進め，関節包側に到達
h：関節包側に刺入
i：2つめのアンカーのかかりを確認

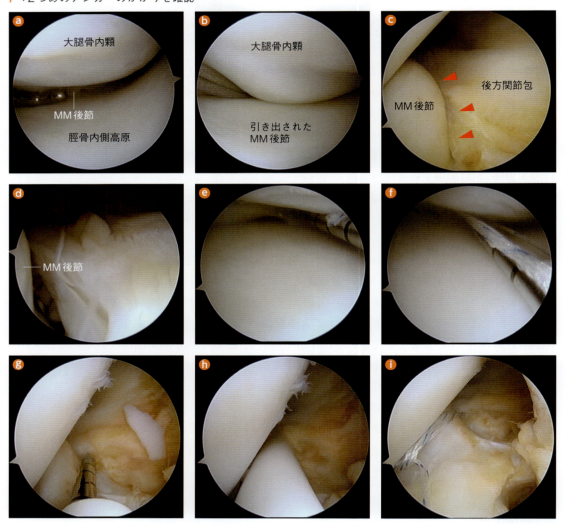

図4 （続き）

j：ノットプッシャーで締結。図4iに比較してrampの間隙が締まるのがわかる
k：前方からも確認
l：FAST-FIX®2本目。より中央寄りの大腿骨側実質部に刺入
m：中央から関節包近くへゆっくり針先を移動
n：関節包に刺入。1本目で関節包は引き寄せられており，より容易に刺入できる
o：締結。固定性良好
p：FAST-FIX®3本目。前内側ポータルから中節大腿骨側を滑らせるように刺入
q：脛骨側に刺入
r：縫合終了

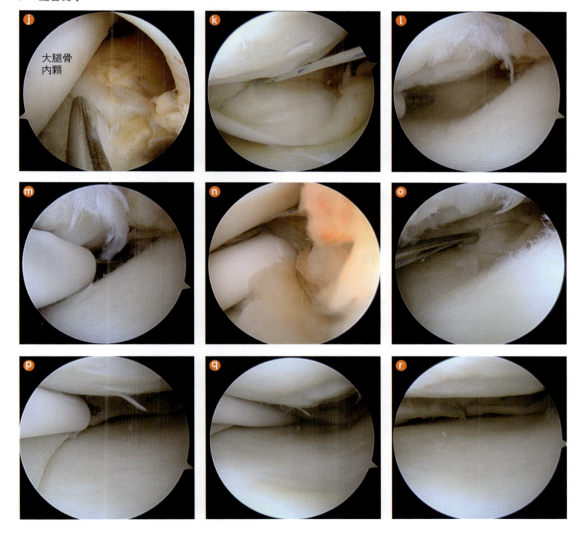

【文献】

1) Bollen SR. Posteromedial meniscocapsular injury associated with rupture of the anterior cruciate ligament: a previously unrecognised association. J Bone Joint Surg Br 2010; 92: 222-3.
2) Stephen JM, Halewood C, Kittl C, et al. Posteromedial meniscocapsular lesions increase tibiofemoral joint laxity with anterior cruciate ligament deficiency, and their repair reduces laxity. Am J Sports Med 2016; 44: 400-8.
3) Patterson DC, Cirino CM, Gladstone JN. No safe zone: The anatomy of the saphenous nerve and its posteromedial branches. Knee 2019; 26: 660-5.

4 内側半月板後根断裂

古賀英之

はじめに

　半月板後根は半月板の機能に重要な役割を果たしており，膝関節のキネマティクスや安定性を維持し，また半月板の逸脱を防止することにより変形性膝関節症(osteoarthritis of the knee；OA)への進行を予防している。そのうち内側半月板(medial meniscus；MM)後根は，主に前後方向への安定性に対するsecondary restraintとして働き，また半月板の逸脱を防止することにより内側コンパートメントにおけるMMの荷重分散機能に大きな役割を果たしている。そのため，MM後根断裂(MM posterior root tear；MMPRT)を生じることによりMMの荷重分散機能が失われ，早期に関節軟骨の変性やOAが進行する。また，MMPRTは大腿骨内側顆特発性骨壊死(spontaneous osteonecrosis of the knee；SONK)との強い関連が示唆されており，またその病態から近年ではSONKというよりも軟骨下不全骨折(subchondral insufficiency fracture)とすべきだという概念が強まっている[1]。

　MMPRTは中高年の女性に多く，典型的には段差を踏みはずす，階段やバスのステップを降りる，小走りするなどの軽微な外傷により膝窩部に激痛を生じ発症する。その後，腫脹，疼痛が継続し，短期間のうちにX線像上で内側関節裂隙の狭小化やSONKを生じるが，初診の段階ではしばしば見逃されることが多い。OAやSONKへの進行の危険因子としては，内反アライメント，高いBody Mass Index(BMI)，MRIにおけるbone marrow lesionの存在などが挙げられるが，最も相関の高い因子としてMMの逸脱が報告されている[2]。

　以上より近年では，逸脱を伴うMMPRTに対して積極的な修復術が行われるようになってきており，さまざまな手術手技(縫合法)が報告されている。しかしながら，MMPRTの断端はその病態の特性上すでに変性していることが多く，たとえ強固な縫合法を行ったとしても，半月板の逸脱を整復することは困難であることが報告されている[3]。そのため，半月板の逸脱をしっかりと整復し，長期的にその整復が維持されるような手術手技の開発が望まれている。

　筆者らは逸脱半月板に対する鏡視下centralization法を開発し，逸脱した外側半月板(lateral meniscus；LM)に対して良好な短期成績を報告しているが[4, 5]，近年では鏡視下centralization法の適応を拡大し，MMPRTのpull-out修復にcentralization法を追加することによってMMの逸脱を整復，補強する術式を開発した[6]。

　本術式の適応は中節部のMM逸脱を3mm以上生じているMM後根の完全断裂で，断裂部が付着部から6mm以内の症例(LaPrade classification type 2Aおよび2B[7])である。

正常アライメントの症例では半月板修復のみを行うが，内反アライメントの症例においては本術式に膝周囲骨切り術(Around the knee osteotomy；AKO)を併用すべきであり，筆者らは％ Mechanical axisが40％未満の症例では必ずAKOを併用し，40～50％の症例では症例ごとにAKO併用の適応を検討している。

手術手技

◆ 術前準備

全身麻酔，腰椎麻酔のどちらでも手術が可能である。

仰臥位で通常の関節鏡用ドレープを用いて行う。内側コンパートメントの操作の際には患肢を下垂させて行う。ターニケットは術中に駆血できるようあらかじめ準備しておく。

◆ 関節鏡による評価

関節鏡による関節内の評価を，通常の前内側ポータルおよび前外側ポータルを用いて行う。前外側ポータルは膝蓋腱のすぐ外側で高めに作製したほうが，後内側へアプローチしやすい。一方，前内側ポータルの作製は前外側鏡視にてカテラン針を用い，MMのすぐ近位に，MM後根へスムーズに器械が到達できるよう作製することが必要である(図1)。

図1 前内側ポータルの作製
a：前外側鏡視にてカテラン針(矢印)を用い，MMのすぐ近位に作製する
b：MM後根にスムーズに到達できることを確認する

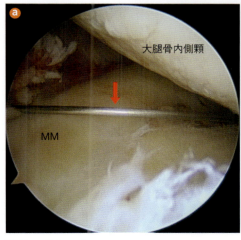
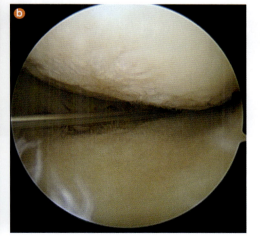

MM：medial meniscus

合併する軟骨欠損についての処置を，それぞれの病態に応じて施行する。関節鏡視下にMM後根部が断裂していることを確認する。大腿骨および脛骨骨棘の評価は，術前MRIを用いて軟骨棘も含めた評価を行ったうえで，関節鏡視下に確認する。単純X線像のみでの骨棘評価は不十分である。

◆ 内側側副靱帯の解離

　脛骨近位前内側面，鵞足上縁に沿った3cmの斜め皮切を置く。同部より内側側副靱帯（medial collateral ligament；MCL）浅層の脛骨付着部を，コブラスパを用いて剥離する（図2a）。この操作によって内側関節裂隙が開大し，手術操作をスムーズに行うことが可能となる。

　また，他に内側関節裂隙を開大させる方法として，MCL後方1/3の線維束を18G針により穿通するpie-crustingテクニックがあり，脛骨内側に皮切りをおかないMM後節〜後角部縫合などの際に有用である。

　AKO［ここでは内側開大式高位脛骨骨切り術（open wedge high tibial osteotomy；OWHTO）について述べる］を併用する場合にはOWHTOの皮切を置き（筆者らは脛骨近位内側に約6cmの軽度斜め皮切を用いている），同様にMCLの剥離を行う。また，ラフに骨切りラインを電気メスでマーキングし，脛骨骨孔作製位置をascending lineとtransverse lineの交点から1cm近位内側とし，マーキングしておく（図2b）。

図2　内側側副靱帯の解離
a：コブラスプ（矢印）を用いてMCL浅層（矢頭）を剥離する
b：OWHTO併用時の脛骨骨孔作製位置（丸印）。点線はおおよその骨切りラインを示す

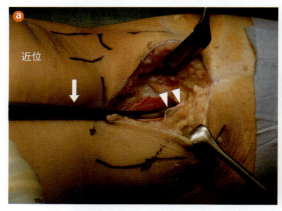 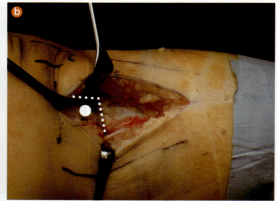

◆ 後根断裂断端の新鮮化

　前外側鏡視でMMPRTの評価，MM逸脱の程度を確認後，MM後根の断裂部断端を新鮮化する．断端が瘢痕で覆われている場合はシェーバーを用いて瘢痕をすべて切除し，また断裂断端を新鮮化する．関節包と癒着している場合には，これらもすべて切除する（図3）．

図3　関節鏡による評価
a：MM中節部は逸脱し，相対する脛骨高原の軟骨は欠損している
b：MM後根部は断裂し，瘢痕に覆われている（矢印）
c：シェーバーを用いて瘢痕を除去し，断裂部を新鮮化する
d：新鮮化後

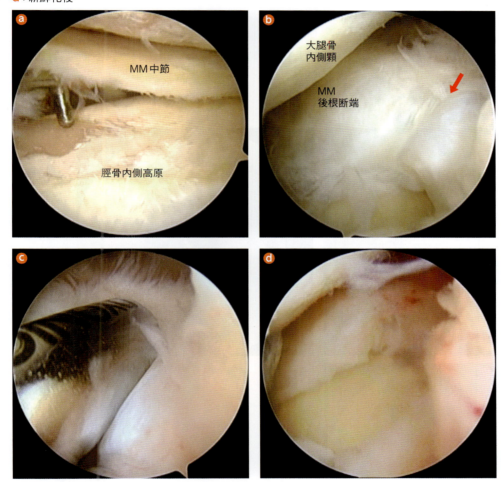

MM：medial meniscus

陳旧例では断端部はしばしば瘢痕で覆われており，一見すると連続性があり損傷を見逃しがちであるが，よく確認すると断端は退縮し瘢痕で後根付着部に連続している．中節部が逸脱していることも診断の一助となる．

◇ 脛骨骨孔の作製

　MMPRT用の脛骨ガイド(Arthrex社製もしくはSmith & Nephew社製)を前内側ポータルより挿入する。新鮮例の剥離損傷(Laprade type 2A)であれば、後十字靱帯(posterior cruciate ligament；PCL)すぐ前方のMMPRT付着部に骨孔を作製することを考慮してもいいが、筆者らは半月板断端を骨孔内に引き込むことでbiological healingを期待したいので、基本的には付着部のやや後方内側に骨孔を作製する。2.4mm径のガイドワイヤーを挿入後、4.0mm径中空ドリルでオーバードリルし、6mm径の逆行性ドリル(FlipCutter®, Arthrex社)を用いて深さ10mmのソケットを作製する(図4)。骨孔に被る軟骨を鋭匙で除去する。また、骨孔内側の半月板断端が引き込まれて接触する部分に関しても軟骨を除去し、同部でのhealingも期待する。

図4 脛骨骨孔の作製
a：ドリルガイドの設置
b：逆行性ドリル(矢印)による骨孔作製
c：鋭匙による軟骨の除去

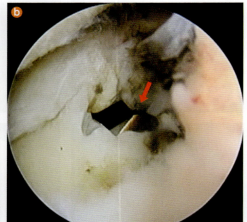
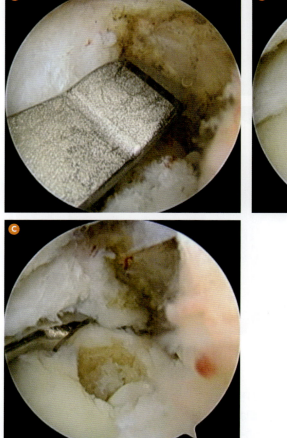

◆ 断端部の縫合

前内側ポータルよりKnee Scorpion™ Suture Passer(Arthrex社)を挿入する。Scorpion™にはSutureTape(Arthrex社)を糸の中央でロードしておく。Scorpion™を用いて断端部から約5mm程度のところで糸を通し，racking hitch knotにて断端を強固に把持する。同様の手技でさらに2本のSutureTapeをより内側にかけ，これら2本の糸はMM後節の外縁部を把持するようにする(図5)。FiberStick™(Arthrex社)を用いてスーチャーリレーを行い縫合糸を骨孔内に誘導し，脛骨近位前面にpull-outする。しかしこの時点では，特に陳旧例においては主に脛骨側の関節包の癒着により，断裂部の十分な整復や断端の骨孔内への引き込みは困難であり，また逸脱も整復されない。

図5 断端部の縫合
a：Scorpion™(矢印)を用い断裂断端にSutureTapeをかける
b：3本のSutureTapeをracking hitch knotで縫合し，断端を強固に把持する
c：FiberStick™(矢印)を用いて，スーチャーリレーで縫合糸を骨孔内に誘導する
d：pull-out後の鏡視像。半月板の整復は不十分である(点線：MM後根断端，矢印：骨孔位置)

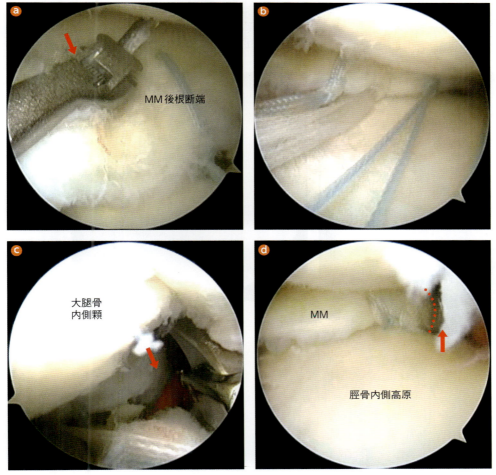

MM：medial meniscus

> **コツとPitfall**
> 1本目のSutureTapeは断端を把持するように縫合し，骨孔内に半月板断端がしっかりと入るようにする．一方で，断端部は変性しているので強固な把持は期待できない．そこで，2本目と3本目のSutureTapeは外縁部を把持するように縫合し，より強固な把持を行う．

◆ 大腿骨骨棘の切除

　膝関節伸展位〜軽度屈曲位とし，前外側ポータルより大腿骨内側顆を鏡視しながら，大腿骨の骨棘を確認し，骨棘の存在する症例においてはこれを切除する．前内側ポータルより平ノミを用いて大腿骨骨棘を十分に切除する（図6）．切除後はradiofrequency deviceを用いて切除部を凝固し，骨棘の再形成を予防する．

図6　大腿骨骨棘の切除
a：大腿骨骨棘の切除の鏡視像
b：骨棘切除後の鏡視像．radiofrequency device（矢印）を用いて切除部を凝固し，骨棘の再形成を予防する

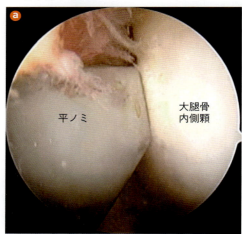
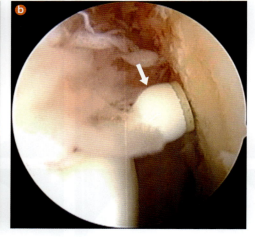

◆ 内側中央ポータルの作製

　内側中央ポータルをMCL浅層の前縁にて，大腿骨内側顆のすぐ前方，MMの約1cm近位に作製する。前外側ポータルより鏡視しながら，23Gのカテラン針を用いて位置を確認しながら作製すると容易である(図7)。ポータルの位置をMMよりも1cm程度近位に置くことにより，脛骨骨棘の切除や関節包の剥離が容易となり，なおかつアンカーを打ち込む際に適切な(脛骨高原のエッジに対して垂直な)角度を得ることができる。

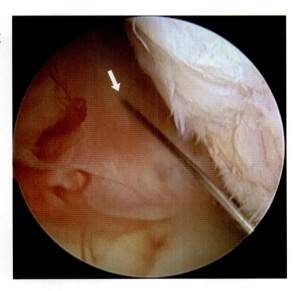

図7 内側中央ポータルをカテラン針刺入部位(矢印)に作製する

> **コツとPitfall**
>
> ポータルの作製はカテラン針を用いて厳密に行い，また後の操作を容易にするためにコッヘルなどを用いてポータルを十分に広げておく。視野確保のため，時にシェーバーで滑膜切除を行う。

◆ 脛骨骨棘の切除

　内側中央ポータルより平ノミを挿入し，脛骨高原の辺縁の骨棘を切除する（図8）。MMは通常逸脱しており骨棘切除を妨げることはないが，これを損傷しないように十分に注意して行う。後方の骨棘も十分に切除する。前方の骨棘は，前内側ポータルから平ノミを挿入したほうが切除しやすいことが多い。脛骨骨棘切除部については凝固止血は一切行わない。同部からの出血により，内方化した半月脛骨関節包と脛骨高原との癒着を期待する。

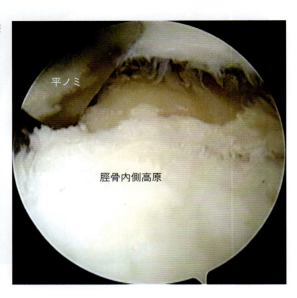

図8 脛骨骨棘の切除

> **コツとPitfall**
> 切除した脛骨骨棘は半月板や関節包に隠れて目視しにくいため，切除骨棘の取り残しに注意する。鋭匙鉗子などを用いて摘出するが，困難な場合には鋭匙を用いて掻きだして摘出する。取り残しにより遊離体のリスクを生じる。

◆ 半月脛骨関節包の剥離

骨棘を十分に切除後,半月脛骨関節包の剥離を行う(図9a)。バンカートラスプを半月板の下から関節包と脛骨高原の辺縁の間に挿入し,ハンマーで叩いて剥離する。前方は前方のアンカーが入る部位から,後方は後根の骨孔作製部まで全周性に剥離を行う。この剥離を行った後に,pull-outの縫合糸を引っ張ることにより逸脱したMMが整復され,断端部が十分に骨孔内に入ることを確認する(図9b)。

図9 半月脛骨関節包の剥離
a:半月脛骨関節包の剥離の鏡視像
b:十分な剥離により,半月板断端が十分に引き込まれ,逸脱が整復される(矢印)

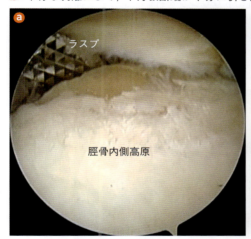 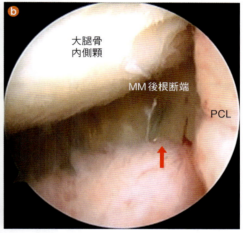

MM:medial meniscus, PCL:posterior cruciate ligament

> **コツとPitfall**
>
> 半月脛骨関節包の剥離は,本手術手技で最も大事な操作である。特に陳旧性のMMPRTでは,前述のように関節包の癒着により通常の修復手技のみでは逸脱はまったく整復されない。特に後内側部が最も癒着する部位であり,本操作によりpull-outの縫合糸を引っ張って同部がスムーズに骨孔方向に整復されるようになるまで,同部を徹底的に剥離する。

◆ MM centralization

　内側中央ポータルより，1.8mm Q-FIX® All-suture Anchor(Smith & Nephew社)を脛骨内側高原のエッジ，MCL後縁を目安に可能な限り後方に挿入する(図10a)。アンカー用のカニューラを内側中央ポータルより挿入し，ハンマーで固定した後にガイドワイヤーを用いてドリリングし，その後アンカーを挿入する。アンカーの糸はスーチャーグラスパーを用いて前内側ポータルに拾っておく。

図10 MM centralization
a：1本目のアンカーの挿入位置。ガイド(矢印)をできるだけ後方にもっていく。この後，ハンマーで軽く叩いて取っ掛かりをつけた後，ガイドで大腿骨内側顆を押し込むようにして適切なアンカー挿入角度とし，再度ハンマーで叩いて固定をした後にドリリングを行いアンカーを挿入する
b：Micro SutureLasso™の刺入(矢印)。半月板の下を鏡視しながら，Micro SutureLasso™が半月板実質部ではなく関節包を貫いていることを確認する
c：2本目のアンカー挿入
d：MM中節部が内方化されていることが鏡視下に確認できる(矢印：マットレス縫合締結部)

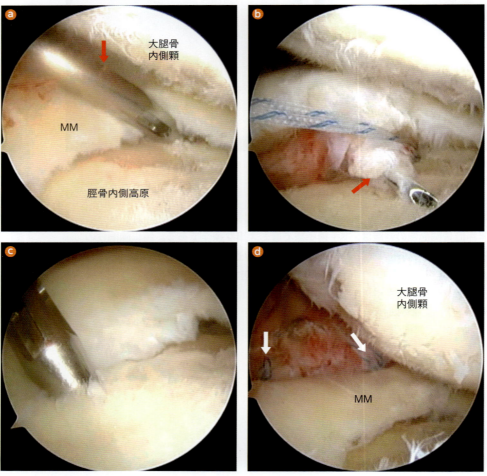

MM：medial meniscus

Micro SutureLasso™ Small Curve with Nitinol wire loop（Arthrex社）を内側中央ポータルより挿入し，MMとの境界部の関節包に上方から下方に向かって刺入する（**図10b**）。Nitinol wire loopを関節内へ十分に送り，前内側ポータルから拾う。このloopにアンカーの糸を通してスーチャーリレーを行うことにより，関節包の下方から上方へ糸を通す。同様の手技をもう一方のアンカーの糸に対して行うことで，マットレス縫合を作製する。

2本目のアンカーを脛骨内側高原のエッジ，1本目のアンカーの1cm前方に挿入する（**図10c**）。同様の手技を繰り返し，マットレス縫合を作製する。上記のように作製した2本のマットレス縫合を，スライディングノットを用いて締結する。逸脱したMMが内方化されていることを確認する（**図10d**）。

コツと Pitfall

- アンカー挿入部は骨棘切除部の内方とし，切除部にアンカーを打たないように注意する。特にMMPRTは高齢の女性が多く，アンカーの固定強度が得られず抜けてしまうことがある。現在筆者らはMMPRTに対してはより強固な固定が得られるQ-FIX® All-Suture Anchor（Smith & Nephew）を用いている。
- Micro SutureLasso™の関節包刺入位置は非常に重要であり，pull-outの縫合糸を引っ張ってMMの逸脱を整復させ，その状態でアンカーを挿入した位置に相当する関節包に糸をかけるようにMicro SutureLasso™を刺入する。もし十分に関節包の剥離を行った後でもpull-outの縫合糸を引っ張った状態での整復が不十分と判断された場合には，整復させたい程度に応じて糸をかける位置をアンカー刺入部よりもやや前方にする。それにより半月板を後方に移動させることで，ある程度の整復が可能となる。

◆ pull-out縫合糸の最終固定

脛骨前面の骨孔出口で, pull-out縫合糸を最終固定する(図11)。筆者らはABS Button (Arthrex社)を用いているが, 固定材料は特に問わない。固定肢位は膝関節屈曲60°, 張力はmanual maxとし, 患肢を下垂させて関節鏡視下に緩みがないことを確認しながら締結している。

OWHTO併用例では, 一度骨孔内に引き込んだpull-out縫合糸を関節鏡のポータルに戻し, 骨孔内にはスーチャーリレー用の糸を通しておく。その後, 定型どおりに骨切りを行い, プレート固定をする際には骨孔に関節鏡用の鈍棒を挿入しておき, スクリューとの干渉を避ける, もしくはどうしても干渉が避けられない場合には力学的に最も影響の少ないA holeとの干渉のみ許容し, 同holeには短いスクリューを挿入する。プレート固定後にpull-out縫合糸を再度脛骨前面に引き出し, 上記と同様の方法で最終固定する。

図11 pull-out縫合糸の最終固定後
a：断端部は骨孔内に十分に引き込まれている
b：MMの逸脱は完全に整復されている
c：OWHTO併用時の最終固定後。pull-out縫合糸はボタン(矢印)に締結されている

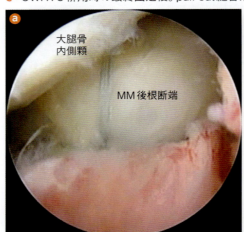
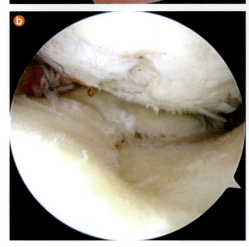
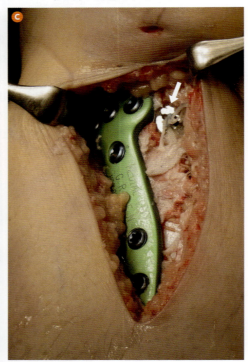

MM：medial meniscus

> **コツとPitfall**
>
> OWHTO併用時のスクリューと骨孔の干渉が，この手術の一番のpitfallである。前述のように骨孔内に鈍棒を挿入しておき，骨孔との干渉を可能な限り避ける。TriS plate（オリンパステルモバイオマテリアル社）はプレートの後方設置が可能であり，またスクリューがcannulatedなため，ガイドワイヤーによる骨孔との干渉の確認が可能であり有用である。プレートをできるだけ後方かつやや遠位に設置することにより，骨孔をAスクリューの前方に位置させることが可能になる（図11c）。

図12 代表症例のMRI所見

a, b：術前所見。MM後根部の断裂（a，矢印）と中節部の逸脱（b，矢印）を認める

c, d：術後1年。MM後根部は付着部への連続性を認め（c，矢印），逸脱していた中節部は整復されている（d，矢印）

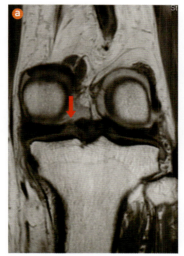
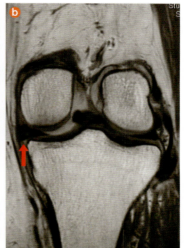
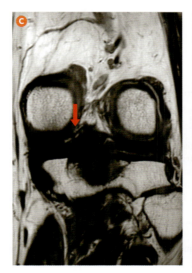
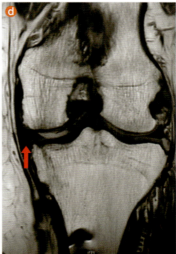

後療法

可動域訓練および大腿四頭筋セッティングは術翌日から施行する。術後4週間はニーブレース装着下に両松葉杖歩行とし，段階的に疼痛内荷重を許可する。術後4週でニーブレースをオフにして両松葉杖歩行を許可し，術後6週で全荷重歩行を許可するが，膝関節の深屈曲荷重は術後3カ月は禁止する。スポーツ活動は術後3カ月以降にジョギングから開始し，その後段階的に復帰を許可する。

【文献】

1) Hussain ZB, Chahla J, Mandelbaum BR, et al. The role of meniscal tears in spontaneous osteonecrosis of the knee: a systematic review of suspected etiology and a call to revisit nomenclature. Am J Sports Med 2017; doi:10.1177/0363546517743734.

2) Kwak YH, Lee S, Lee MC, et al. Large meniscus extrusion ratio is a poor prognostic factor of conservative treatment for medial meniscus posterior root tear. Knee Surg Sports Traumatol Arthrosc 2018; 26: 781-6.

3) Chung KS, Ha JK, Ra HJ, et al. Pullout fixation of posterior medial meniscus root tears: correlation between meniscus extrusion and midterm clinical results. Am J Sports Med 2017; 45: 42-9.

4) Koga H, Muneta T, Yagishita K, et al. Arthroscopic centralization of an extruded lateral meniscus. Arthrosc Tech 2012; 1: e209-12.

5) Koga H, Muneta T, Watanabe T, et al. Two-year outcomes after arthroscopic lateral meniscus centralization. Arthroscopy 2016; 32: 2000-8.

6) Koga H, Watanabe T, Horie M, et al. Augmentation of the pullout repair of a medial meniscus posterior root tear by arthroscopic centralization. Arthrosc Tech 2017; 6: e1335-9.

7) LaPrade CM, James EW, Cram TR, et al. Meniscal root tears: a classification system based on tear morphology. Am J Sports Med 2015; 43: 363-9.

Memo

5 外側半月板後根断裂

古賀英之

はじめに

半月板後根は半月板の機能に重要な役割を果たしており，膝関節のキネマティクスや安定性を維持し，また半月板の逸脱を防止することにより変形性膝関節症（osteoarthritis of the knee；OA）への進行を予防している。そのうち，外側半月板（lateral meniscus；LM）後根は主に回旋安定性に対するsecondary restraintとして働き，また半月板の逸脱を防止することにより外側コンパートメントにおけるLMの荷重分散機能に大きな役割を果たしている。

LM後根断裂（LM posterior root tear；LMPRT）は前十字靱帯（anterior cruciate ligament；ACL）損傷に多く合併する[1]。従来，ACL再建術時にみられる同部の損傷は自然治癒することが多いといわれており，放置，もしくは後根部のフラップ損傷がみられる場合には部分切除の適応となることが多かった。しかし，自然治癒したとしても同部はhoopを喪失した状態で瘢痕治癒するため，LMの逸脱は残存する。部分切除によって，LMの逸脱はより増大する。そのため，近年ではその重要性が認識され，積極的に縫合術が適応されるようになってきている。

LMPRTが荷重分散に与える影響を検討したcadaver studyにおいては，Forkel分類のType 1および2，すなわち骨性付着部のみの断裂では荷重分散にはそれほど大きな影響を与えない一方，Type 3，すなわちmeniscofemoral ligamentにまで損傷が及ぶと外側コンパートメントの接触圧を大きく上昇させる（図1）[2]。ではType 1，2損傷では修復が不要かというとそうではなく，脛骨付着部のLMPRTにてACL損傷膝におけるpivot shift testの不安定性を増強させることが，同じくcadaver studyで示されている[3]。臨床的にも，LMPRTはACL損傷膝におけるpivot shift testのgradeに影響を与えることが報告されている[1]。また，ACL再建術中に半月板縫合が回旋不安定性に与える影響を検討した研究においても，LMPRTの縫合は三次元加速度計にて計測したpivot shift test時の加速度を低下させることが示されている[4]。

以上より，現在筆者らはLMPRTに関してはその損傷形態にかかわらず，原則的に全例縫合を行っている。LMPRTに対する術式はその断裂形態によって変わってくるが，付着部の剥離損傷（Forkel分類Type 1，3）と後根実質部の放射状断裂もしくはフラップ状断裂（Forkel分類Type 2）に大別できる[5]（図1）ので，それぞれについて概説する。

図1 外側半月板後根断裂のForkel分類
Type 1：meniscofemoral ligamentの損傷がない脛骨付着部の剥離損傷
Type 2：脛骨付着部とmeniscofemoral ligament半月板起始部間の放射状断裂
Type 3：脛骨付着部とmeniscofemoral ligamentの完全損傷

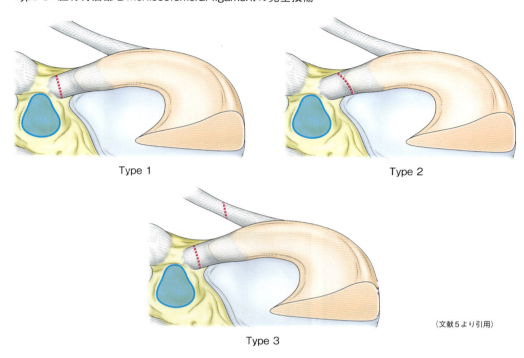

（文献5より引用）

手術手技

◆ 術前準備

　全身麻酔，腰椎麻酔のどちらでも手術が可能である。
　仰臥位で，通常の関節鏡用ドレープを用いて行う。外側コンパートメントの操作の際には，患肢を手術台に乗せて胡座位にして行う。術中に駆血できるように，ターニケットはあらかじめ準備しておく。

◆ 関節鏡による評価

　関節鏡による関節内の評価を，通常の前内側ポータルおよび前外側ポータルを用いて行う。合併する損傷に対する手術にもよるが，前内側ポータルは高めに作製したほうがアプローチしやすい。一方，前外側ポータルは低めに作製したほうがLM後根へはアプローチしやすいが，ACL損傷を合併する症例でoutside-in approachでACL再建術を行う場合は，できるだけ膝蓋腱に近く高めに作製したほうが大腿骨ガイドの挿入が容易に

なるためこちらを優先し，LM後根へのアプローチが難しければ新たに低めにポータルを作製するようにしている。

合併する靱帯損傷，軟骨欠損についての処置を，それぞれの病態に応じて施行する。関節鏡視下にLM後根部の断裂形態を確認する。

◆ 剥離損傷に対する縫合

● 損傷部の確認と新鮮化

剥離損傷に対しては，pull-outによる縫合を行う。前外側鏡視でLMPRTの評価，LM逸

図2 関節鏡による剥離損傷の評価：ACL再断裂例における陳旧性LMPRT
a：LM後根部は一見，瘢痕治癒している（矢印）。後根付着部後方のmeniscofemoral ligamentは消失している
b：プロービングで後根部がlift-offする
c：LM中節部は逸脱し，相対する脛骨高原の軟骨はsofteningしている

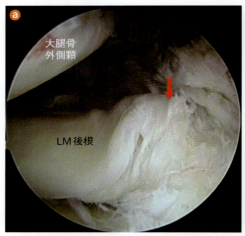
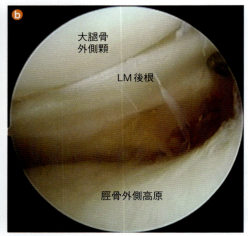
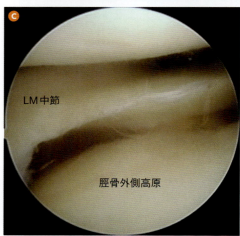

コツとPitfall

LMPRTでは後方にmeniscofemoral ligamentが連続しており，またしばしば瘢痕治癒しているため，陳旧例の剥離損傷は見逃されることが多い（図2a）。このような症例では中節部の逸脱を認め，プローブで後根部が持ち上がる（lift-off）ので（図2b, c），pull-out縫合により修復を行うべきである。また，後根部の新鮮化の際に，瘢痕切除とともにmeniscofemoral ligamentを損傷してしまうことがないように注意する。

LM：lateral meniscus

脱の程度を確認後，LM後根の断裂部断端を新鮮化する（図2）。

●脛骨骨孔の作製

通常のACL再建術用の脛骨ガイド（Smith & Nephew社）を前内側ポータルより挿入する．LMPRTについても内側半月板後根断裂（medial meniscus posterior root tear；MMPRT）と同様，筆者らは半月板断端を骨孔内に引き込むことによりbiological healingを期待したいので，基本的にはLM後根部，外側顆間隆起のすぐ外側に骨孔を作製する（図3a）．ACL再建術の脛骨後外側（postero-lateral；PL）骨孔にpull-outすることも，上記理由により行わない．2.4mm径のガイドワイヤーを挿入後，4.0mm径中空ドリルでオーバードリルし，6mm径の逆行性ドリル（FlipCutter®，Arthrex社）を用いて深さ10mmのソケットを作成する．骨孔に被る軟骨を鋭匙で除去する．また，骨孔外側の半月板断端が引き込まれて接触する部分に関しても軟骨を除去し，同部でのhealingも期待する（図3b）．

図3 脛骨骨孔の作製
a：ドリルガイドの設置
b：鋭匙による軟骨の除去．骨孔位置には鈍棒（矢印）が挿入されている

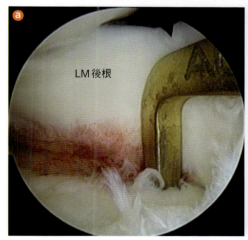 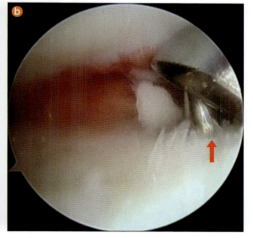

LM：lateral meniscus

> **コツとPitfall**
> ACL再建例ではACL骨孔とのオーバーラップに注意する．基本的には，PL骨孔と同じガイドの角度（筆者らは55°で作製している）で作製すれば脛骨骨孔出口はPL骨孔の遠位となり，オーバーラップすることはない．

● 断端部の縫合・固定

前内側もしくは前外側ポータルよりKnee Scorpion™ Suture Passer(Arthrex社)を挿入する。Scorpion™にはSutureTape(Arthrex社)を糸の中央でロードしておく。MMPRTと同様に、Scorpion™を用いて断端部から約5mm程度のところで糸を通し、racking hitch knotにて断端を強固に把持する(図4a)。同様の手技でさらに2本のSutureTapeをより外側にかけ、これら2本の糸はLM後節の外縁部を把持するようにする。FiberStick™(Arthrex社)を用いてスーチャーリレーを行い、縫合糸を骨孔内に誘導し、脛骨近位内側前面にpull-outする(図4b)。若年のACL損傷例かつ新鮮例であれば、断裂部の十分な整復や断端の骨孔内への引き込み、逸脱の整復は十分に達成される。

脛骨前面の骨孔出口で、pull-out縫合糸を固定する。筆者らはABS Button(Arthrex社)もしくはステープル(メイラ社)を用いているが、固定材料は特に問わない。固定肢位は膝関節屈曲60°、張力はmanual maxとし、患肢を胡座位として関節鏡視下に緩みがないことを確認しながら締結している。

図4 断端部の縫合・固定
a：Scorpion™(矢印)を用い、断裂断端にSutureTapeをかける
b：pull-out後。断端部は骨孔内に十分に引き込まれ、LMの逸脱は完全に整復されている

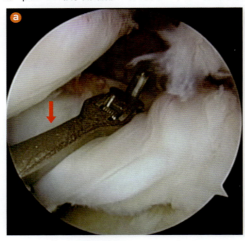
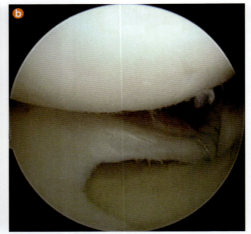

> **コツとPitfall**
> - 1本目のSutureTapeは断端を把持するように縫合し、骨孔内に半月板断端がしっかりと入るようにする。一方で2本目と3本目のSutureTapeは外縁部を把持するように縫合し、より強固な把持を行う。
> - 陳旧例でpull-out縫合のみでは十分な整復が得られない場合や、断裂断端の変性が強い場合には、MMPRTと同様にcentralizationによる補強を行うが、剥離損傷において補強が必要な症例は多くない。

◆ 放射状断裂，フラップ断裂に対する縫合

　新鮮例で，かつ後根側半月板の大きさが十分にある症例では数針の水平マットレス縫合のみで十分な場合もあるが，通常はサイズが小さかったり変性があったりする場合が多い。そのため，可能な限りtie-grip sutureを行う。筆者らはKnee Scorpion™ Suture Passer（Arthrex社）を用いて，2-0 FiberWire®（Arthrex社）で垂直マットレス縫合を断裂部の両側に1針ずつかけ，それをまたぐように水平マットレス縫合を2〜3針かけるようにしている（図5）。

図5　放射状断裂の縫合
a：LM後根部に放射状断裂を認める
b：Scorpion™を用い，断裂部の両側にかけた垂直マットレス縫合（矢頭）をまたぐように水平マットレス縫合をかける
c：スライディングノットを用いて締結する
d：縫合後。本症例では水平マットレス縫合を3針かけている

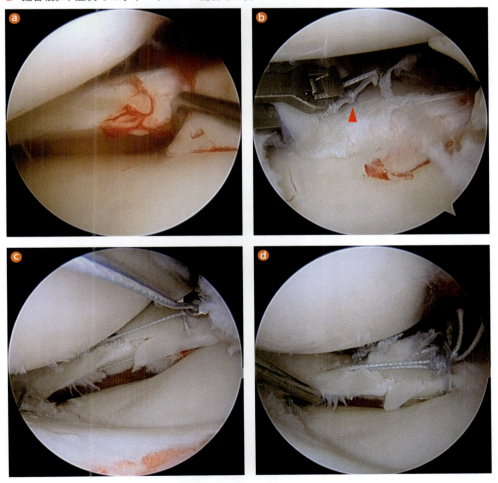

図6 陳旧性フラップ断裂の縫合

a：LM後根部に陳旧性の断裂を認める
b：脛骨付着部側のフラップ（矢印）と後節部は離れている
c：中節部は大きく逸脱している
d：このような症例では先にcentralization（矢頭）を行い，先にLMの逸脱を整復する
e：centralization後。後節部も内方化されることにより，無理のない断裂部の縫合が可能になる
f：断裂部縫合後。図5の症例と同様の方法で，水平マットレス縫合2針にて縫合した

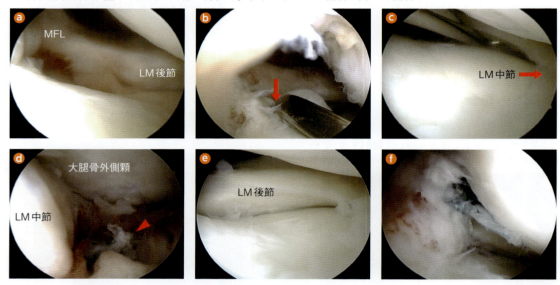

LM：lateral meniscus, MFL：meniscofemoral ligament

図7 図6の症例のMRI所見

a：術前所見（冠状断）。LM後根部のフラップ断裂と断裂部の解離（矢印）を認める
b：術後1年（冠状断）。LM後根縫合部（矢印）は連続性を認める

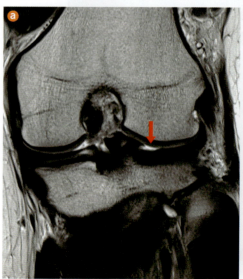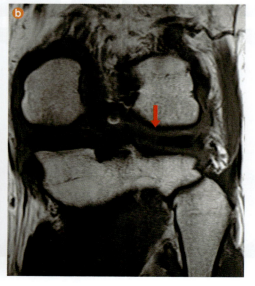

陳旧例で断裂断端の変性が強い場合や，断裂部が退縮し縫合部に強いテンションがかかるような場合には，MMPRTと同様にcentralizationによる補強を行う。その際には，先に中節部にcentralizationを行って逸脱を整復させることにより断裂部を近づけることができるので，centralization施行後に断裂部を縫合するようにしている（図6，7）。

> **コツと Pitfall**
>
> 同部にFAST-FIX®（Smith & Nephew社）などのall-inside deviceを用いる場合，断裂の後根側へ前内側ポータルから刺入しようとすると斜めに刺入することになり，チーズカットしやすい。一方で，前外側ポータルから後根部への刺入は禁忌である。以上より，筆者は原則としてKnee Scorpion™を用いるようにしている。

後療法

ACL同時再建例では，原則としてACL再建術後のリハビリテーションプロトコールに準じるが，膝関節屈曲荷重をやや遅らせて半月板縫合後のプロトコールとする。可動域訓練および大腿四頭筋セッティングは，術翌日から施行する。術後4週間はニーブレース装着下に両松葉杖歩行を使用し，段階的に疼痛内荷重を許可する。術後4週でニーブレースをオフにして両松葉杖歩行を許可し，術後6週で全荷重歩行を許可するが，膝関節深屈曲荷重は術後3カ月は禁止する。スポーツ活動は術後3カ月以降にジョギングから開始し，その後段階的に復帰を許可する。術後6カ月でのスポーツ復帰を目標とする。

【文献】

1) Minami T, Muneta T, Sekiya I, et al. Lateral meniscus posterior root tear contributes to anterolateral rotational instability and meniscus extrusion in anterior cruciate ligament-injured patients. Knee Surg Sports Traumatol Arthrosc 2018; 26: 1174-81.

2) Forkel P, Herbort M, Sprenker F, et al. The biomechanical effect of a lateral meniscus posterior root tear with and without damage to the meniscofemoral ligament: efficacy of different repair techniques. Arthroscopy 2014; 30: 833-40.

3) Shybut TB, Vega CE, Haddad J, et al. Effect of lateral meniscal root tear on the stability of the anterior cruciate ligament-deficient knee. Am J Sports Med 2015; 43: 905-11.

4) Katakura M, Horie M, Watanabe T, et al. Effect of meniscus repair on pivot-shift during anterior cruciate ligament reconstruction: objective evaluation using triaxial accelerometer. Knee. 2019; 26: 124-31.

5) Forkel P, Reuter S, Sprenker F, et al. Different patterns of lateral meniscus root tears in ACL injuries: application of a differentiated classification system. Knee Surg Sports Traumatol Arthrosc 2015; 23: 112-8.

6 変性半月板に対する半月板修復術

片桐洋樹, 古賀英之

はじめに

　半月板は加齢に伴い組織学的にコラーゲン配列の乱れ, 細胞密度の変化, 細胞間質のプロテオグリカンの組成の変化を認める[1]。このような退行性変化を基盤に, 半月板がfibrillation, 後角損傷, 放射状（横）断裂, 水平断裂, フラップ損傷を引き起こすと考えられる。しかしMRIによる検討では, 単純X線でのKellgren-Lawrence分類grade 2以上の変形性膝関節症（osteoarthritis of the knee；膝OA）の患者において, 膝痛などの症状を有する患者のうち63％に半月板損傷を認めたが, 膝症状を有さない患者の60％にも同様に半月板損傷を認めていた[2]。また, 半月板損傷の代表的症状とされているロッキングまたはキャッチングを有した患者に対する検討でも, 変性半月板の部分切除1年後に約半数の症例に症状が残存したとの報告[3]もあり, 変性半月板による膝症状を的確に診断することは非常に難しい。一般的には, 後角損傷では圧分散が変わり急性発症を認め, 横断裂は比較的強い痛みを認め, フラップ損傷では強い引っかかり症状を有することがあるとされ, 水平断裂では無症候性であることも多いとされるが症状は一様ではない。

　このように, 変性半月板に対する手術適応の判断は難しいため, 筆者らは引っ掛かり感, 疼痛の増強する動作, 圧痛部位など臨床症状とMRIでの半月板損傷部位, 損傷形態の画像所見を十分に検討し, 症状が半月板由来であることを強く疑う場合にのみ手術療法を行っている。一方で, 壮年期の前十字靱帯損傷に伴い発生した変性半月板の断裂, 若年〜壮年期の外側円板状半月板の変性を伴う水平断裂は, 軟骨変性進行の予防も期待して積極的に縫合している。手術に際しては, 半月板切除による大腿脛骨関節面の接触圧の増強, 軟骨変性の進行が報告[4]されているため, できる限り半月板を温存している。本稿では, 損傷形態ごとに筆者らの術式を概説する（後根断裂に関しては, p.172 「内側半月板後根断裂」を参照してほしい）。

手術手技

◇ 術前準備

全身麻酔，腰椎麻酔のどちらでも手術は可能である。

体位は仰臥位とし，患肢を手術台から下ろして下垂位とする。ベッドを高くし，やや患側上にベッドを傾けると操作しやすい。

関節鏡用ドレープを使用する。ターニケットは術中に駆血できるようあらかじめ準備しておくが，通常は使用しない。

◇ 関節鏡による評価

前外側ポータルを先に置き，カテラン針を用いて前内側より容易に損傷半月板にアプローチできることを確認しながら，前内側ポータルを作製する。両ポータルを用いて，関節内の評価を一定の手順で行う。半月板損傷の広がり，深さ，不安定性を，プロービングで評価する。フラップ損傷や水平断裂では，半月板が脛骨縁から下方へまくれ込んでいることもあり，まくれ込んだ半月板はプロービングで引き出して評価する。

◇ fibrillation

fibrillationのみの損傷では，当院では手術を行わない。他の半月板損傷，靱帯損傷に伴いfibrillationを認めた際には，シェーバーまたは半月板鉗子にて最小限の成型を行う（図1）。

◇ 放射状（横）断裂

横断裂に対しては，可能な限りtie-grip法で縫合している。変性に伴う横断裂は中節付近に生じることが多く，tie-grip法は通常inside-out法で行う（図2a）。

内側半月板の場合は，先に皮膚の展開を行う。カテラン針を用いて関節外より関節内に穿刺し，皮膚切開の位置を決める。同部位に3cm程度の横切開を置く。皮下を展開して筋膜・内側膝蓋支帯を露出し，内側側副靱帯（medial collateral ligament；MCL）の後方のレベルで縦に切開し，関節包を露出する。関節包上で関節裂隙に沿ってレトラクターを挿入する。

外側半月板の場合，筆者らは原則として膝窩筋腱の前方までをinside-out法で行うため，縫合前に外側皮下の展開は行っておらず，膝関節外側に経皮的に針を出し，後でまとめて展開している。その際は，半月板にすべての糸をかけた後に膝伸展位・内旋位とし，貫通した糸全体の中央部に約1～2cmの皮切を置く。関節包上まで展開，剥離を行い，関

図1 fibrillationに対する部分切除
a, b：MM前節部にfibrillationを認める
c：シェーバーで最小限切除する
d：切除後の同部位

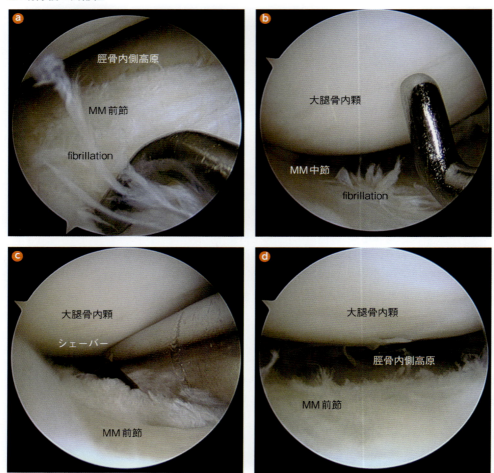

MM：medial meniscus

節包上からプローブで糸を探り，皮切部から拾う．

　Meniscal suture kit（Stryker社）で縦糸を2針締結する（図2b）。横糸は縦糸をまたいで，inside-out法で断裂の大きさに応じて数針締結する（図2c, d, 図3）。後角付近の症例では，all-inside法でtie-grip縫合を行う（詳細は，p.188「**外側半月板後根断裂**」を参照してほしい）。外側半月板では可能な限りScorpion™を用いて縫合しているが，後方の開きが悪く処置が困難な症例や内側半月板では，FAST-FIX®（Smith & Nephew社）などのアンカー式all-insideデバイスを使用することもある。

6 変性半月板に対する半月板修復術

図2 横断裂に対するtie-grip法
a：LM中節部に認める横断裂
b：縦糸を2本，inside-out法でかける
c, d：2本の縦糸をまたいで，横糸を2本締結する

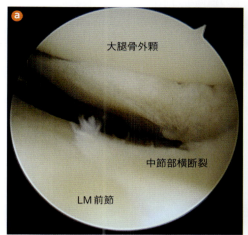
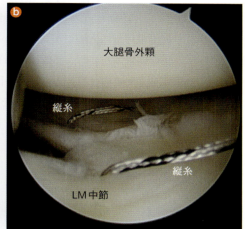
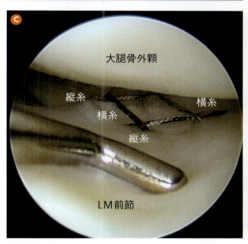
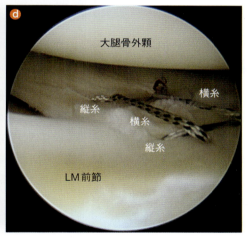

LM：lateral meniscus

図3 2本の横糸で断裂部を抑えられなかったため，3本目の横糸をクロスに追加した

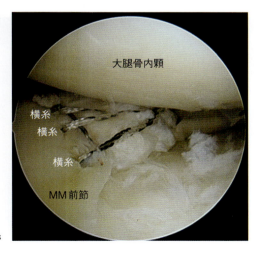

MM：medial meniscus

◆ 水平断裂

水平断裂は主に，外側円板状半月板の変性や，他の半月板損傷，靱帯損傷との合併症例で縫合術の対象となる（図4a）。水平断裂に対しては，上下の損傷半月板にそれぞれ糸をかけ，俵状に縫合する（図4b）。中節付近の症例ではinside-out法を使用する。Meniscal suture kit（Stryker社）で損傷半月板の大腿骨側に糸をかけ，関節包外で針を拾う。もう一端の針は，損傷半月板の脛骨側に糸をかけ，同様に関節外より針を拾う。同様の処置を，約5mm程度の間隔で損傷部位全域に行う。関節包外に出てきた糸を，関節鏡視下に締結強度を確認しながら関節包上で締結する。同様の処置を，前節ではoutside-in法，膝窩筋より後方ではall-inside法で行う。

◆ フラップ断裂

可能な際にはtie-grip法で縫合を行うが，縫合困難な症例も多い。縫合困難な症例では，半月板鉗子で最小限の切除を行う（図5）。今後の幹細胞を用いた再生治療等による癒合率の向上，ならびに縫合術の適応拡大が期待される。

◆ 骨髄刺激法

半月板縫合術単独の症例は，骨孔作製を行うACL再建術に伴う半月板縫合術に比べ，再断裂率が高い[5]。そこで筆者らは，半月板縫合術単独の症例では，治癒促進のために骨髄刺激法を必ず行っている。すべての縫合術終了後，前内側ポータルよりKirschner鋼線（K-wire）で顆間部外側壁を5箇所程度，骨髄の流出が確認できるまで穿破する（図6）。その他，当院では臨床研究の段階ではあるが，滑膜間葉系幹細胞を用いて治癒促進を行っ

図4 水平断裂に対する俵状縫合
a：外側円板状半月板の部分切除後に認めた水平断裂（矢頭）
b：5mm程度の間隔で水平断裂半月板の上下に糸をかけ，俵状に縫合

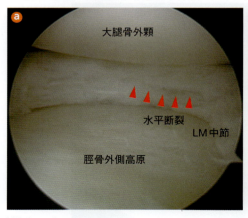
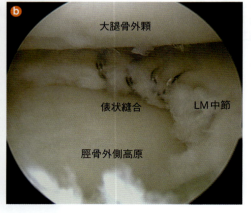

LM：lateral meniscus

た症例があり，良好な臨床成績を得ている（p.254,「**半月板修復と滑膜幹細胞を組み合わせた関節機能改善法**」参照）。

図5 フラップ断裂に対する部分切除
a：外側半月板中節に認めたフラップ断裂
b：最小限で部分切除

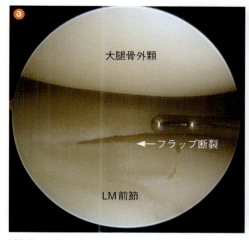
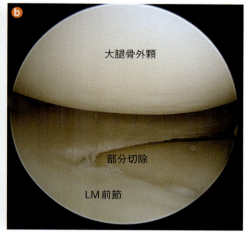

LM：lateral meniscus

図6 骨髄刺激法
前内側ポータルより顆間部外側壁をK-wireにて穿破

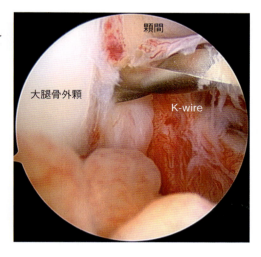

後療法

　術翌日から可動域訓練，大腿四頭筋セッティングを開始する。術翌日よりニーブレース装着下に両松葉杖歩行とし，段階的に疼痛内荷重を許可している。Extension lagなくstraight leg raisingが可能になれば，ニーブレースをオフにする。術後6週で全荷重歩行を許可するが，膝関節深屈曲荷重は術後3カ月間禁止とする。スポーツ活動は術後3カ月以降にジョギングから開始し，術後6カ月でのスポーツ復帰を目指す。入院期間は術後約3日程度で，創部に問題がなく，両松葉歩行が安定すれば退院を許可している。

【文献】

1) Pauli C, Grogan SP, Patil S, et al. Macroscopic and histopathologic analysis of human knee menisci in aging and osteoarthritis. Osteoarthritis Cartilage 2011; 19: 1132-41.
2) Englund M, Guermazi A, Gale D, et al. Incidental meniscal findings on knee MRI in middle-aged and elderly persons. N Engl J Med 2008; 359: 1108-15.
3) Sihvonen R, Englund M, Turkiewicz A, et al. Mechanical symptoms as an indication for knee arthroscopy in patients with degenerative meniscus tear: a prospective cohort study. Osteoarthritis Cartilage 2016; 24: 1367-75.
4) Zhang AL, Miller SL, Coughlin DG, et al. Tibiofemoral contact pressures in radial tears of the meniscus treated with all-inside repair, inside-out repair and partial meniscectomy. Knee 2015; 22: 400-4.
5) Paxton ES, Stock MV, Brophy RH. Meniscal repair versus partial meniscectomy: a systematic review comparing reoperation rates and clinical outcomes. Arthroscopy 2011; 27: 1275-88.

Memo

7 内側型膝OAに対する骨切り術と半月板修復

片桐洋樹，古賀英之

はじめに

　内側型変形性膝関節症(osteoarthritis of the knee；膝OA)の手術法としては，内側開大式高位脛骨骨切り術(medial opening wedge high tibial osteotomy；MOWHTO)，人工関節膝関節全置換術，人工膝関節単顆置換術が一般的に行われている。MOWHTOの術式とインプラントの改良，リハビリテーションプログラムの短縮，高齢者の活動性とスポーツ活動への参加意欲の向上により，MOWHTOの需要は高まっている。しかし，MOWHTOの長期成績，内側型膝OAの再燃においては改善の余地がある[1]。

　従来MOWHTOにおいては，良好な術後成績を得るためには大腿骨頭中心と足関節中心を結んだ荷重線が脛骨高原内側縁から62%の位置を通過するように(% mechanical axisが62%となるように)行うことが推奨されてきた[2]。このような矯正においては外側コンパートメントの変化を生じないという報告があるものの[3, 4]，円板状半月板合併例[5]やもともと外側コンパートメントに病態が存在する症例[6]においては，外側コンパートメントのOAを悪化させるという報告もある。加えて特に若年の活動性の高い患者では，MOWHTO後の外反アライメントによりコスメティックな問題やスポーツパフォーマンスへの影響が懸念される。また内反変形の強い症例においては% mechanical axisが62%になるように目指した矯正では矯正角が大きくなり，joint line obliquityによる関節軟骨へのshear stressの増大[7]，患者立脚型評価の低下[8]，骨癒合の遅延[9]，膝蓋大腿関節軟骨の変性[10]などの問題が生じてくる。

　内側型膝OAにおいて，内側半月板(medial meniscus；MM)が逸脱することにより関節軟骨への荷重負荷が増大し，OAの進行を早めるとされている[11]。しかし，これまで逸脱半月板に対する直接的な外科的治療はなかった。筆者らは，逸脱半月板を内方化する鏡視下centralization法を開発し，逸脱した外側半月板に対して施行し，良好な短期成績を報告している[12, 13]。近年では同法の適応を拡大し，MM後根断裂の修復に対する補強としても用いている[14]。また動物実験においても，centralization法はMM逸脱モデルにおけるOAの進行を遅らせることが示されている[15]。

　そこで筆者らは，長期成績の向上および外反アライメントに起因しうる弊害の減少を期待し，MMの逸脱を伴う内反OAに対して中間アライメントを目指したMOWHTOと鏡視下centralization法を併用した術式を行っている。本術式の適応はMOWHTOの適応となる症例(内反変形を伴う内側コンパートメントに限局した膝OAがあり，保存療法で症状の

改善を認めず，特に活動性が一定程度以上高く，人工膝関節置換術ではなくMOWHTOを希望する患者)のうち，MRI冠状断像で3mm以上のMMの逸脱が認められる症例としている．MMの後根断裂を伴う症例では，pull out修復術を併用する必要がある．喫煙者は骨癒合を阻害するため適応外と考え，一定期間の禁煙の後に手術を考慮する．

手術手技

◆ 術前計画

　MOWHTOでは術後アライメントが術後成績を左右するため，慎重に術前計画を行うことが重要である．立位下肢全長X線正面像で作図を行う．筆者らは，25mm径のレファレンスボール(図1，←)を膝関節の真横に置いて撮影している．各関節角度(mLPFA，

図1　下肢アライメントの各パラメーター計測

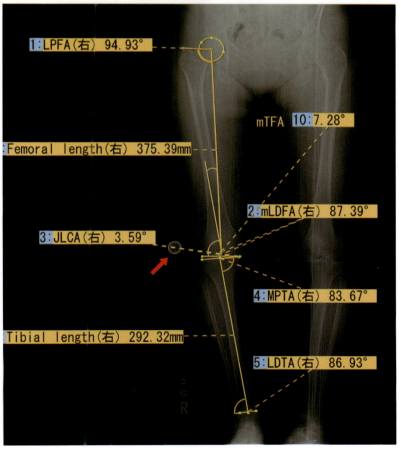

【各パラメーターと正常値】
- mLPFA(mechanical lateral proximal femoral angle)：85°〜95°
- mLDFA(mechanical lateral distal femoral angle)：85°〜90°
- MPTA(medial proximal tibial angle)：85°〜90°
- LDTA(lateral distal tibial angle)：86°〜92°
- mTFA(mechanical tibiofemoral angle)：0°〜2°
- JLCA(joint line convergence angle)：0°〜2°

mLDFA, mTFA, JLCA, MPTA, LDTA)を計測し(**図1**),異常が脛骨近位に限局しているかを確認する。% mechanical axisが57%となるように作図を行い,矯正角度,骨切り部の開大距離を決定する。術前計画でMPTAが95°以上になるものでは,大腿骨遠位にも異常を認める場合(mLDFAが90°以上)が多く,閉鎖式遠位大腿骨骨切り術とのdouble level osteotomyを考慮する(**図2**)。

図2 術前計画

a:A…股関節中心,B…足関節中心,A-B…荷重軸,C…荷重軸の膝関節通過点。内側縁より% mechanical axisを計測。C'…矯正後荷重軸の膝関節通過点。68.4mm(脛骨近位端幅)×57%(目標% mechanical axis)=39.0mm(内側端より),B'…矯正後の足関節中心。A-C'を延長した点

b:D…矯正支点(腓骨頭近位端−近位脛腓関節近位1/2間),∠BDB'…矯正角度9.8°

c:E…骨切り開始点(脛骨内側関節面から35.0mm遠位),E'…矯正後骨切り開始点位置,∠EDE'…矯正角度9.8°,E-E'…開大距離10.3mm(実際の開大時はボーンソーの厚みを加味する),B"…矯正後足関節中心。矯正後荷重軸A-B"はC'(% mechanical axis:57%)を通過する

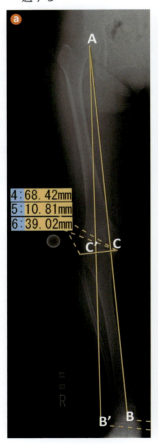
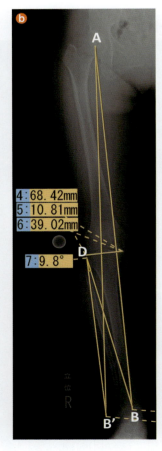
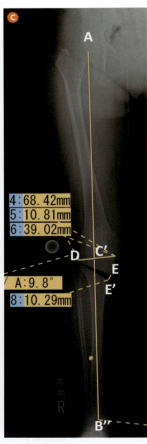

◆ 術前準備

全身麻酔,腰椎麻酔のどちらでも手術は可能である.

体位は仰臥位で行う.骨切り術の際には術者は患肢の内側に立ち,X線透視装置は患肢の外側から入るように設置する.大腿骨頭および足関節が透視できることを確認する.健側の下肢は軽度下垂位とし,骨切りの際にボーンソーなどを内側から水平に操作できるようにする.関節鏡の際には患肢を手術台から下ろし,下垂位とする.ベッドを高くし,やや患側を上にベッドを傾けると操作しやすい.

関節鏡用ドレープを使用する.ターニケットは術中に駆血できるようあらかじめ準備しておき,骨切り術の際のみ使用する.

◆ 皮切と軟部組織の展開

関節鏡による内側コンパートメントの操作をしやすいように,内側側副靱帯(medial collateral ligament;MCL)の浅層のリリースまで先に行う.

皮切は実際にプレートを設置する位置と骨切り部を確認し,鵞足を中心に約4cmの縦切開を置く(図3).

皮下脂肪を丁寧に展開し,鵞足部を露出する.縫工筋,薄筋,半腱様筋腱は一介に縫い代を残して切離する.

MCL浅層は前方線維を切離し,続いて骨膜剥離子と尖刃を用いて骨膜剥離子が脛骨後方へ余裕をもって入るまで遠位方向へ十分にリリースする(図4).

後根断裂が疑われる症例では,仮の骨切りのラインとプレートの設置位置を決め,pull-outの刺入部位を決定する(p.172「**内側半月板後根断裂**」参照).

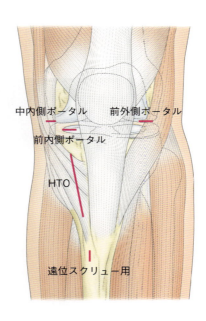

図3 皮切
high tibial osteotomy(HTO)用鵞足部の皮切と遠位スクリュー用の皮切は分けている.前内側ポータル,中内側ポータルはカテラン針で位置を確認して開ける

図4 軟部組織の展開
a：鵞足を翻転し，MCL浅層を確認
b：骨膜剥離子が脛骨後方へ余裕をもって入るまで，MCL浅層は前方線維を遠位方向にリリースする

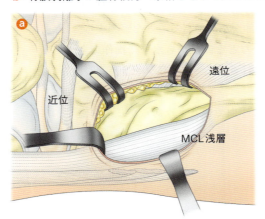
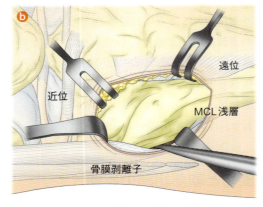

MCL：medial collateral ligament

コツとPitfall
鵞足の切離は尖刃を用いて行うと開大後に縫合しやすい．電気メスでの切離は断端が短縮してしまうので行わない．

◆ 関節鏡による評価

　前内側ポータルおよび前外側ポータルを用いて，関節内の評価を一定の手順で行う．合併する半月板損傷，軟骨欠損についての処置を，それぞれの病態に応じて施行する．MMが逸脱している症例では，前外側ポータルから内側関節面を観察すると，MMをプロービングすることにより脛骨内側高原の辺縁を容易に確認できる（図5）．

図5 MMの逸脱の評価
MMをプロービングすることにより，脛骨内側高原の辺縁を容易に確認できる

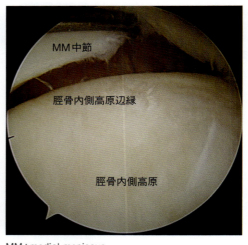

MM：medial meniscus

後根断裂に対するpull-out修復

後根断裂を認める症例では，centralizationより先にpull-out修復術を行う（詳細は，p.172「内側半月板後根断裂」を参照）。

骨孔の作製および後根断端部の縫合を先に行う。骨孔の刺入部位は，仮の骨切りのラインより近位でプレートの設置位置の前方とする。作製した骨孔内にはリード糸を通しておき，その後，centralizationを行う。骨切り術の間は，鈍棒などを骨孔内に通しておき，スクリューホールとの干渉が起きないことを確認する。pull-outの最終固定は骨切り術終了後に行う。

大腿骨骨棘の切除

術前MRIを用いて，軟骨棘も含めた大腿骨骨棘および脛骨骨棘の評価をしておく。必要に応じて膝関節軽度屈曲位で，大腿骨骨棘切除用のポータルを作製する。

前内側ポータルより内側谷部を鏡視しながら，23Gカテラン針を用いて骨棘と大腿骨の間に適切にノミが入る方向を確認し，ポータルを作製する。大腿骨骨棘切除用のポータルと前内側ポータルを用いて，大腿骨骨棘の評価を行う。大腿骨骨棘切除用のポータルもしくは前内側ポータルから，平ノミを用いて大腿骨骨棘を十分に切除する（図6a～c）。切除した骨棘は，後で骨切り部へ移植するために回収する。電気メスのradiofrequency deviceを用いて切除部を凝固し，骨棘の再形成を予防する（図6d）。

centralization用内側中央ポータルの作製

前内側ポータルの近位内側で大腿骨内側顆のすぐ前方，MMの約1cm近位に内側中央ポータルを作製する。23Gカテラン針を用いて確認しながら，なるべく高い位置にポータルを作製する（図7）。ポータルを高い位置に作製することにより，以後の操作がしやすくなる。

脛骨骨棘の切除

内側中央ポータルより平ノミを挿入し，脛骨高原内縁の骨棘を十分に切除する。半月板は逸脱しているため比較的容易に骨棘を切除することが可能であるが，残存半月板を損傷しないよう適宜プローブで半月板を避けながら，十分に注意して行う。

後方まで骨棘が広がっていることがあり，後方まで骨棘切除を行う。前方部分の骨棘に関しては，前内側ポータルを使用したほうが容易に切除できることが多い。切除した骨棘が残存すると遊離体になるリスクがあるため，必ず摘出する。半月脛骨関節包と脛骨高原との癒着を期待して骨棘切除後の凝固は行わない。

図6 大腿骨骨棘切除
a：大腿骨骨棘の評価
b：大腿骨骨棘切除用のポータルからの骨棘切除
c：前内側ポータルから骨棘を切除してもよい
d：骨棘の再形成の予防に骨棘切除部を凝固する

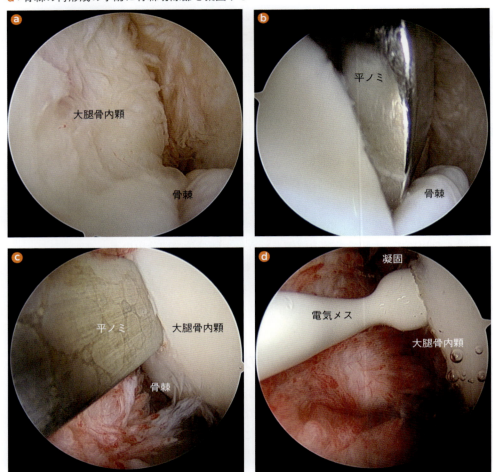

図7 centralization用内側中央ポータルの作製
a：23Gカテラン針を用いて確認
b：23Gカテラン針に沿わせるように，尖刃でポータルを作製

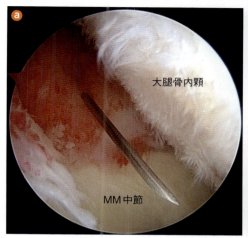
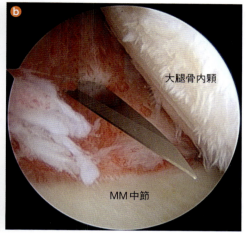

MM：medial meniscus

◆ 半月脛骨関節包の剥離

　内側中央ポータルよりラスプを半月板の下方の関節包と脛骨高原内縁の間に挿入し，ハンマーで叩いて半月脛骨関節包の剥離を行う（図8a）。必ず後方まで十分に剥離する。前方部分は骨棘と同様に，前内側ポータルを使用したほうが容易に行えることがある。

　剥離後はグラスパーなどで半月板が無理なく内方移動可能なことを確認する。剥離後は半月板が少し浮いたように見え，半月板下方の半月脛骨関節包が容易に直視できる（図8b）。十分に剥離することで，以後のMicro SutureLasso™を用いた操作などが容易になる。

図8 半月脛骨関節包の剥離
a：半月板の下方の関節包と脛骨高原内縁の間をラスプで剥離する
b：剥離後は，半月板下方の半月脛骨関節包が容易に直視できる

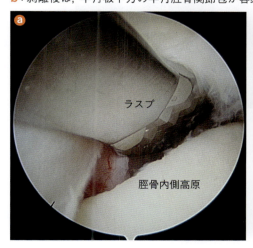
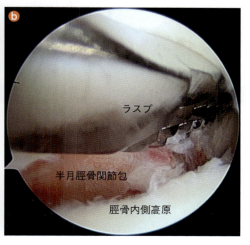

> **コツとPitfall**
> ここで妥協してしまうと，以後の操作が困難になって時間がかかり，さらに逸脱の修復も中途半端になるという三重苦になってしまう。また，アンカーを打った後はこの操作に戻ってくることはできない。後悔先に立たず，である。

◆ 内側半月板のcentralization

　内側中央ポータルより，1.8mm Q-FIX® All-Suture Anchor(Smith & Nephew社)を内側脛骨高原のエッジの可能な限り後方に挿入する(図9a, b)。Micro SutureLasso™ Small Curve with Nitinol wire loop(Arthrex社)を用いてスーチャーリレーを行うことにより，半月板外縁部で関節包の下方から上方へ糸を通す(図9c〜e)。

　2本目のソフトアンカーを，1本目のアンカーの約1cm前方に挿入する。同様の処置を繰り返した後，2本のマットレス縫合を締結する(図9f)。半月板が内方化されていることを確認する(図9g, h)。アンカーの設置位置と関節包を通した糸の位置関係によって逸脱半月板の内方化の程度が決まるため，設置位置は慎重に検討する必要がある。

図9 内側半月板のcentralization
a：ソフトアンカー用ドリルガイド越しにガイドワイヤーを刺入
b：ソフトアンカーの挿入

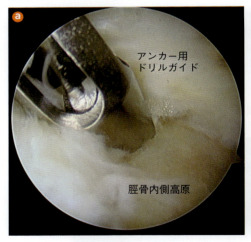
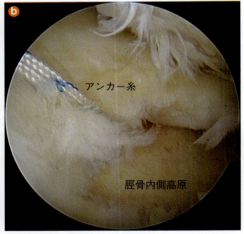

図9 （続き）
c：SutureLasso™を半月板上方の関節包より刺入，d：半月板下方の関節包より糸を出す
e：スーチャーリレー，f：2本のマットレス縫合，g：半月板が内方化されている
h：半月板の外縁が脛骨内側高原の辺縁に乗っている

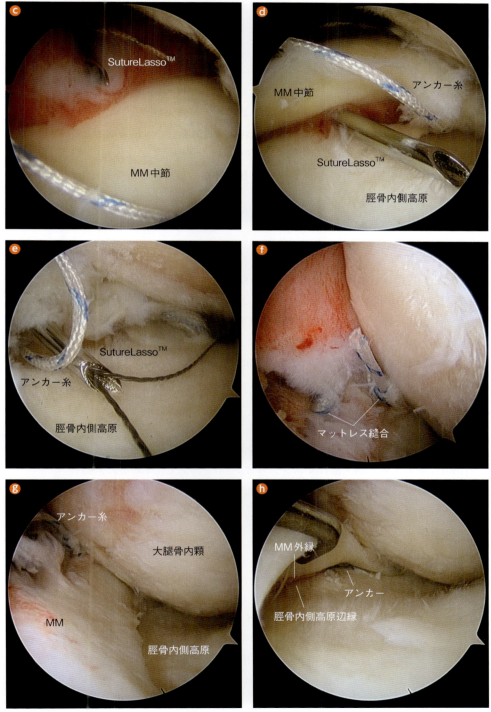

MM：medial meniscus

◆ 軟部組織の展開

MOWHTOの処置に戻り，先に展開したMCLをリリースした部位より脛骨後方を骨膜剥離子で十分に剥離し，レトラクターを容易に挿入できるようにする。膝蓋腱の内側で関節支帯を縦切りし，膝蓋腱をレトラクトできるようにする。

◆ 脛骨近位骨切り

骨切りラインは近位脛腓関節の近位1/2に来るように，2.0mm径のKirschner鋼線（K-wire）を腓骨の先端目掛けて刺入する。透視下に，2本目のK-wireを平行に刺入する。K-wireに沿って，遠位から外側皮質5mmまでtransverse cutを行う。脛骨粗面部のascending cutは，脛骨粗面を15mmの厚さで残して脛骨骨軸と平行になるように行う。徒手的に骨切り部が開大するまでアルミ製メジャーなどで残存する骨切り部を確認し，ノミで追加の骨切りを行う。

◆ 骨切り部の開大

専用のノミを数枚重ねて階段状に挿入し，骨切り部をゆっくり開大する。脛骨後傾角を増大させないため，足部後方に枕を挿入し，以後の操作は膝関節完全伸展位で行う。オープナーを使用して，術前に計画した矯正角度，開大距離までゆっくり開大する。この間，助手は適度に膝関節へ外反ストレスをかける。アライメントロッドで荷重軸を確認する。この際，足関節，膝関節の内外旋を術前計画のX線像と同じにすることが重要である。

◆ オスフェリオン挿入と自家骨棘移植

計測したサイズにオスフェリオン60（オリンパステルモバイオマテリアル社）を2つ切削し，長さを30mmに成型する。開大部にオスフェリオン60を挿入し，その奥に大腿骨骨棘の切除で採取した自家骨棘を移植する。切離しておいた鵞足は，オスフェリオン60を覆うように可能な限り縫合する。

◆ プレート固定

TriSプレート（オリンパステルモバイオマテリアル社）またはTomoFix™プレート（DePuy Synthes社）を透視下で適切な位置に置き，ガイドワイヤーで仮固定する。pull-out法を併用した場合には骨孔と干渉しないように，やや遠位，後方設置とし，近位スクリューが打ち上げとなっているパープルプレートを使用する。順次スクリュー固定を行うが，最遠位は深腓骨神経の損傷を避けるためmonocorticalスクリュー固定としている（図10）。

図10 プレート固定

a：MOWHTO と鏡視下 centralization 法の併用症例の術前後 X 線像。術後 JLCA の改善を認める
b：MOWHTO と鏡視下 centralization 法に後根断裂に対する pull-out を併用した症例の術前後 X 線像。術後 JLCA の改善を認める

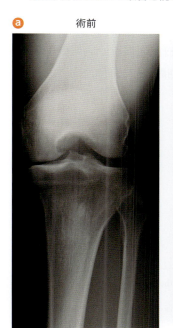
術前 JLCA 5.5°

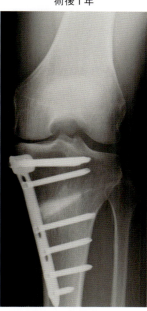
術後1年 JLCA 3.7°

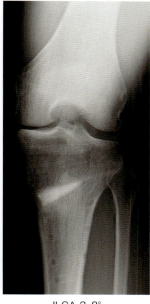
術後2年 JLCA 3.8°

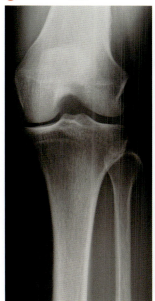
術前 JLCA 3.2°

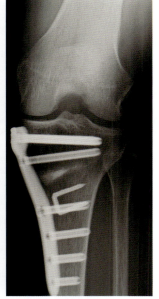
術後1年 JLCA 2.4°

後療法

通常のMOWHTOに準じて行う。術翌日から可動域訓練，大腿四頭筋セッティングを開始する。術翌日よりニーブレース装着下に1/3荷重歩行を許可する。術後1週から2/3荷重歩行，術後2週から全荷重歩行を許可し，患者の疼痛をみながら段階的に荷重量を増やしていく。extension lagがなくstraight leg raisingが可能になれば，ニーブレースをオフにする。膝関節深屈曲荷重は術後3カ月間禁止とする。入院期間は約2週間で，創部に問題がなく，両松葉歩行が安定すれば退院を許可している。

【文献】

1) Niinimäki TT, Eskelinen A, Mann BS, et al. Survivorship of high tibial osteotomy in the treatment of osteoarthritis of the knee: finnish registry-based study of 3195 knees. J Bone Joint Surg Br 2012; 94: 1517-21.

2) Fujisawa Y, Masuhara K, Shiomi S. The effect of high tibial osteotomy on osteoarthritis of the knee. An arthroscopic study of 54 knee joints. Orthop clin North Am 1979; 10: 585-608.

3) Ziegler R, Goebel L, Cucchiarini M, et al. Effect of open wedge high tibial osteotomy on the lateral tibiofemoral compartment in sheep. Part Ⅱ: standard and overcorrection do not cause articular cartilage degeneration. Knee Surg Sports Traumatol Arthrosc 2014; 22: 1666-77.

4) Madry H, Ziegler R, Orth P, et al. Effect of open wedge high tibial osteotomy on the lateral compartment in sheep. Part Ⅰ: Analysis of the lateral meniscus. Knee Surg Sports Traumatol Arthrosc 2013; 21: 39-48.

5) Prakash J, Song EK, Lim HA, et al. High tibial osteotomy accelerates lateral compartment osteoarthritis in discoid meniscus patients. Knee Surg Sports Traumatol Arthrosc 2018; 26: 1845-50.

6) Dugdale TW, Noyes FR, Styer D. Preoperative planning for high tibial osteotomy. The effect of lateral tibiofemoral separation and tibiofemoral length. Clin Orthop Relat Res 1992; 274: 248-64.

7) Nakayama H, Schroter S, Yamamoto C, et al. Large correction in opening wedge high tibial osteotomy with resultant joint-line obliquity induces excessive shear stress on the articular cartilage. Knee Surg Sports Traumatol Arthrosc 2018; 26: 1873-8.

8) Akamatsu Y, Kumagai K, Kobayashi H, et al. Effect of Increased Coronal Inclination of the Tibial Plateau After Opening-Wedge High Tibial Osteotomy. Arthroscopy 2018; 34: 2158-69.

9) Goshima K, Sawaguchi T, Shigemoto K, et al. Large opening gaps, unstable hinge fractures, and osteotomy line below the safe zone cause delayed bone healing after open-wedge high tibial osteotomy. Knee Surg Sports Traumatol Arthrosc 2019; 27: 1291-8.

10) Otakara E, Nakagawa S, Arai Y, et al. Large deformity correction in medial open-wedge high tibial osteotomy may cause degeneration of patellofemoral cartilage: A retrospective study. Medicine 2019; 98: e14299.

11) Berthiaume MJ, Raynauld JP, Martel-Pelletier J, et al. Meniscal tear and extrusion are strongly associated with progression of symptomatic knee osteoarthritis as assessed by quantitative magnetic resonance imaging. Ann Rheum Dis 2005; 64: 556-63.

12) Koga H, Muneta T, Watanabe T, et al. Two-year outcomes after arthroscopic lateral meniscus centralization. Arthroscopy 2016; 32: 2000-8.

13) Koga H, Muneta T, Yagishita K, et al. Arthroscopic centralization of an extruded lateral meniscus. Arthrosc Tech 2012; 1: e209-12.

14) Koga H, Watanabe T, Horie M, et al. Augmentation of the Pullout Repair of a Medial Meniscus Posterior Root Tear by Arthroscopic Centralization. Arthrosc Tech 2017; 6: e1335-9.

15) Ozeki N, Muneta T, Kawabata K, et al. Centralization of extruded medial meniscus delays cartilage degeneration in rats. J Orthop Sci 2017; 22: 542-8.

Memo

8 外側型膝OAに対する centralization法を応用した Capsular advancement法

古賀英之

はじめに

外側半月板(lateral meniscus；LM)における半月板切除術は半月板逸脱の主な原因の1つであり[1]，膝窩筋腱裂孔の存在というその解剖学的特徴から，膝窩筋腱裂孔に切除が及ぶことで容易にhoopが失われ半月板が逸脱する。また，たとえ切除が膝窩筋腱裂孔に及ばずとも，半月脛骨関節包付着部の脆弱性により関節包が弛緩して逸脱が生じることが報告されている[1, 2]。加えて円板状半月板は圧倒的に外側に多く，その手術法としては従来亜全切除術が多く行われていた。このような特徴から，LM切除後には術後急速に変形性膝関節症(osteoarthritis of the knee；OA)が進行する症例が多く存在する。

筆者らは逸脱半月板に対する鏡視下centralization法を開発し，逸脱したLMに対して良好な短期成績を報告しているが[3, 4]，上記のような症例では残存半月板が小さい，あるいはほとんど残っていないため，残存半月板のみの内方化では効果は限定的である。そこで筆者らは鏡視下centralization法を応用し，剥離した関節包を内方化させて半月板様の形態を形成することで半月板様組織の再生を期待するCapsular advancement法を開発し，症例数はまだ少ないものの良好な短期成績を報告している[5]。

本術式の適応はLM/円板状半月板切除後あるいは他の原因により残存半月板が小さい，あるいはほぼ消失してしまった外側型OAであり，特に人工関節置換術が適応とならないような若年者やスポーツ選手，骨性アライメントに過度の外反がなく遠位大腿骨骨切り術の適応とならないような症例が最もよい適応である。一方で，大腿骨外側顆低形成を伴うような高度の外反膝においては，本術式に遠位大腿骨骨切り術を併用すべきである。

手術手技

◆ 術前準備

全身麻酔，腰椎麻酔のどちらでも手術が可能である。

仰臥位で，通常の関節鏡用ドレープを用いて行う。外側コンパートメントの操作の際に

は，患肢を手術台に乗せて胡座位として行う。ベッドを高くし，やや患側上にベッドを傾けると操作しやすい。ターニケットは術中に駆血できるよう，あらかじめ準備しておく。

◆ 関節鏡による評価

関節鏡による関節内の評価を，通常の前内側ポータルおよび前外側ポータルを用いて行う。合併する軟骨欠損についての処置を，それぞれの病態に応じて施行する。関節鏡視下にLM欠損および逸脱の程度，前・後節の残存の程度を確認する(図1)。大腿骨および脛骨骨棘の評価は，術前MRIを用いて軟骨棘も含めた評価を行ったうえで，関節鏡視下に確認する。単純X線像のみでの骨棘評価は不十分である。

図1 関節鏡による評価
a：LM中節部は欠損し，相対する脛骨高原の軟骨は欠損している
b：LM前節部は残存している
c：LM後節部も部分的に残存している

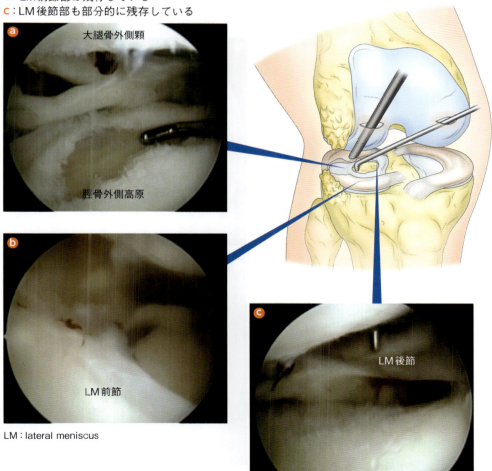

LM：lateral meniscus

◆ 大腿骨骨棘の切除

　膝関節伸展位〜軽度屈曲位とし，前外側ポータルより外側谷部を鏡視しながら，大腿骨骨棘切除用のポータルを作製する。23Gカテラン針を用いて，骨棘と大腿骨の間へ適切にノミが入る方向を確認して作製する。平ノミを用いて大腿骨骨棘を十分に切除する（図2）。なお，前外側ポータルを用いた前方からの骨棘切除は正確な骨棘の境界が同定しづらく，切除量が不十分となりがちなため注意が必要である。

　切除後はradiofrequency deviceを用いて切除部を凝固し，骨棘の再形成を予防する。

> **コツとPitfall**
> 外側谷部は視野が狭く，滑膜炎を生じていることも多いため，骨棘切除に伴う出血で視野が悪くなりやすい。筆者らは通常，ターニケットを使用しないが，この操作に関してはターニケットを入れたほうがよいことも多い。

図2　大腿骨骨棘の切除
a：大腿骨骨棘の切除
b：骨棘切除後

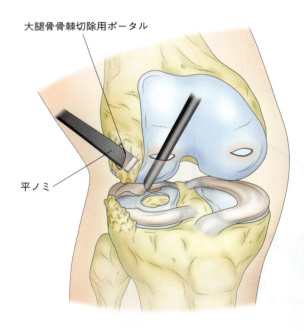
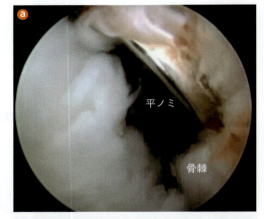
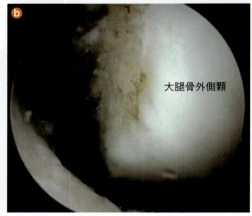

◆ 外側中央ポータルの作製

外側中央ポータルを膝窩筋腱裂孔の約1cm前方で，LMよりもできるだけ近位に作製する（図3）。前外側ポータルより鏡視し，23Gカテラン針を用いて位置を確認しながら作製すると容易である。ポータルの位置をできるだけ近位に置くことにより，脛骨骨棘の切除や関節包の剥離が容易となり，なおかつアンカーを打ち込む際に適切な（脛骨高原のエッジに対して垂直な）角度を得ることができる。

> **コツとPitfall**
> ポータルの作製はカテラン針を用いて厳密に行い，また後の操作を容易にするためにコッヘルなどを用いてポータルを十分に広げておく。視野確保のため，時にシェーバーで滑膜切除を行う。

図3 外側中央ポータルの作製

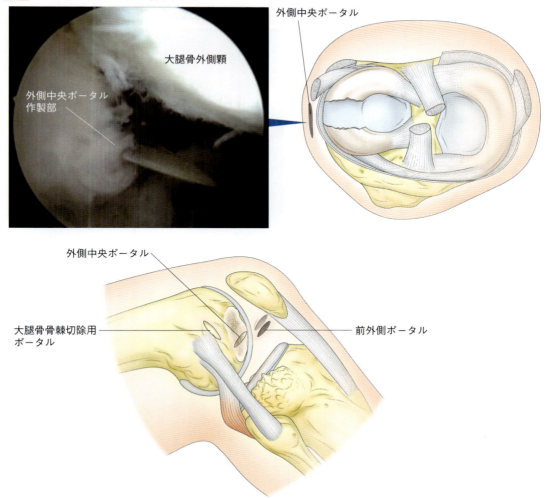

◆ 脛骨骨棘の切除

外側中央ポータルより平ノミを挿入し，脛骨外側高原の辺縁の骨棘を切除する（図4）。LMが残存している場合は，損傷しないよう十分に注意して行う。膝窩筋腱裂孔の後方まで骨棘が存在することもあり，後方の骨棘も十分に切除する。前方の骨棘は前内側鏡視とし，前外側ポータルから平ノミを挿入したほうが切除しやすいことが多い。脛骨骨棘切除部については，凝固止血は一切行わない。同部からの出血により，内方化した関節包の半月板様組織への再生，半月脛骨関節包と脛骨高原との癒着を期待する。

> **コツとPitfall**
> 切除した脛骨骨棘は半月板や関節包に隠れて目視しにくいため，切除骨棘の取り残しに注意する。鋭匙鉗子などを用いて摘出するが，困難な場合には鋭匙を用いて搔きだして摘出する。取り残しにより，遊離体のリスクを生じる。

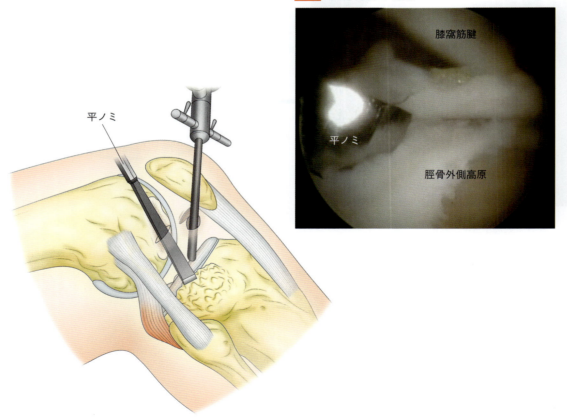

図4 脛骨骨棘の切除

◆ 半月脛骨関節包の剥離

骨棘を十分に切除後，半月脛骨関節包の剥離を行う（図5a）。肩関節脱臼のBankart修復術における前方関節唇の剥離と同様に，ラスプを残存半月板の下から関節包と脛骨高原の辺縁の間に挿入し，ハンマーで叩いて剥離する。半月板欠損部については関節包の内方化が可能となるまで完全に剥離し，それ以外の前節〜後節にかけても後述のhoop再建のために必要に応じて剥離する。

> **コツとPitfall**
> 半月板欠損部については，スーチャーグラスパーなどを用いて関節包を内方に牽引し，牽引した関節包の内縁が可能であれば本来の半月板の内縁の位置まで牽引可能となるまで，十分に剥離を行う（図5b）。

図5 半月脛骨関節包の剥離
a：半月脛骨関節包の剥離
b：関節包を内方に牽引し，剥離の程度を確認する

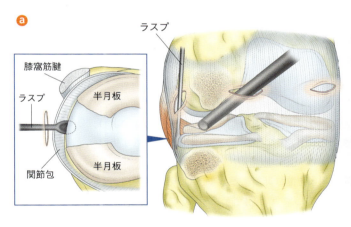
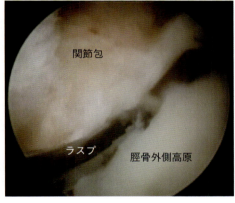
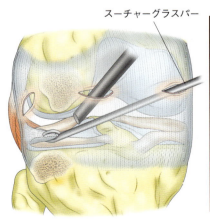
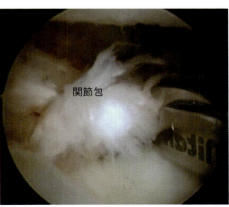

◆ Capsular advancement

外側中央ポータルより，ソフトアンカー［1.4mm JuggerKnot® Soft Anchor（Zimmer Biomet社）もしくは1.8mm Q-FIX® All-Suture Anchor（Smith & Nephew社）］を外側脛骨高原のエッジ，膝窩筋腱裂孔のすぐ前方に挿入する（図6a）。アンカー用のカニューラを外側中央ポータルより挿入し，ハンマーで固定した後にガイドワイヤーを用いてドリリングし，その後アンカーを挿入する。アンカーの糸はスーチャーグラスパーを用いて前内側ポータルに拾っておく。

Micro SutureLasso™ Small Curve with Nitinol wire loop（Arthrex社）を外側中央ポータルより挿入し，膝窩筋腱裂孔のすぐ前方で，関節包に上方から下方へ向かって刺入する（図6b）。Nitinol wire loopを関節内に十分に送り，前内側ポータルから拾う。このloopにアンカーの糸を通してスーチャーリレーを行うことで，関節包の下方から上方へ糸を通す（図6c）。同様の手技をもう一方のアンカーの糸に対して行うことで，マットレス縫合を作製する。

2本目のソフトアンカーを外側脛骨高原のエッジ，1本目のアンカーの1cm前方に挿入する（図7a）。同様の手技を繰り返し，マットレス縫合を作製する。その際，もし半月板の前～中節が残存しているようであれば，糸をかける位置をアンカー刺入部よりもやや前方にすることによって，残存半月板を後方にもってくるとhoopの再建がしやすくなる。上記のように作製した2本のマットレス縫合を，スライディングノットを用いて締結する。関節包が内方化されていることを確認する（図7b）。

> **コツと Pitfall**
>
> - アンカー挿入部は骨棘切除部の内方とし，切除部にアンカーを打たないように注意する。特に高齢の女性においてはアンカーの固定強度が得られず抜けてしまうことがある。
> - Micro SutureLasso™の関節包刺入位置は非常に重要であり，その位置によって関節包の内方化の程度が決まってしまう。前内側ポータルからスーチャーグラスパーを用いて関節包を内方に牽引してCapsular advancement後に脛骨外縁に来る位置を確認し，その部位に刺入するようにする（図6b）。

図6 Capsular advancement：1本目のアンカー
a：1本目のアンカー挿入（矢印）
b：Micro SutureLasso™の刺入（矢印）
c：スーチャーリレーで関節包の上方に糸を通す（矢印）

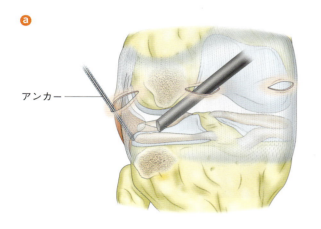
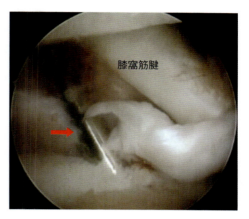
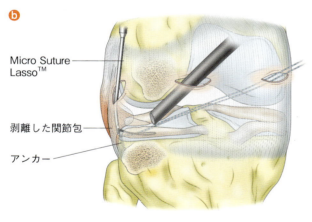
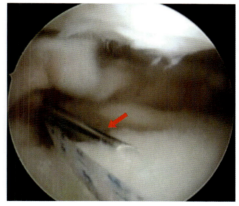
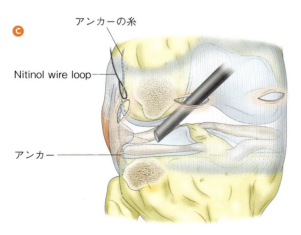
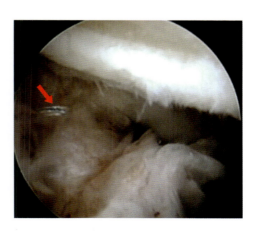

図7 Capsular advancement：2本目のアンカー
a：2本目のアンカー挿入（矢印）
b：関節包が内方化されていることが鏡視下に確認できる（矢印：マットレス縫合締結部）

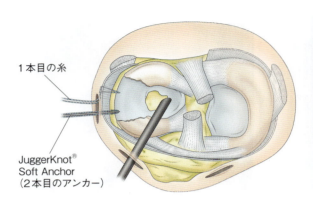
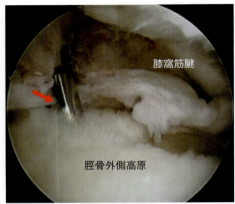
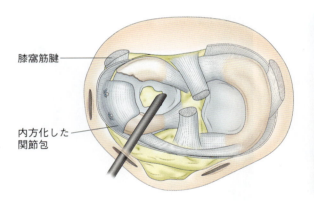
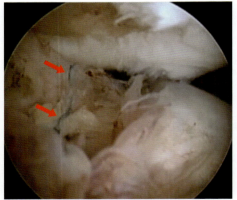

◆ 残存半月板を用いたhoopの再建

後節が残存している場合には，可能な限り内方化した関節包と残存後節を縫合し，hoopの再建を行う．Knee Scorpion™（Arthrex社）などを用いて両者を水平マットレス縫合するなど，さまざまな縫合の工夫を行う．提示症例では癒着した後節を剥離後，後節にracking hitch knot sutureを2本かけ（図8a），これを内方化した中節部の関節包に通して水平マットレス縫合を行った後（図8b），水平マットレス縫合をさらに2箇所追加して補強した（図8c）．最終的にhoopの形成が可能であった（図8d）．

> **コツとPitfall**
> 技術的なこともももちろんだが，最後には何がなんでもhoopを形成するという情熱が本手技では最も必要である．

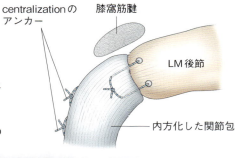

図8 残存半月板を用いたhoopの再建
a：後節にracking hitch knot sutureを2本かける
b：aの糸を内方化した中節部の関節包に通して水平マットレス縫合を行う
c：水平マットレス縫合による補強
d：最終的に内方化した関節包と残存LMによりhoopが形成された

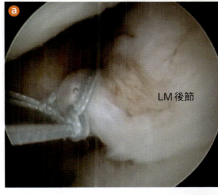
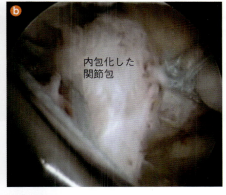
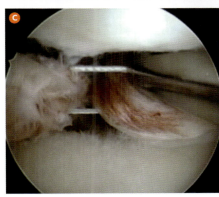
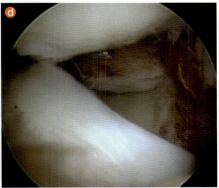

LM：lateral meniscus

図9 代表症例の単純X線ローゼンバーグ撮影(上段)およびMRI(下段)所見

a：術前所見。外側関節裂隙の消失とLMの欠損を認める
b：術後3カ月。X線像(上図)では外側関節裂隙が開大し，MRI(下図)では内方化された関節包(矢印)が確認できる
c：術後1年。X線像(上図)では外側関節裂隙は2mmまで開大し，MRI(下図)では半月板様組織の再生がみられる(矢頭)

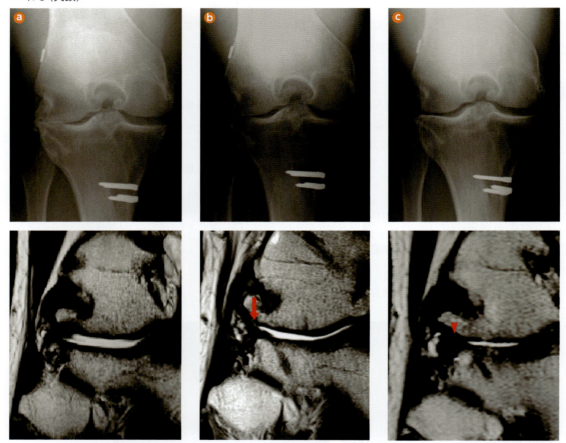

後療法

可動域訓練および大腿四頭筋セッティングは術翌日から施行する。術後4週間はニーブレース装着下に両松葉杖歩行とし，段階的に疼痛内荷重を許可する。術後4週でニーブレースをオフして両松葉杖歩行を許可し，術後6週で全荷重歩行を許可するが，膝関節深屈曲荷重は術後3カ月は禁止する。スポーツ活動は術後3カ月以降にジョギングから開始し，その後，段階的に復帰を許可する。術後6カ月でのスポーツ復帰を目標とするが，本症例では1年程度を要することが多い。

【文献】

1) Kijowski R, Woods MA, McGuine TA, et al. Arthroscopic partial meniscectomy: MR imaging for prediction of outcome in middle-aged and elderly patients. Radiology 2011; 259: 203-12.

2) Nasu H, Nimura A, Sugiura S, et al. An anatomic study on the attachment of the joint capsule to the tibia in the lateral side of the knee. Surg Radiol Anat 2018; 40: 499-506.

3) Koga H, Muneta T, Yagishita K, et al. Arthroscopic centralization of an extruded lateral meniscus. Arthrosc Tech 2012; 1: e209-12.

4) Koga H, Muneta T, Watanabe T, et al. Two-year outcomes after arthroscopic lateral meniscus centralization. Arthroscopy 2016; 32: 2000-8.

5) Nakagawa Y, Muneta T, Watanabe T, et al. Arthroscopic centralization achieved good clinical improvements and radiographic outcomes in a rugby player with osteoarthritis after subtotal lateral meniscectomy: a case report. J Orthop Sci 2017; doi: 10.1016/j.jos.2017.09.011.

半月板温存術の短期成績と課題

古賀英之

はじめに

　前章では現在筆者らが行っている半月板機能温存の取り組み・手術法について，術式ごとにその詳細を述べた。そのなかでもcentralization法と，同法の併用ならびにその応用法に関しては，筆者らが新たに開発した術式であり，その臨床成績や課題については筆者ら自身が最初に明らかにしていく責務があると考えている。本稿ではこれらの術式について，その短期成績と課題を述べる。

外側半月板centralization法の2年成績

◆ 方法

　筆者らが2011年12月〜2013年7月までに鏡視下外側半月板(lateral meniscus；LM)centralization法を施行した症例は26例であった。適応はLM切除術後の症例で，MRI冠状断像でLMの中節に3mm以上の逸脱を生じており，LMの機能不全によって初期変形性膝関節症［osteoarthritis of the knee；膝OA, Kellgren-Lawrence(K-L)分類grade 0〜2］や軟骨損傷をきたしていると考えられるものや，初回手術でも解剖学的修復が不可能なLM逸脱例とした。また，外縁部に変性を伴う円板状半月板の初回手術例においては，たとえ手術時に逸脱を認めなくとも，半月板形成術＋縫合術で外縁部を予防的にcentralizationを施行した[1]。術後2年の術後経過観察期間が得られた21例を対象として，術後成績を調査した[2]。内訳は男性11例，女性10例，平均年齢は29歳(13〜53歳)であった。21例の内訳は，LM逸脱例9例(切除術後の逸脱例2例，初回手術での逸脱例7例)，円板状半月板12例であった。

　臨床所見は，他覚的評価としては術前および術後2年時における膝関節可動域(伸展/屈曲)，McMurray test, 自覚的評価としては術前および術後2年時におけるLysholm score, Knee injury and Osteoarthritis Outcome Score(KOOS), 自覚的患者満足度(0〜100％)，自覚的スポーツパフォーマンスレベル(0〜100％)を評価した。画像所見は全例術前および術後3カ月，1年でMRI撮像を，術前および3カ月，1年，2年でX線撮影を施行し，MRIでは冠状断における半月板の逸脱長(meniscus extrusion width；MEW)を，X線像

はローゼンバーグ撮影にて外側関節裂隙（joint space width；JSW）を計測した。

初回手術のLM逸脱の1例において，術後16カ月時に半月板症状の再燃を認め，MRI においてLMの再逸脱を認めた。関節鏡所見では縫合糸の断裂および新たな後節のflap 状断裂を認め，flapの部分切除および再度のcentralization法を施行した。この再断裂の 1例を除いた20例の臨床成績および画像所見について調査を行った。

◆ 結果

LM centralization法を施行した20例の2年時臨床成績は総じて良好であった（**表1**）。 Lysholm score，自覚的患者満足度，自覚的スポーツパフォーマンスレベルはいずれも 有意に改善した。KOOSのsubscaleについてもADL subscale以外のすべてのsubscale において有意に改善した。

一方，画像所見は，LM逸脱例と円板状半月板例に分けて検討を行った。MRIにおける MEWは，LM逸脱例では術前平均5.0mmが術後3カ月で1.1mmと有意に改善し，術後 1年でも1.0mmと保たれていた（**図1a**）。円板状半月板例においても術前平均1.6mm が術後3カ月で0.3mmと有意に改善し，術後1年でも0.3mmと保たれていた（**図1b**）。ロー ゼンバーグ撮影におけるJSWは，逸脱例では術前平均4.8mmが術後3カ月で5.6mm

表1 LM centralization法の臨床成績　　　　　　　　　　　　　　　　　n＝20

		術前	術後2年	*P* value
膝伸展角度患健差(°)[平均値(SD)]		1.5(3.1)	0.1(0.3)	n.s.
膝屈曲角度患健差(°)[平均値(SD)]		4.0(10.1)	0.5(1.5)	n.s.
McMurray test陽性患者数（人）		17	1	<0.001
Lysholm score[平均値(SD)]		69(15)	97(3)	<0.001
自覚的患者満足度[平均値(SD)]		22(21)	84(19)	<0.001
自覚的スポーツパフォーマンスレベル[平均値(SD)]		15(19)	82(23)	<0.001
KOOS[平均値(SD)]	Pain	72(7)	89(10)	0.001
	Symptoms	74(10)	91(7)	<0.001
	Activity in daily life	89(6)	94(7)	n.s.
	Sport and recreational function	42(19)	79(24)	0.003
	Quality of life	46(26)	78(18)	0.003

SD：standard deviation（標準偏差），n.s.：not significant

と有意に増加し，術後2年でも5.6mmと保たれていた（図2a）。円板状半月板例においては通常術後に関節裂隙は狭小化するが，術前平均5.4mmが術後3カ月で5.5mmと減少せず，術後2年でも5.5mmと保たれていた（図2b）。

図1 LM centralizationのMRI所見

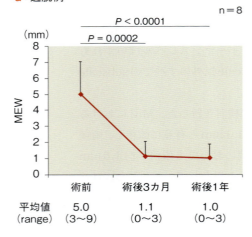
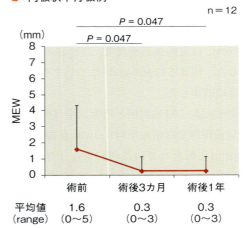

MEW：meniscus extrusion width

図2 LM centralizationの単純X線ローゼンバーグ撮影所見

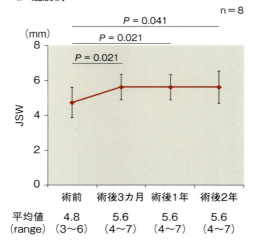
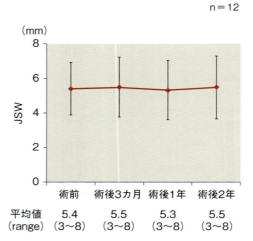

JSW：joint space width

◈ 考察

LMに対する鏡視下centralization法は，逸脱半月板および円板状半月板において術後2年における臨床所見，画像所見をともに改善させた。本手法の利点としては，LMの中節が残存していれば施行が可能であり，本手法による荷重分散機能の再獲得が期待できる。すなわち，たとえ前回手術による切除範囲が膝窩筋腱裂孔にまで及んでいた場合でも，失われたhoop機能を再建することはできないが，内方化されたLMは逸脱せずに"クッション"として機能しうる。また，円板状半月板も本手法のよい適応である。たとえ形成術と縫合術の併用により半月板の外縁が十分に温存され，術前には逸脱が生じていなかったとしても，温存した外縁部が手術時にはすでに変性していることも多く，またcollagen fiberの配列が正常半月板と異なる[3]ことから，たとえ半月板の外縁を温存できても術後逸脱を生じうる。本手法は，この術後の逸脱を少なくとも短期的には予防しうると考える。

一方で本手法は，膝関節屈伸時における半月板の正常な動きを制限してしまう可能性があり，それによって膝可動域制限や半月板の過制動による縫合部の破綻などを生じる危険性が考えられる。現在のところ，明らかな可動域制限を生じた症例は経験していないが，前述のように縫合糸の破綻による再逸脱を1例経験した。ただし，この症例は最も初期の症例で，アンカーの挿入位置が関節面上にあり，過矯正であったことが破綻の原因であったと考えられる。また，本術式の最大の課題は長期成績であり，長期follow-upにおいてどの程度のsurvival rateが得られるかを今後調査していく必要がある。現在，長期成績を少しでも上げるための工夫として，脛骨高原辺縁およびその遠位部の新鮮化を十分に行い同部の癒着を得ることにより，アンカーの糸がいわゆるpermanent sutureにならないようにすること，また膝窩筋腱裂孔部の欠損例においては単に中節部をcentralizationするだけではなく，外側膝OAに対する応用法と同様に関節包の剥離を行うことで残存後節部と縫合を行い，hoopを形成するようにしている。

高位脛骨骨切り術と内側半月板centralization法の併用術の1年成績

◈ 方法

2014年4月以降に内側開大式高位脛骨骨切り術（medial opening wedge high tibial osteotomy；MOWHTO）と内側半月板（medial meniscus；MM）centralizationの併用術を施行し，1年以上観察が可能であった20例を対象に，術後1年時の成績調査を行った[4]。適応は，MOWHTOの適応となる症例（膝関節内反変形を伴う内側コンパートメントに限局した膝OAがあり，保存療法で症状の改善を認めず，特に活動性が一定程度以上高く，人工膝関節全置換術ではなく関節温存術を希望する患者）のうち，MRIの冠状断像で

3 mm以上のMMの逸脱が認められる症例とした。内訳は男性10例，女性10例，平均年齢は59歳，術前のK-L分類はgrade 2が3例，grade 3が10例，grade 4が7例であった。術前MRIでの冠状断像におけるMM中節部の逸脱長MM逸脱量は平均7.1 mmであった。

画像所見は術前および術後1年時におけるX線立位全下肢正面像および立位膝正面像にてfemoro-tibial angle（FTA），％ mechanical axis（％MA），joint line convergence angle（JLCA）を計測した。臨床所見は術前および術後1年時における膝関節可動域（伸展／屈曲），Knee Society（KS）Score，Lysholm score，KOOS，疼痛Numerical Rating Scale（NRS）を評価した。

◆ 結果

MOWHTOとMM centralizationの併用術を施行した20例の術後1年の臨床成績は良好であった（**表2**）。FTAは術前平均182°から術後172°に，％MAは術前平均14％から術後59％に移動した。JLCAは術前4.5°から術後2.2°と，有意に内側関節裂隙の開大がみられた。関節可動域（伸展／屈曲）は，術前平均−1°／143°，術後−1°／143°で有意な変化はなかった。KS Knee Scoreは術前平均51点から術後94点，Functional Scoreは術前平均70点から術後94点，Lysholm scoreは術前平均68点から術後94点へ有意に改善した。NRS（**図3**），KOOS（**図4**）はすべての項目で術後有意に改善した。全例で骨癒合が得られ，周術期の重篤な合併症は認められなかった。

表2 MOWHTO + MM centralizationの臨床成績　　　　　　　　　　n＝20

		術前 [平均値（SD）]	術後1年 [平均値（SD）]	*P* value
Femoro-tibial angle（°）		182（2）	172（2）	＜0.001
％ mechanical axis（％）		14（12）	59（5）	＜0.001
Joint line convergence angle（°）		4.5（1.4）	2.2（2.4）	＜0.001
膝伸展角度（°）		−1.4（2.3）	−1.1（1.5）	n.s.
膝屈曲角度（°）		143（6）	143（8）	n.s.
Knee Society Score	Knee Score	51（11）	94（8）	＜0.001
	Functional Score	70（15）	94（8）	＜0.001
Lysholm score		68（16）	94（5）	＜0.001

SD：standard deviation（標準偏差），n.s.：not significant

図3 MOWHTO + MM centralizationの臨床成績
術前および術後1年時における歩行時，安静時，立ち上がり時，階段昇降，スポーツ時の疼痛NRS

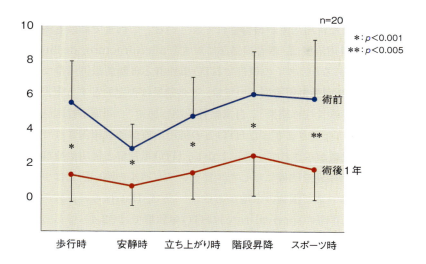

図4 MOWHTO + MM centralizationの臨床成績
術前および術後1年時におけるKOOS subscale

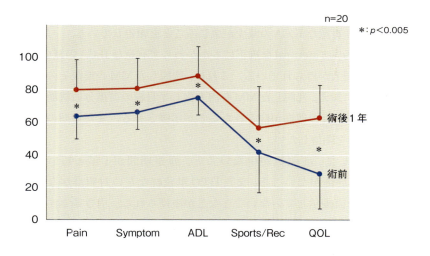

◇ 考察

　MOWHTOは，内側コンパートメントに限局した膝OAに対してよい適応とされており，単独術にて安定した成績が多数報告[5]されているが，近年は軟骨修復の促進や長期成績の向上を目指して，さまざまな併用治療が報告されてきている。これまでに最も多く報告されている骨切り術との併用治療は，軟骨損傷部に対するmicrofracture, drilling, abrasionなどの骨髄刺激術であるが，多くの報告でHTO単独群と骨髄刺激併用群で差がなかったとしており[6, 7]，骨髄刺激併用術については，その効果は否定的とする報告が多い。骨髄刺激法以外には，骨軟骨柱移植術[8]，自家軟骨細胞移植術[9]，間葉系幹細胞移植術[10, 11]，多血小板血漿療法[12]などさまざまなHTOとの併用治療が多数報告されてきており，いずれも良好な臨床成績が示されている。しかし，HTO単独群と併用治療群を前向きに比較して併用治療の有用性を明確に示したエビデンスレベルの高い研究は少なく，それらの有用性に関してはいまだ議論の余地がある。一方で，Harrisらのシステマティックレビューでは，術後5年時のsurvival rateはHTO単独群では92.4％であったのに対して，軟骨治療併用群では97.7％と有意に高値であったとしており，軟骨治療併用によりHTO後のsurvival rateが向上する可能性が示されている[13]。

　MMの逸脱は膝OA進行の独立した危険因子の1つであると報告されており[14]，MOWHTOの適応となる内側型膝OAにおいてもMMの逸脱は多くの例で存在する。筆者らは，ラットMM逸脱モデルに対してMM centralizationを行うことで，半月板の逸脱は改善し，内側コンパートメント膝OA進行は抑制されることを報告した[15]。本case seriesにおいても，術後1年の短期成績とはいえ，前述した過去の軟骨治療併用術とほぼ同等の臨床成績を得ることができた。また，本seriesにおいて特筆すべきはJLCAの改善である。Leeら[16]はHTO後のJLCAの減少はalignmentの過矯正に相関しており，％MAが67％以上の過矯正により有意なJLCAの減少が生じることを報告している。一方，筆者らの結果では，％MAが59％とneutralな矯正にもかかわらず有意なJLCAの減少，言い換えれば内側関節裂隙の開大が得られている。これは，逸脱したMMの整復そのものによる関節裂隙の開大効果に加え，逸脱したMMを内方化し半月板の荷重分散機能を再獲得させることで，関節軟骨修復の促進が促されたことが示唆される。まだ短期の結果ではあるが，長期予後の改善を期待したい。

　一方で本seriesの課題として，症例数が少ないこと，観察期間が1年と短いこと，術後関節鏡やMRIによる評価がないこと，またHTO単独群などの対照群がなくcentralization併用の有効性を直接示していないことなどが挙げられる。引き続き注意深く長期間の経過観察を行うと同時に，関節鏡やMRIによる軟骨修復の評価や，HTO単独群との臨床成績の比較など，さらなる検討が必要と考える。

半月板温存術の短期成績と課題 12

外側型膝OAに対するcentralization法を応用したCapsular advancement法の1年成績

◆ 方法

　LM広範囲切除後に高度外側型膝OAをきたした10例に対し，鏡視下centralization法を応用したCapsular advancement法を施行した。全例他院にてLM部分切除を施行され，疼痛，腫脹を主訴に当院を受診していた。外側コンパートメントに膝OAがあり，保存療法で症状の改善を認めず，人工関節置換術が適応とならないような若年者やスポーツ選手，骨性アライメントに過度の外反がなく遠位大腿骨骨切り術の適応とならないような症例を適応とした。手術時平均年齢33歳，X線像でKellgren-Lawrence分類grade 3もしくは4の変形を認め（**表3**），MRIでは6例で残存LMが3～8mm逸脱，4例では中節～後節までほぼ欠損していた。鏡視下に大腿骨・脛骨骨棘切除および脛骨側関節包を剥離し，関節包を引き上げcentralization法を施行し半月板を形成した。

　臨床所見は術前および術後1年時におけるLysholm sccreおよび自覚的患者満足度（0～100％），画像所見は術前および術後1年でMRI冠状断像における半月板の逸脱長（MEW）とX線ローゼンバーグ撮影における外側関節裂隙（JSW）を計測した。

表3 外側型膝OAに対するcentralization法を応用したCapsular advancement法の患者背景

症例	年齢	性別	前回手術	KL grade
1	26	M	LM亜全切除	3
2	21	F	LM亜全切除	3
3	43	F	円板状半月板切除×2	4
4	28	M	ACL再建＋LM切除×2	4
5	47	M	LM亜全切除	4
6	44	M	LM亜全切除	3
7	35	F	円板状半月板亜全切除	3
8	24	M	LM亜全切除	3
9	23	M	円板状半月板亜全切除	3
10	27	F	LM亜全切除	4

◆ 結果

　術後1年時において，X線像では変化のなかった1例を除く全例で1～2mmの関節裂隙開大を認めた（**図5**）。MRIでは術前に残存LMの逸脱を認めた6例全例で逸脱は改善，欠損の4例全例で程度の差はあるが半月板様組織の再生を認めた（**表4**，およびp.228**「11-8 外側型膝OAに対するcentralization法を応用したCapsular advancement法」図9**参照）。Lysholm scoreは術前平均71点から94点へ，自覚的患者満足度は術前平均23％から69％へと有意に改善した（**図6**）。

237

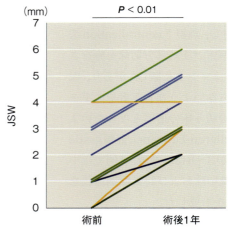

図5 外側型膝OAに対するCapsular advancement法のX線所見

術前，術後1年の単純X線ローゼンバーグ撮影におけるJSW

JSW：joint space width

表4 外側型膝OAに対するcentralization法を応用したCapsular advancement法のMRI所見

症例	MEW(mm) 術前	MEW(mm) 1年後
1	3	0
2	3	0
3	欠損	半月板様組織の再生
4	欠損	半月板様組織の再生
5	8	0
6	6	0
7	7	3
8	4	2
9	欠損	半月板様組織の再生
10	欠損	半月板様組織の再生

MEW：meniscus extrusion width

図6 術前および術後1年時における外側型膝OAに対するCapsular advancement法の臨床成績

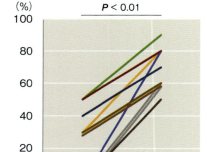

a：Lysholm score
b：自覚的患者満足度

◆ 考察

　LM切除術において膝窩筋腱裂孔に切除が及ぶと，その解剖学的特徴から容易にhoopが失われ，半月板が逸脱する．また，たとえ切除が膝窩筋腱裂孔に及ばずとも，半月脛骨関節包付着部の脆弱性により関節包が弛緩し，逸脱が生じることが報告されている[1,2]．加えて円板状半月板は圧倒的に外側に多く，その手術法としては従来亜全切除術が多く行われていた．このような特徴から，LM切除後には術後急速に膝OAが進行する症例が

238

多く存在する。若年者，特にアスリートにおけるこのような症例に対する手術法として，鏡視下debridement, 大腿骨遠位骨切り術(distal femoral osteotomy；DFO)，半月板同種移植術(meniscus allograft transplantation；MAT)などが選択肢として挙げられる。しかし，DFOはアスリートには適応しにくいこと，MATは膝OAの進行した陳旧例では成績が悪いことや，わが国では施行が困難であることなどから，これまで有効な治療法はなかった。筆者らはこのような症例に対してcentralization法を応用したCapsular advancement法を開発し，症例数はまだ少ないものの良好な短期成績を得ることができた。

本case seriesの課題として，まだ短期の経過観察期間であり，長期成績が得られていないこと，症例数が少ないことなどが挙げられる。また，特に円板状半月板の症例などで大腿骨外側顆の低形成を伴うような外反膝においては，本術式にDFOを併用すべきだと考える。しかし，ほかに有効な手術方法がない現状においては，本法は少なくともスポーツ復帰が困難となっている若年アスリートに対しては，半月板機能再建のための有効なオプションになりうる。

【文献】

1) Koga H, Muneta T, Yagishita K, et al. Arthroscopic centralization of an extruded lateral meniscus. Arthrosc Tech 2012; 1: e209-12.
2) Koga H, Muneta T, Watanabe T, et al. Two-year outcomes after arthroscopic lateral meniscus centralization. Arthroscopy 2016; 32: 2000-8.
3) Atay OA, Pekmezci M, Doral MN, et al. Discoid meniscus: an ultrastructural study with transmission electron microscopy. Am J Sports Med 2007; 35: 475-8.
4) Koga H, Watanabe T, Horie M, et al. Augmentation of the pullout repair of a medial meniscus posterior root tear by arthroscopic centralization. Arthrosc Tech 2017; 6: e1335-9.
5) Smith JO, Wilson AJ, Thomas NP. Osteotomy around the knee: evolution, principles and results. Knee Surg Sports Traumatol Arthrosc 2013; 21: 3-22.
6) Akizuki S, Yasukawa Y, Takizawa T. Does arthroscopic abrasion arthroplasty promote cartilage regeneration in osteoarthritic knees with eburnation? A prospective study of high tibial osteotomy with abrasion arthroplasty versus high tibial osteotomy alone. Arthroscopy 1997; 13: 9-17.
7) Jung WH, Takeuchi R, Chun CW, et al. Comparison of results of medial opening-wedge high tibial osteotomy with and without subchondral drilling. Arthroscopy 2015; 31: 673-9.
8) Minzlaff P, Feucht MJ, Saier T, et al. Osteochondral autologous transfer combined with valgus high tibial osteotomy: long-term results and survivorship analysis. Am J Sports Med 2013; 41: 2325-32.
9) Bauer S, Khan RJ, Ebert JR, et al. Knee joint preservation with combined neutralising high tibial osteotomy (HTO) and Matrix-induced Autologous Chondrocyte Implantation (MACI) in younger patients with medial knee osteoarthritis: a case series with prospective clinical and MRI follow-up over 5 years. Knee 2012; 19: 431-9.
10) Saw KY, Anz A, Jee CS, et al. High tibial osteotomy in combination with chondrogenesis after stem cell therapy: a histologic report of 8 cases. Arthroscopy 2015; 31: 1909-20.
11) Wong KL, Lee KB, Tai BC, et al. Injectable cultured bone marrow-derived mesenchymal stem cells in varus knees with cartilage defects undergoing high tibial osteotomy: a prospective, randomized controlled clinical trial with 2 years' follow-up. Arthroscopy 2013; 29: 2020-8.
12) Koh YG, Kwon OR, Kim YS, et al. Comparative outcomes of open-wedge high tibial osteotomy with platelet-rich plasma alone or in combination with mesenchymal stem cell treatment: a prospective study. Arthroscopy 2014; 30: 1453-60.
13) Harris JD, McNeilan R, Siston RA, et al. Survival and clinical outcome of isolated high tibial osteotomy and combined biological knee reconstruction. Knee 2013; 20: 154-61.
14) Berthiaume MJ, Raynauld JP, Martel-Pelletier J, et al. Meniscal tear and extrusion are strongly associated with progression of symptomatic knee osteoarthritis as assessed by quantitative magnetic resonance imaging. Ann Rheum Dis 2005; 64: 556-63.
15) Ozeki N, Muneta T, Kawabata K, et al. Centralization of extruded medial meniscus delays cartilage degeneration in rats. J Orthop Sci 2017; 22: 542-8.
16) Lee DH, Park SC, Park HJ, et al. Effect of soft tissue laxity of the knee joint on limb alignment correction in open-wedge high tibial osteotomy. Knee Surg Sports Traumatol Arthrosc 2016; 24: 3704-12.

半月板の再生医療と基礎研究

中川裕介

はじめに

　組織工学的な観点から再生医療に必要な3つの重要な要素は，足場材（scaffold），シグナル（signal），細胞（cell）である。本稿では半月板再生医療のためのこれら3要素について述べるとともに，半月板再生を理解するうえで必要な半月板の生物学的なことについても解説する。

基礎

　半月板は主には線維軟骨で構成され，比較的無血管性の組織であるが，その生化学的および微細構造は部位によって特徴が異なる。

　血液供給は外側および内側の膝蓋下動脈の上・下枝から由来する。解剖学的研究により，血管は内側半月板の幅の10～30%，外側半月板の幅の10～25%であることが示されている。血流を有する滑膜は，大腿骨面および脛骨面の両方の末梢付着部を覆って伸長する。無血管野は滑液拡散を通して栄養されている。外側の血管領域はred-red zone，内側の無血行野はwhite-white zone，その中間をred-white zoneとし，生物学的な治癒能力に違いがあることから，損傷部がどの部位にあるかで切除か修復かの判断を行う目安となっていた。

　半月板機能に関連するコラーゲン構造は，3つの異なるパターンをとる。円周方向，放射状，およびランダムである。円周方向線維は組織内で最も豊富であり，外縁部1/3に多くみられる。放射状線維は関節内縁2/3に多く，円周状線維を結合させている。表層の線維はランダムな方向である。外縁部に領域全体に分散しており，周囲に存在している。半月板はコラーゲンの量の関係から，円周方向の引張強度は放射状方向の強度の10倍程度とはるかに高い。

　半月板を構成する細胞は，存在する場所および細胞形態に従って，主に3つのタイプに分類される。表層細胞，無血管領域の体部に存在する線維軟骨細胞，および血管領域の線維芽細胞である（**図1a**）[1]。近年，半月板の表面領域に幹細胞の集団が含まれることがわかり，組織恒常性および修復/再生において重要な役割を果たすことが示唆されている[2]。表層細胞は紡錘形であり，半月板表面に対して平行に整列している。線維軟骨細胞は軟骨細胞と同様に，主に楕円形から円形であり，Ⅰ型コラーゲンおよびⅡ型コラーゲ

図1 半月板を構成する細胞
a：ブタ半月板の組織（サフラニンO染色）
b：透過電子顕微鏡像

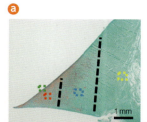

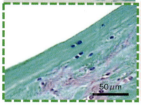 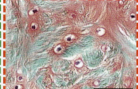 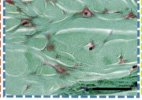 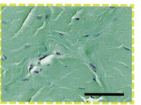

表層細胞　　　　　　　　無血管領域　　　　　　　　血管領域

TEM

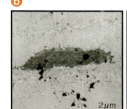 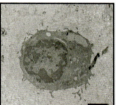 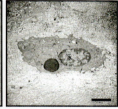 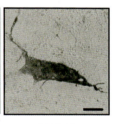

表層細胞　　　　　　　　無血管領域　　　　　　　　血管領域

（文献10より一部改変引用）

ン，プロテオグリカンを産生することができる．これらの細胞は，細胞外マトリックス（extracellular matrix；ECM）の合成と維持に関与する．線維芽細胞は，ほかの細胞と接触して長い細胞伸長を有する（図1b）．

組織工学による半月板再生

「組織工学」という用語は，宿主標的組織再生を目的とした細胞および化学シグナルと物理的足場との組み合わせを指し，さまざまな研究が行われている（表1）．

◆ 足場材

足場材の理想的な性質は，力学的特性，生物学的活性，そして汎用性の3つを備え持つことである．半月板は歩行時に常に大きな荷重ストレスにさらされることから，適切な

表1 半月板再生で用いられている足場材，細胞，シグナル

足場材	細胞	シグナル
graft ・allograft meniscus ・small intestinal submucosa ・autograft tendon artifact ・biological 　▷ collagen 　▷ hyaluronan 　▷ multilayered silk ・synthetic 　▷ polyurethane（PU） 　▷ polycaprolactone（PCL） 　▷ polyglycolic acid（PGA） 　▷ hydrogel	meniscus cells chondrocytes mesenchymal stem cells ・synovium ・bone marrow ・adipose embryonic stem cells induced pluripotent stem cells	growth factor ・FGF ・TGF-β ・BMP ・IGF-1 ・PDGF-AB ・CTGF fibrin clot platelet-rich plasma bone marrow aspirate concentrate hormone miRNA

図2 同種半月板移植（MAT）
a：手術手技を示すシェーマ
b：グラフトの肉眼写真。前角と後角にボーンプラグがついている
c：鏡視像。左…後方のボーンプラグが骨孔に挿入されている。右…グラフトがinside-out法による縫合で関節包に固定されている

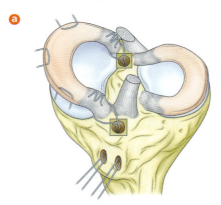
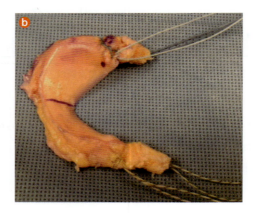
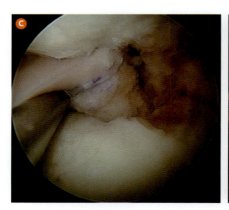
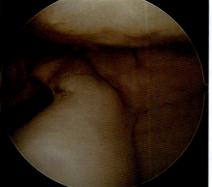

強度，関節の適合性，安定性をつかさどるための適切な形状，そして潤滑性が求められる。また，生物学的には遊走してきた細胞が生着し浸潤すること，適切な細胞外器質が誘導されることが再生には重要である。さらに，免疫応答がないことが求められる。汎用性は臨床応用を考えるうえで極めて重要となる。足場材は，生体組織由来と人工物由来に大別できる。

●生体組織由来

生体組織には，ヒト同種半月板，小腸粘膜下組織(small intestinal submucosa；SIS)，自家腱などがある。比較的自然な細胞環境を作ることができ，細胞接着，増殖，および分化などを促進する生物活性因子を含む可能性があることから，人工物由来のマテリアルより生物学的活性は高い。しかし，同種移植の場合は新鮮屍体からの採取が必要となり，供給面や個体間での質のばらつき，ウイルス等の病原体の伝播などの問題がある。自家移植の場合は，グラフト採取部の合併症が問題となることがある。

同種半月板移植

MilachowskiとWirthが，1984年に最初の無料の同種半月板移植片移植術を施行した。現在欧米や韓国など，日本を除く多くの国では，同種半月板移植(meniscus allograft transplantation；MAT)術は半月板切除または半月板亜全切除術の既往と症状のある患者に対する代表的な外科的治療法となっている。短期・中期成績は，比較的若い患者では良好とされている(図2)。しかし，移植半月板の変性，収縮，逸脱などによる機能低下が問題となる。また，同種半月板移植片の長期的な軟骨保護効果についてはわかっていない。

自家腱移植

半月板の関節包側1/3は，ほぼⅠ型コラーゲンで構成されており，円周上の線維方向への配列を再現する方法として，腱組織を用いて半月再建を行う方法が報告されている[3]。しかし，移植後の組織には線維軟骨細胞は存在せず，臨床成績も良好ではないことから，半月板再生のためには，シグナル，細胞移植などが必要と考えられた。ozekiら[4]は，ラットの半月板部分欠損モデルに対する自家腱移植術に対して，BMP-7(後術)の注入によって半月板に類似した組織再生，軟骨変性の抑制効果をみたことを報告している。

小腸粘膜下組織(SIS)

SISを半月板に移植すると，細胞の生着は良好であるが，力学的な強度・特性が不十分であり，満足な結果は得られていない。

●人工物由来

人工物としては，合成ポリマー，ハイドロゲル，コラーゲンなどのECMを材料としたものが存在する。

合成ポリマー

合成ポリマーには，ポリウレタン(polyurethane；PU)，ポリグリコール酸

(polyglycolic acid；PGA)，ポリ乳酸(polylactic acid；PLA)，およびポリカプロラクトン(polycaprolactone；PCL)などが存在する．合成ポリマーは製造が容易であるため汎用性は高いが，欠点として生物学的特性が低いこと，無菌性炎症または免疫応答の発生などが生じることである．PCLとウレタンの合材である人工半月板として，Actifit®(Orteq社)が欧州で臨床応用されている(図3a)．Verdonkら[5]は52例の修復不可能な半月板欠損を有する患者に，移植術を行い，術後2年で有意な臨床成績の改善を報告している．

細胞外マトリックス(ECM)

ECMとしては，コラーゲン材やヒアルロナン材が存在する．特にコラーゲン材は，コラーゲンメニスカスインプラント(Collagen Meniscus Implant；CMI®，ReGen Biologics社)として欧米で臨床応用されている(図3b)．CMI®は，ウシのⅠ型コラーゲンからなる半月板の形状が模倣されたメッシュ状のインプラントで，アルデヒドにより架橋されており，γ線で滅菌されている．実際に患者へ移植したインプラントの術後5年度の生検組織での結果では，すべての患者で線維軟骨組織による再生を認め，免疫応答などの所見は認めなかったと報告されている[6]．10年の長期成績報告では，インプラントの収縮はあるものの，ほとんどの患者で臨床成績は良好を維持し，変形性膝関節症(osteoarthritis of the knee；膝OA)の進行を認めなかったと報告されている[7]．

図3 欧米で臨床使用されている人工半月板
a：Actifit®(Orteq社，左…外観，右…透過電子顕微鏡像)
b：Collagen Meniscus Implant(CMI®，ReGen Biologics社，左…外観，右…透過電子顕微鏡像)

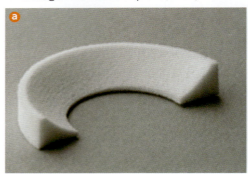
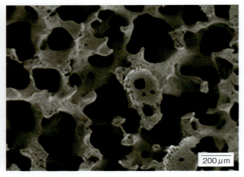
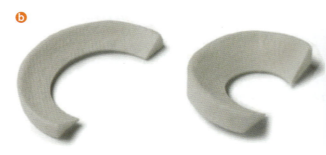
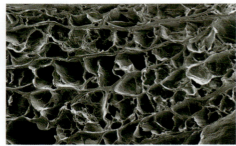

◇ 細胞

細胞治療は損傷された組織の治癒促進や，足場材による治療に組み合わせて行われることが多い。用いられる細胞としては，分化した細胞と，未分化な幹細胞に分けられる。

●分化細胞

半月板再生に使用が試みられている分化している細胞として，半月板細胞(線維軟骨細胞)，軟骨細胞がある。半月板細胞(線維軟骨細胞)および軟骨細胞は，*in vitro, in vivo*研究において，足場材と組み合わせることで良好な半月板再生を得たことが報告されている[8]。しかし，正常組織を採取する必要があり，組織採取量には限界があることから，移植に必要な細胞数を確保することが困難である。細胞数を増やすために体外で培養するが，平面培養では半月板細胞，軟骨細胞が早期に脱分化を起こしてしまうことが問題となる[9]。そのため現在では，分化細胞よりもさまざまな組織から得ることができる未分化幹細胞を用いるアプローチが主流となっている。

●未分化幹細胞

間葉系幹細胞(mesenchymal stem cell；MSC)は成体の骨髄[10]，脂肪[11]，滑膜[12]，筋肉などの間葉組織から採取でき，調整が容易で安全性が高い点から，再生医療の細胞源として最も汎用されている。

体外で培養され増殖させたMSCの移植が半月板治癒を促進することは，多くの研究で明らかにされている。Izutaら[13]は，緑色蛍光タンパク質(green fluorescent protein；GFP)発現トランスジェニックラット由来の自家骨髄(bone marrow；BM)MSCを使用し，無血行野に作製した半月板欠損部に移植した。8週で，移植したMSCは生存・増殖すると同時に，広範囲のECMを形成し，無血行野の半月板再生を促進したことを報告した。Ruiz-Ibánら[11]はウサギの半月板修復モデルにおいて，脂肪由来MSCをフィブリンで縦断裂の部位に移植したところ，12週で半月板の治癒が改善された。

臨床研究では，半月板部分切除術を受けた55人の患者が対象となり，3つの異なる治療群に無作為に割り付けられた。A群はヒアルロン酸溶液に懸濁した5千万の同種MSCの注射(n＝18)。B群は同じ溶液に懸濁した1億5千万の同種MSCの注射(n＝18)。C群はヒアルロン酸溶液単独注射(n＝19)であった[14]。術後2年で重大な有害事象はなかった。A群，B群では24％および6％の患者において，移植後1年のMRI検査でベースラインから15％以上の半月板体積の増加を認めた。対照群であるC群では，1人も15％以上の体積増加を認めなかった。また，膝OAを有する患者では，対照群と比較してMSC投与による疼痛の軽減効果を認めた。この研究から，高用量の同種MSC移植の安全性と半月板組織再生効果が示された。

MSCの半月板再生に関する基礎研究は多くある一方で，臨床研究での報告は少ないのが現状である。

多能性幹細胞である胚性幹細胞(embryonic stem cell；ES細胞)，人工多能性幹細胞

(induced pluripotent stem cell；iPS 細胞)については，倫理面，安全性(腫瘍化)，培養に多くの手間がかかるなどのハードルから，半月板領域ではまだ十分検討されていない状況である。

◇ シグナル

物理学的および生化学的なシグナル伝達は，足場材に動員された宿主の細胞や，移植された外因性の細胞を半月板細胞に分化させ，適切な細胞外器質の産生を誘導し，組織再生を促すことになる。生化学的なシグナルを再生医療に応用するやり方として，成長因子やホルモン，小分子などが挙げられる。ここでは，成長因子について基礎実験から得られた知見と，成長因子を利用した現在臨床で応用されているフィブリンクロット，多血小板血漿(platelet-rich plasma；PRP)，骨髄血濃縮(bone marrow aspirate concentrate；BMAC)について述べる。

◉ 成長因子

線維芽細胞増殖因子(FGF)

塩基性線維芽細胞増殖因子(basic fibroblast growth factors；bFGF)は，*in vitro* で半月板細胞のII型コラーゲンおよびアグリカンのmRNA産生を上昇させた。ヒツジの実験モデルでは，bFGFの投与で半月板線維軟骨細胞は増殖し細胞外器質の産生が増加した[15]。

トランスフォーミング増殖因子β(TGF-β)

トランスフォーミング増殖因子β(transforming growth factor-β；TGF-β)は多くの面で半月板細胞に影響を及ぼす。コラーゲン・プロテオグリカンの産生，損傷部への細胞の遊走，組織の収縮などがある。しかし，半月板細胞の増殖への影響はないと報告されている[16]。

骨形成タンパク質(BMP)

骨形成タンパク質(bone morphogenetic protein；BMP)はTGF-βスーパーファミリーに属し，embryogenesis と組織修復において，その強力な骨誘導の機能により重要な役割を果たす[17]。特にBMP-7は，MSCsの軟骨分化を促して半月板再生を促進すると考えられる。

インスリン様成長因子1(IGF-1)

インスリン様成長因子1(insulin-like growth factor-1；IGF-1)は，細胞増殖および無血行野への細胞遊走の促進効果があると報告されており[18]，無血行野の半月板損傷の治癒促進に有用と考えられる。

血小板由来増殖因子AB(PDGF-AB)

血小板由来増殖因子(platelet-derived growth factor；PDGF)は，血管新生および細胞発生において重要な役割を果たす。細胞増殖と細胞外器質形成を促進する。特にその効

果は，半月板の血行野において無血行野に比べ良好とされる[19]。また，半月板細胞の遊走を促進する。

結合組織成長因子（CTGF）

結合組織成長因子（connective tissue growth factor；CTGF）は，細胞接着，遊走，増殖，血管新生，骨格形成など多くの生物学的な組織修復過程にかかわっている。半月板においては特に，I型コラーゲン合成にかかわる[20]。Lee[21]は，CTGFとTGF-β3の投与により，MSCsの線維軟骨細胞への分化を促進したことを報告している。

これらの成長因子補充は，細胞遊走，増殖，および細胞外器質産生の改善，ならびに細胞分化の改善をもたらす（**表2**）。臨床応用のためには，それらの最適な投与方法を開発することが重要な課題である。サイトカインが半月板再生に十分な期間徐放されること，局所にとどまり，隣接する組織には影響を及ぼさないようにする工夫が必要とされる。

●フィブリンクロット

フィブリンは，出血に反応して産生されるタンパク質で，血液凝固に重要な役割を果たす。フィブリンクロットには多くの成長因子が含まれ，半月板損傷部への細胞誘導および細胞増殖を促進するといわれる。フィブリンクロットは，損傷部の露出されたコラーゲンに付着し，線維性結合組織の増殖を誘導，線維軟骨組織への分化を促進する。

フィブリンクロットは，ラスピングおよび半月板縫合と組み合わせて使用することが可能である[22]。動物モデルを用いた基礎研究で，癒合部の線維性結合組織が12～24週後には正常に近い線維軟骨組織に置き換わることが報告されている[23, 24]。Raら[25]は12例の放射状（横）断裂に対して，半月板縫合にフィブリンクロットを併用した成績を報告し，11例でcomplete healingを確認したとして，フィブリンクロットが有用である可能性を示した。フィブリンクロットは術中に容易に準備でき，汎用性が高いことから，半月板治癒の生物学的促進の方法としては現在最も行われている方法である[26]。

表2 成長因子が半月板再生に与える影響

成長因子	細胞増殖	コラーゲン合成	プロテオグリカン合成	その他の効果
FGF-2	↑↑↑	↑	↑	－
TGF-β1, -β3	→	↑↑	↑↑	組織収縮
BMP-2, -7	→	↑	↑↑	－
IGF-1	→	↑	↑	遊走
PDGF-AB	↑↑	↑	↑	遊走，組織収縮
CTGF	↑	↑↑↑	↑	遊走

↑：増加，→：変化なし

●多血小板血漿（PRP）

　PRPは血小板に富む自己血由来の物質で，α顆粒と高密度顆粒の両方から多種の成長因子を放出する。PRPは，PDGF，血管内皮増殖因子（vascular endothelial growth factor；VEGF），TGF-β，IGF-1，bFGF，肝細胞増殖因子（hepatocyte growth factor；HGF），および上皮成長因子（epidermal growth factor；EGF）を含み，半月板治癒，再生を促進するものと期待されている。Ishidaら[27]は，in vitroおよびin vivoの両方で，半月板組織再生に対するPRPの効果を報告している。in vitro研究では，PRPは半月板細胞培養において，ビグリカンとデコリンのDNA合成，ECM合成，mRNA発現を刺激した。in vivo研究では，ウサギ半月板の無血管領域の全層欠損に対して，ゼラチンヒドロゲルを用いてPRPを欠損部に移植した。12週後の組織は，対照群と比較して，PRP群では良好な半月板修復を示した。臨床的にはGriffinら[28]が，半月板単独損傷に対し半月板修復術を施行した26例について，PRP投与群11例と非投与15例を最低2年フォローアップした際の臨床成績を比較している。臨床スコア，スポーツ復帰率，および再手術率のいずれも2群間で差はなかった。一方でKaminskiら[29]は，バケツ柄断裂に対するPRPの効果を4例の患者が参加した無作為化比較試験で検討した。術後18週でのセカンドルックによる半月板治癒の評価では，PRP投与群の治癒のほうが優れていたことを報告している（85％ vs. 47％）。現在，さまざまな整形外科領域で用いられているPRPであるが，半月板治癒を改善するかどうかを判断するためには，より大規模な臨床研究が必要である。

●骨髄血濃縮（BMAC）

　BMACは，骨・軟骨再生を促進する方法として注目されている[30]。BMACは通常，腸骨稜から吸引された骨髄を密度勾配遠心分離することによって得られる。PRPと同様に，BMACには大量の血小板と増殖因子が含まれるが，BMACの利点は骨髄由来のMSCも含まれることである[31]。Duyguluら[32]は，ヒツジ膝半月板のred-white zoneに作製した10mmの縦断裂が，BMACの投与により治癒が促進されたと報告している。

新しい半月板再生医療：3Dプリンターを用いた半月板足場材

　患者のMRI像または他の画像データに基づいて，3Dプリンターで製造された半月板足場材は，患者固有の半月板サイズにマッチするという利点がある。その一方で，多数の患者データを収集し，その平均でいくつかのサイズバリエーションのある製品を作製することも容易となる。3Dプリンターによる足場材は，内部に細胞が浸潤しやすくECMの沈着が起こるように最適化した三次元構造を作製することができ，現在多くの試みがなされている。

　筆者が行った，成長因子徐放型のPCL素材を用いた人工半月板の研究について紹介

する．ヒツジの半月板MRIデータを基に，3Dプリンターで作製した（図4a）．PCL線維の間には，2つの成長因子CTGFおよびTGF-β3を含むPLGA（poly lactic-co-glycolic acid）で作製されたマイクロスフェアを付加した（図4b）．この人工半月板の特徴は，半月板の内縁は線維軟骨組織，外縁は線維性組織であることから，その不均一な組織再生が可能となるよう，内縁に軟骨分化を促進するTGF-β3を含んだマイクロスフェアを，外縁に線維化を促進するCTGFを付加していること（図4c），またマイクロスフェアを構成するPLGAの濃度を調整して分解される速度をコントロールすることで，CTGFが早く，TGF-β3がゆっくり徐放される（図4d）という，空間・時間両方のベクトルで成長因子の徐放をコントロールして半月板再生を目指したという点である．なお，PCL素材で作製し，三次元的な線維構造を再現した力学的強度は，タイムゼロにおいて正常半

図4　成長因子徐放型PCL素材3Dプリンター作製人工半月板

a：左…摘出したヒツジ内側半月板，中央…3Dレーザーでスキャニングした画像，右…PCL素材を用いて3Dプリンターで作製した人工半月板
b：PCL線維の間にPLGA素材のマイクロスフェアがあり，CTGFもしくはTGF-β3を含んでいる（左…100μm，右…50μm）
c：緑がCTGF，赤がTGF-β3の分布を示す．CTGFが外縁部にTGF-β3が内縁部に分布していることがわかる

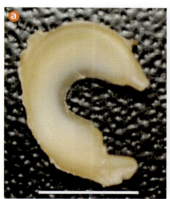
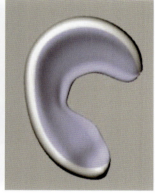
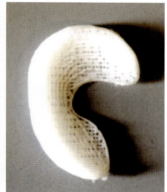
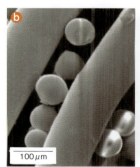
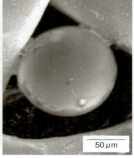

（文献21より一部改変引用）

図4 （続き）

d：成長因子の徐放。CTGFがTGF-β3に比べ早く徐放されている。また，早く徐放されているCTGFでも42日間は徐放が続いている

e：ヒツジ膝関節内側半月板を，大腿骨内顆を骨切りして展開。内側半月板亜全摘を行った後に，人工半月板（白矢印）を関節包に2-0エイチボンドで縫合。その後，骨切りした内顆をスクリュー固定し，閉創した

f：移植後12カ月の再生半月板の肉眼像（上），組織像（サフラニンO染色，下）

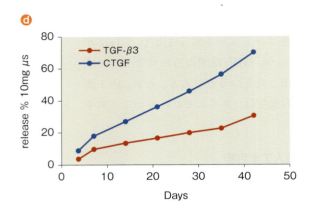

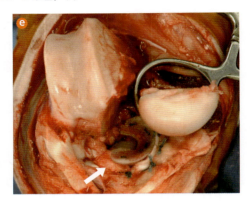

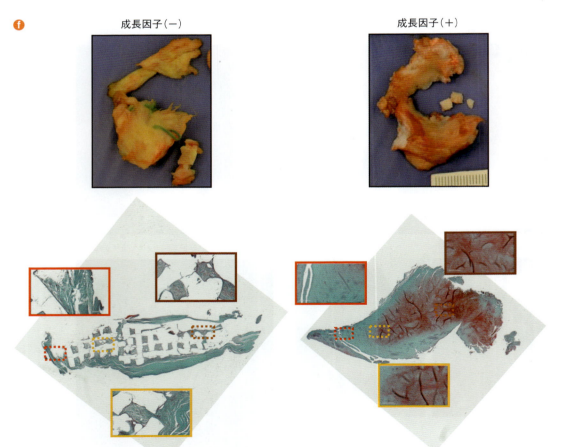

（文献21より一部改変引用）

月板にまさっていることが確かめられている[21]。組織工学の3つの重要な要素である細胞については，細胞を足場材に付加することは臨床応用を考える際にハードルが高くなること［米国では，体外で培養された細胞の移植は米国食品医薬品局（Food and Drug Administration；FDA）が認めていない］から行わないこととしたが，付加しているCTGFには細胞の遊走を促す効果があることから，host細胞の早期の浸潤が期待できる。

この人工半月板をヒツジ膝関節の内側半月板亜全切除モデルに移植した（図4e）。移植後12カ月時点で成長因子を付加した人工半月板を移植した群では，成長因子を付加していない人工半月板を移植した群に比べ，肉眼および組織学的検査において良好な組織で再生されていた（図4f）。現在，臨床応用に向けて投与する成長因子の量の最適化の検討を行っている。

おわりに

半月板再生に関して組織工学的な観点から，足場材（scaffold），刺激（signal），細胞（cell）について解説した。わが国では欧米のような同種半月板，人工半月板が使用できない状況であり，半月板欠損例に対する半月板再生に使用可能な足場材の開発が望まれる。また，半月板損傷に対する治癒促進についてはさまざまな方法が開発されており，それらの効果を検証する高いエビデンスレベルの臨床研究の結果が待たれるところである。

【文献】

1) Nakagawa Y, Sekiya I, Kondo S, et al. Relationship between MRI T1 rho value and histological findings of intact and radially incised menisci in microminipigs. J Magn Reson Imaging 2016; 43: 434-45.

2) Verdonk PC, Forsyth RG, Wang J, et al. Characterisation of human knee meniscus cell phenotype. Osteoarthritis Cartilage 2005; 13: 548-60.

3) Johnson LL, Feagin JA. Autogenous tendon graft substitution for absent knee joint meniscus: a pilot study. Arthroscopy 2000; 16: 191-6.

4) Ozeki N, Muneta T, Koga H, et al. Transplantation of Achilles tendon treated with bone morphogenetic protein 7 promotes meniscus regeneration in a rat model of massive meniscal defect. Arthritis Rheum 2013; 65: 2876-86.

5) Verdonk P, Beaufils P, Bellemans J, et al. Successful treatment of painful irreparable partial meniscal defects with a polyurethane scaffold: two-year safety and clinical outcomes. Am J Sports Med 2012; 40: 844-53.

6) Steadman JR, Rodkey WG. Tissue-engineered collagen meniscus implants: 5- to 6-year feasibility study results. Arthroscopy 2005; 21: 515-25.

7) Zaffagnini S, Marcheggiani Muccioli GM, Lopomo N, et al. Prospective long-term outcomes of the medial collagen meniscus implant versus partial medial meniscectomy: a minimum 10-year follow-up study. Am J Sports Med 2011; 39: 977-85.

8) Kon E, Filardo G, Tschon M, et al. Tissue engineering for total meniscal substitution: animal study in sheep model--results at 12 months. Tissue Eng Part A 2012; 18: 1573-82.

9) Gunja NJ, Athanasiou KA. Passage and reversal effects on gene expression of bovine meniscal fibrochondrocytes. Arthritis Res Ther 2007; 9: R93.

10) Nakagawa Y, Muneta T, Otabe K, et al. Cartilage derived from bone marrow mesenchymal stem cells expresses lubricin in vitro and in vivo. PLoS One 2016; 11: e0148777.

11) Ruiz-Ibán MA, Díaz-Heredia J, García-Gómez I, et al. The effect of the addition of adipose-derived mesenchymal stem cells to a meniscal repair in the avascular zone: an experimental study in rabbits. Arthroscopy 2011; 27: 1688-96.

12) Nakagawa Y, Muneta T, Kondo S, et al. Synovial mesenchymal stem cells promote healing after meniscal repair in microminipigs. Osteoarthritis Cartilage 2015; 23: 1007-17.

13) Izuta Y, Ochi M, Adachi N, et al. Meniscal repair using bone marrow-derived mesenchymal stem cells: experimental study using green fluorescent protein transgenic rats. Knee 2005; 12: 217-23.

14) Vangsness CT Jr., Farr J 2nd, Boyd J, et al. Adult human mesenchymal stem cells delivered via intra-articular injection to the knee following partial medial meniscectomy: a randomized, double-blind, controlled study. J Bone Joint Surg Am 2014; 96: 90-8.

15) Tumia NS, Johnstone AJ. Promoting the proliferative and synthetic activity of knee meniscal fibrochondrocytes using basic fibroblast growth factor in vitro. Am J Sports Med 2004; 32: 915-20.

16) Pangborn CA, Athanasiou KA. Effects of growth factors on meniscal fibrochondrocytes. Tissue Eng 2005; 11: 1141-8.

17) Wozney JM, Rosen V. Bone morphogenetic protein and bone morphogenetic protein gene family in bone formation and repair. Clin Orthop Relat Res 1998; 346: 26-37.

18) Fox DB, Warnock JJ, Stoker AM, et al. Effects of growth factors on equine synovial fibroblasts seeded on synthetic scaffolds for avascular meniscal tissue engineering. Res Vet Sci 2010; 88: 326-32.

19) Spindler KP, Mayes CE, Miller RR, et al. Regional mitogenic response of the meniscus to platelet-derived growth factor (PDGF-AB). J Orthop Res 1995; 13: 201-7.

20) Furumatsu T, Kanazawa T, Miyake Y, et al. Mechanical stretch increases Smad3-dependent CCN2 expression in inner meniscus cells. J Orthop Res 2012; 30: 1738-45.

21) Lee CH, Rodeo SA, Fortier LA, et al. Protein-releasing polymeric scaffolds induce fibrochondrocytic differentiation of endogenous cells for knee meniscus regeneration in sheep. Sci Transl Med 2014; 6: 266ra171.

22) Kawamura S, Lotito K, Rodeo SA. Biomechanics and healing response of the meniscus. Oper Tech Sports Med 2003; 11: 68-76.

23) Hashimoto J, Kurosaka M, Yoshiya S, et al. Meniscal repair using fibrin sealant and endothelial cell growth factor. An experimental study in dogs. Am J Sports Med 1992; 20: 537-41.

24) Port J, Jackson DW, Lee TQ, et al. Meniscal repair supplemented with exogenous fibrin clot and autogenous cultured marrow cells in the goat model. Am J Sports Med 1996; 24: 547-55.

25) Ra HJ, Ha JK, Jang SH, et al. Arthroscopic inside-out repair of complete radial tears of the meniscus with a fibrin clot. Knee Surg Sports Traumatol Arthrosc 2013; 21: 2126-30.

26) Chahla J, Kennedy NI, Geeslin AG, et al. Meniscal repair with fibrin clot augmentation. Arthrosc Tech 2017; 6: e2065-9.

27) Ishida K, Kuroda R, Miwa M, et al. The regenerative effects of platelet-rich plasma on meniscal cells in vitro and its in vivo application with biodegradable gelatin hydrogel. Tissue Eng 2007; 13: 1103-12.

28) Griffin JW, Hadeed MM, Werner BC, et al. Platelet-rich plasma in meniscal repair: does augmentation improve surgical outcomes? Clin Orthop Relat Res 2015; 473: 1665-72.

29) Kaminski R, Kulinski K, Kozar-Kaminska K, et al. A prospective, randomized, double-blind, parallel-group, placebo-controlled study evaluating meniscal healing, clinical outcomes, and safety in patients undergoing meniscal repair of unstable, complete vertical meniscal tears (bucket handle) augmented with platelet-rich plasma. Biomed Res Int 2018; 2018:9315815. doi: 10.1155/2018/9315815.

半月板の再生医療と基礎研究 **13**

30) Chahla J, Dean CS, Moatshe G, et al. Concentrated bone marrow aspirate for the treatment of chondral injuries and osteoarthritis of the knee: a systematic review of outcomes. Orthop J Sports Med 2016; 4: 2325967115625481. doi: 10.1177/2325967115625481.

31) Zhong W, Sumita Y, Ohba S, et al. In vivo comparison of the bone regeneration capability of human bone marrow concentrates vs. platelet-rich plasma. PLoS One 2012; 7: e40833.

32) Duygulu F, Demirel M, Atalan G, et al. Effects of intra-articular administration of autologous bone marrow aspirate on healing of full-thickness meniscal tear: an experimental study on sheep. Acta Orthop Traumatol Turc 2012; 46: 61-7.

半月板修復と滑膜幹細胞を組み合わせた関節機能改善法

関矢一郎

滑膜幹細胞の概要

◆ 滑膜幹細胞の培養

　滑膜組織を酵素処理して有核細胞を直接培養用ディッシュに播種し培養すると，およそ50％の細胞が増殖し，細胞集団，いわゆるコロニーを多数形成する（**図1**）。このコロニー形成細胞は特有の表面抗原パターンを示し，培養条件を変えて培養すると，軟骨，骨，脂肪に分化し，多分化能が示される。間葉系組織由来で，コロニー形成能と多分化能を有する細胞集団を，間葉系幹細胞とよぶ[1]。胚性幹細胞（embryonic stem cell；ES細胞）や人工多能性幹細胞（induced pluripotent stem cell；iPS細胞）と比べ，間葉系幹細胞はすべての組織に分化する能力には劣るが，調整が容易で，安全性が高い点で，再生医療の細胞源として有用である。間葉系幹細胞は骨髄液に存在することが最初に報告されたが，その後，皮下脂肪や筋肉など，ほぼすべての間葉系組織から採取できることが明らかになっている。筆者らは滑膜由来の間葉系幹細胞を半月板修復部や欠損部に移植し，修復促進や再生を期待する治療の開発を行っている。

図1　滑膜幹細胞の形態
a：ヒト滑膜組織を酵素処理後，ディッシュ上に播種した
b：約半数の細胞が増殖した
c：細胞集団が融合し，コロニーを形成した

 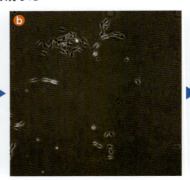 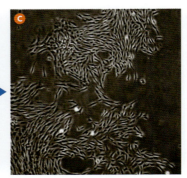

◆ 滑膜幹細胞の軟骨分化能

　25万個の間葉系幹細胞をチューブに入れ10分間遠心し細胞塊とした後に、骨形成タンパク質（bone morphogenetic protein；BMP）などを含む軟骨分化培地で培養すると、底に沈んでいた細胞塊が時間経過とともに丸く大きくなり、軟骨塊を形成する。このペレット培養の軟骨分化過程で軟骨塊が増大するのは、主に軟骨基質が産生されるためである[2]。細胞塊の大きさや重量は軟骨前駆細胞数と軟骨基質産生能を反映し、細胞集団の軟骨分化能の指標となる。同一ドナーから骨髄液、滑膜、骨膜、脂肪、筋肉を採取し、間葉系幹細胞を分離・増殖させ、同数の細胞を21日間ペレット培養すると、滑膜や骨髄由来のものが大きく重く、軟骨基質を豊富に含む軟骨塊を形成する（図2）[3]。同様のこと

図2 5種類の組織由来間葉系幹細胞の軟骨分化能の比較

ヒト同一ドナーから骨髄液、滑膜、骨膜、脂肪、筋肉を採取し、同一条件で間葉系幹細胞を用意し、ペレット培養により軟骨に分化させた。トルイジンブルー染色による組織像（a）、マクロ像（b）、6人のドナーごとの軟骨塊の重さ（c）を示す。滑膜幹細胞由来の軟骨塊が最も大きく、軟骨分化能が高いことが示される
a：トルイジンブルー染色
b：マクロ像
c：ドナーごとの軟骨塊の重さ

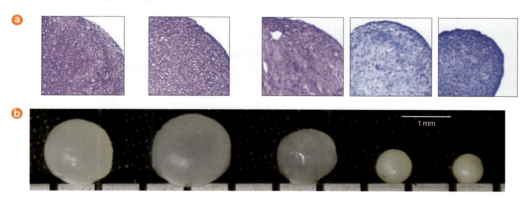

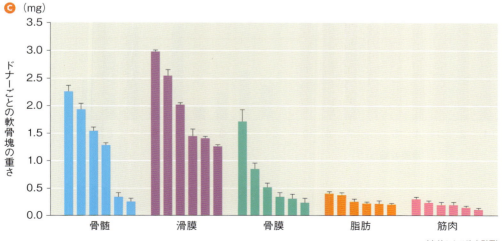

（文献3より改変引用）

は，ヒトのほかにラット[4]やウサギ[5]でも示される。このことは，滑膜や骨髄由来の間葉系幹細胞が，軟骨や半月板に対する再生医療の細胞源として優れていることを示す。

◆ 滑膜幹細胞のヒト自己血清による培養

　細胞を増殖させるためには血清成分が必要である。ウシ胎児血清を使用して培養する移植用の細胞もあるが，感染症や免疫反応を避けるためには，自己血清の使用が望ましい。そこで，自己血清で十分な数の間葉系幹細胞を確保することができるのか，軟骨分化能が高い滑膜幹細胞と骨髄幹細胞を比較した。膝前十字靱帯（anterior cruciate ligament；ACL）再建術を行う患者に協力してもらい，血液を約100mL採取し，閉鎖式バッグを使用して血清を分離した。また，手術中に滑膜組織約200mgと，脛骨から骨髄液を約2mL採取した。10％自己血清を用いて14日間培養すると，滑膜幹細胞は9人すべてから1,000万細胞以上採取できた。一方，骨髄幹細胞を100万細胞以上採取できたのは，9人中2人のみであった（図3）。継代をしないほうが培養の手間が省け，染色体異常のリスクを下げる。自己血清を使用する観点から，滑膜幹細胞は骨髄幹細胞よりも有利である[6]。

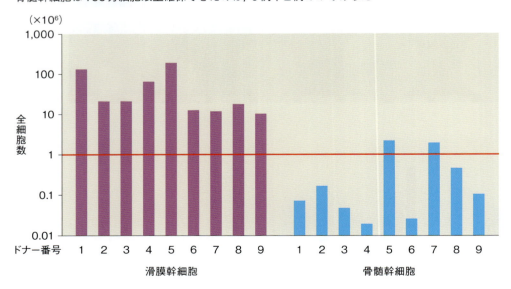

図3　滑膜幹細胞と骨髄幹細胞のヒト自己血清による培養での回収細胞数の比較
ヒト10％自己血清を用いて，0.2gの滑膜および2mLの骨髄液由来の間葉系幹細胞を14日間培養して，回収した細胞数を比較した。滑膜幹細胞は9例中全例で1,000万細胞以上採取できたが，骨髄幹細胞は100万細胞以上確保できたのは，9例中2例のみであった

◆ 半月板損傷膝の関節液中に含まれる幹細胞

　正常膝関節の関節液を培養用ディッシュに播種し培養しても，コロニー形成細胞はわずかに認めるのみである（図4a）。半月板損傷膝の関節液を培養すると，より多くのコロニー形成細胞を認め，半月板損傷後から関節液を採取する期間とコロニー数との間には正の相関を認める（図4b）。このコロニー形成細胞をまとめて回収し，培養条件を変えると，軟骨細胞，脂肪細胞に分化させ，石灰化させることが可能である（図4c）。関節液中には間葉系幹細胞が存在し，その数は半月板損傷後に増加する[7]。また，ACL損傷膝[8]や変形性膝関節症（osteoarthritis of the knee；膝OA）[9]の関節液中にも，正常膝と比較して多くの間葉系幹細胞が存在する。関節液由来の間葉系幹細胞は，細胞質が細く核が明瞭である点で，骨髄幹細胞よりも滑膜幹細胞に類似する（図5）。さらに，関節液中の間葉系幹細胞の遺伝子発現プロファイルは，滑膜幹細胞に類似する（図6）。

図4　半月板損傷後の関節液中に存在する間葉系幹細胞
ヒトの正常膝と半月板損傷膝から関節液を採取し，細胞成分を14日間培養した
a：クリスタルバイオレットで染色後のディッシュ。正常膝からはコロニー形成細胞が少数である一方，半月板損傷膝からは多数のコロニー形成細胞を認めた
b：半月板損傷後から関節液を採取する期間とコロニー数との関連。受傷からの期間が長いほどコロニー数は増加した
c：コロニー形成細胞の多分化能。コロニー形成細胞を回収して，培養条件を変えると，トルイジンブルーで染色される軟骨，オイルレッドOで染色される脂肪に分化し，アリザリンレッドで染色される石灰化を示した

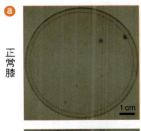
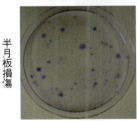
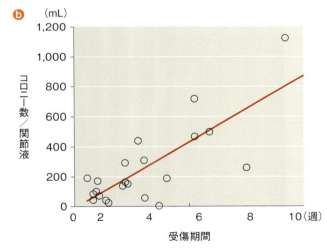
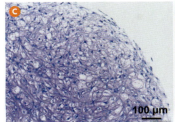
軟骨分化
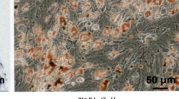
脂肪分化
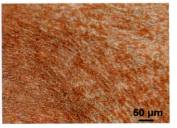
石灰化

（文献7より改変引用）

図5 関節液由来間葉系幹細胞の細胞形態
細胞質が細く核が明瞭である点で，関節液由来の間葉系幹細胞（b）は骨髄幹細胞よりも滑膜幹細胞に類似する
a：骨髄，b：関節液，c：滑膜

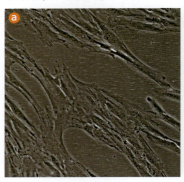 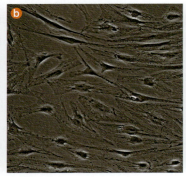 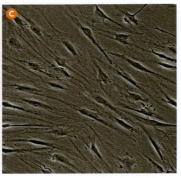

（文献9より改変引用）

図6 関節液由来間葉系幹細胞の遺伝子発現プロファイルの階層解析
膝OAに対する人工関節置換術の際に3名の患者から関節液，滑膜，骨髄液を採取し，それぞれから間葉系幹細胞を調整してマイクロアレイにより遺伝子発現プロファイルを階層解析した．関節液由来間葉系幹細胞は，骨髄幹細胞よりも滑膜幹細胞に遺伝子発現プロファイルが類似する

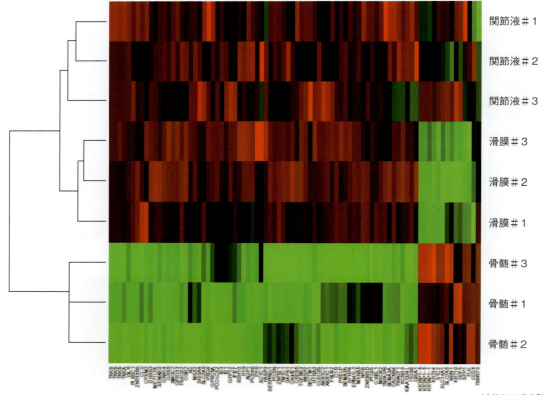

（文献9より改変引用）

◆ 滑膜が幹細胞を放出することを示すモデル

　関節液中の間葉系幹細胞の解析は、関節内組織損傷時に滑膜から関節液中に滑膜幹細胞が動員されることを示唆するが、滑膜から関節液中に間葉系幹細胞が動員される現象は証明されていない。そこで、膝関節内を模倣する浮遊滑膜モデルを作製し、解析を行った。滅菌ボトル内に培養用ディッシュを置き、培養液で満たし、約1gの滑膜をディッシュに接触しないように浮遊させ、14日間培養器内で維持し、ディッシュ内の細胞を解析した（図7a）。28人の滑膜組織を用いて解析を行い、すべての滑膜から多数のコロニーをボトル内のディッシュ上に認めた（図7b）。このコロニー形成細胞は紡錘形の細胞から構成され（図7c）、軟骨・骨・脂肪分化能を有した[10]。浮遊滑膜モデルにより、滑膜から関節液中に間葉系幹細胞が直接動員される現象を示すことができる。

◆ 滑膜幹細胞によるラットの半月板再生

　ラットの内側半月板前方1/2を切除した膝関節内に、ルシフェラーゼ遺伝子を発現するラット滑膜幹細胞を関節内注射し、その細胞の局在を解析すると、細胞は関節内にとどまり、他の組織に移動するような現象を認めない（図8a）。また、LacZ遺伝子を発現する滑膜幹細胞の浮遊液を関節内注射すると、細胞は半月板欠損部と関節包閉創部に観察される（図8b）。組織学的に解析すると、滑膜幹細胞投与側では半月板切除部に、2週後にはすでに線維組織が観察され、12週後にはII型コラーゲン陽性の半月板様組織で再生され、再生部位にはLacZ陽性細胞を多数認める。細胞を投与しないコントロール側では、

図7　滑膜が間葉系幹細胞を放出することを示すモデル

a：膝関節内を模倣する浮遊滑膜モデル。滅菌ボトル内に培養用ディッシュを置いて培養液で満たし、約1gのヒト滑膜をディッシュに接触しないように浮遊させた

b：浮遊滑膜モデルで観察されるコロニー。14日間培養器内で維持した後にディッシュを取り出しクリスタルバイオレットで染色すると、多数のコロニーを認めた

c：コロニー形成細胞の形態。紡錘形の細胞から構成され、間葉系幹細胞の特徴を有した

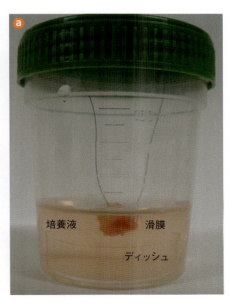
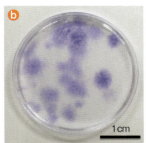
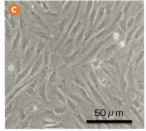

（文献10より改変）

2週後にはまだ半月板切除部には組織が認められず，12週後には線維組織が観察されるが，正常半月板で観察されるⅡ型コラーゲンの発現は認めない（図8c）．ラットモデルの場合，注射して12週経過後も半月板再生部に標識した細胞を認める．滑膜幹細胞を関節内注射すると，その細胞は半月板欠損部に生着し，直接半月板細胞に分化して，半月板を再生させる[11]．

図8 ラットモデルでの滑膜幹細胞による半月板再生

ラットの内側半月板前方1/2を切除して閉創後，滑膜幹細胞を関節内注射した
a：ルシフェラーゼ遺伝子を発現するラット滑膜幹細胞を関節内注射し，その細胞の局在を解析したもの．細胞は関節内にとどまり，他の組織に移動するような現象を認めない．また，関節内注射した細胞の数が7日以降に減少し，28日後には1,000細胞以下になったことを示している
b：LacZを発現する滑膜幹細胞を関節内注射し，2週後に局在を観察したもの．緑色で示されるLacZを発現する滑膜幹細胞は，半月板欠損部と関節包閉創部に観察された
c：半月板の組織像．滑膜幹細胞投与側では，半月板切除部に2週後にはすでに線維組織が観察され，12週後にはⅡ型コラーゲン陽性の半月板様組織で再生され，再生部位にはLacZ陽性細胞を多数認めた．細胞を投与しないコントロール側では，2週後にはまだ半月板切除部には組織が認められず，12週後には線維組織が観察されたものの，Ⅱ型コラーゲンの発現は認めなかった

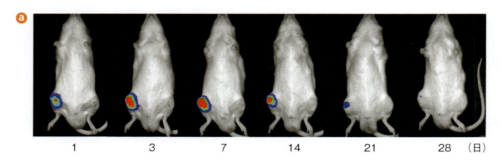

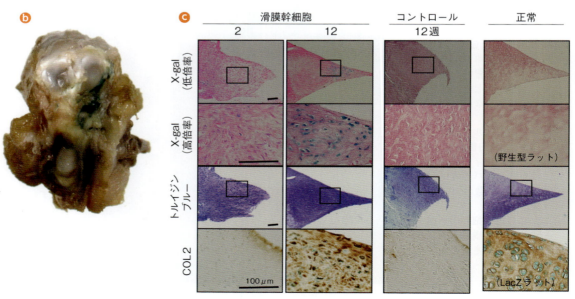

（文献11より改変引用）

◆ 半月板損傷後の滑膜幹細胞の動態

　関節液中の間葉系幹細胞，浮遊滑膜モデル，ラットモデルでの半月板再生の解析から得られる知見は，関節内病変に対して滑膜が間葉系幹細胞の保存庫であることを示唆している。半月板，ACL，関節軟骨などの関節内組織が損傷されると，滑膜から間葉系幹細胞が関節液中に動員され，損傷部位に接着し，自然修復に寄与する機序の存在が予測される（図9）。しかし，関節液中に動員される幹細胞の絶対数が不足するため，自然修復には限界があると考えられる。そこで，滑膜幹細胞を体外で増殖させて，関節内損傷部位に移植することにより，関節内病変の自然治癒過程を促進できる可能性がある。

図9 半月板損傷後の滑膜幹細胞の動態
正常膝の関節液には間葉系幹細胞がほとんど存在しない。半月板を損傷すると，滑膜から間葉系幹細胞が関節液中に動員され，損傷部位に接着し，自然修復に寄与する機序の存在が予測される。しかし，関節液中に動員される細胞の絶対数が不足するため，自然修復には限界があると考えられる
a：正常膝
b：半月板損傷膝

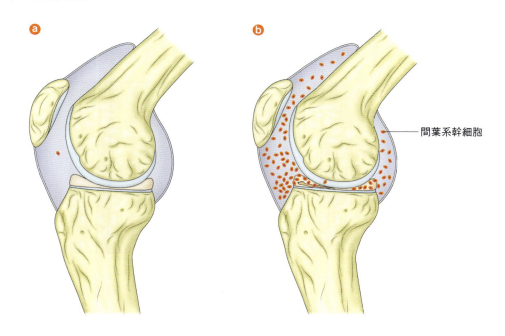

滑膜幹細胞の内側半月板変性断裂への応用

◆ 半月板損傷の自然修復過程

　半月板の内縁から2/3は血行がなく，血行が乏しい部位を損傷すると自然治癒しにくい[12]。しかし，血行が乏しい部位の損傷でも，自然に治癒する例を臨床上観察することがある。このような場合，半月板損傷部に近い部位の滑膜から半月板損傷部に滑膜組織が誘導される現象を認める。すでに1936年にKing[13]は「裂けた半月板は結合組織によって治癒しうる。その裂け目が滑膜とつながるのであれば」と記載している。自験例でも，ラットの半月板に直径1mmの円柱状欠損を作製すると，滑膜から結合組織が半月板欠損部に誘導され，自然修復を認める（図10）。半月板が修復されるには，周囲の滑膜組織が半月板損傷部に誘導されることが重要である。

図10 ラット半月板欠損の自然修復過程
ラットの内側半月板に直径1mmの円柱状欠損を作製し，2週後に摘出して，トルイジンブルー染色切片で組織学的に観察した。弱拡大像（a）では直径1mmの円柱状欠損は結合組織で充填され，強拡大像（b）では結合組織が半月板の表面を覆う滑膜と連続することが示される
a：弱拡大像
b：強拡大像

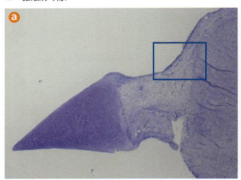
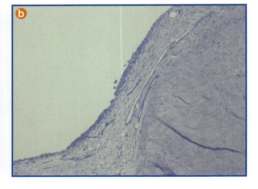

◆ 半月板損傷部への滑膜幹細胞浮遊液の静置

　ピッグの半月板無血行野に直径1mmの生検パンチで繰り返し穴を開け、損傷部が適合しないように断裂を作製して、縫合する。この部位に、滑膜幹細胞の浮遊液を10分間静置すると、洗い流した後も、半月板損傷部と、その周囲の滑膜組織に滑膜幹細胞が接着する現象が観察される（図11)[14]。また、ピッグの半月板表面をラスプで擦った後に、滑膜幹細胞の浮遊液を静置後、操作電子顕微鏡（電顕）で観察すると、5分後には細胞が接着し、10分後にはさらに多くの細胞が接着することが観察される（図12）。正常半月板の表面には潤滑作用があるルブリシンが発現するが、半月板の表面がささくれ立っているような変性のある半月板にはルブリシンが発現せず[15]、滑膜幹細胞が接着しやすい状況になっているものと考えられる。ピッグの半月板を用いた解析では、滑膜幹細胞の浮遊液を10分間静置すると、約90％の細胞が接着する。

図11 滑膜幹細胞浮遊液を半月板損傷部へ静置後の観察

ピッグ半月板の無血行野に、直径1mmの生検パンチで繰り返し穴を開け、変性断裂モデルを作製した。半月板を縫合した後、緑色蛍光タンパク質（green fluorescent protein；GFP）を発現する滑膜幹細胞浮遊液を半月板縫合部に10分間静置後、洗浄した。GFP陽性細胞は半月板断裂部と周囲の滑膜で観察された
a：明視野, b：GFP

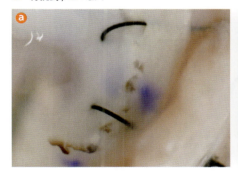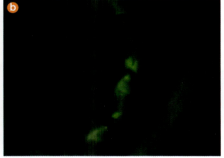

（文献14より改変引用）

図12 滑膜幹細胞浮遊液を半月板に静置後の電子顕微鏡による観察

ピッグの半月板表面をラスプで擦った後に、滑膜幹細胞の浮遊液を静置後、操作電子顕微鏡で観察した。5分後には細胞が接着し、10分後にはさらに多くの細胞が接着することが観察された
a：静置前, b：5分後, c：10分後

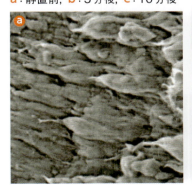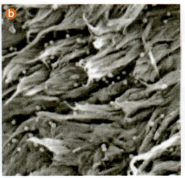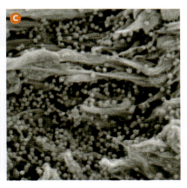

◇ ピッグ半月板変性モデルに対する滑膜幹細胞移植

　ピッグの両膝の内側半月板を，前節から後節までの無血行野に直径1mmの生検パンチで繰り返し穴を開け，変性断裂モデルを作製した．半月板を縫合した後，ピッグ滑膜幹細胞浮遊液を半月板縫合部に10分間静置した．片膝のみに滑膜幹細胞を移植し，両膝を肉眼的に比較すると，滑膜幹細胞移植側は2週ですでに断裂部が不明瞭となったが，コントロール側は12週でも断裂が明瞭のままだった（図13a）．組織像の解析で，滑膜幹細胞投与側では，2週で表面に，4週で実質部に連続性を認め，12週で癒合部が均一になっ

図13　半月板変性断裂モデルでの滑膜幹細胞投与後の組織学的解析
ピッグの両膝の内側半月板を，前節から後節までの無血行野に直径1mmの生検パンチで繰り返し穴を開け，変性断裂モデルを作製した．半月板を縫合した後，滑膜幹細胞浮遊液を半月板縫合部に10分間静置し移植した
a：肉眼像．滑膜幹細胞移植側は2週ですでに断裂部が不明瞭であるが，コントロール側は12週でも断裂が明瞭であった
b：トルイジンブルー染色による組織像．断裂部を矢印で示す．滑膜幹細胞投与側では，2週で表面に，4週で実質部に連続性を認め，12週で癒合部が均一になった．コントロール側では，12週後も実質部に連続性を認めなかった
c：12週後の断裂部の電顕像．滑膜幹細胞投与側では正常半月板よりは細いコラーゲン線維束が観察された．コントロール側では，配向性を有するコラーゲン線維束を認めなかった

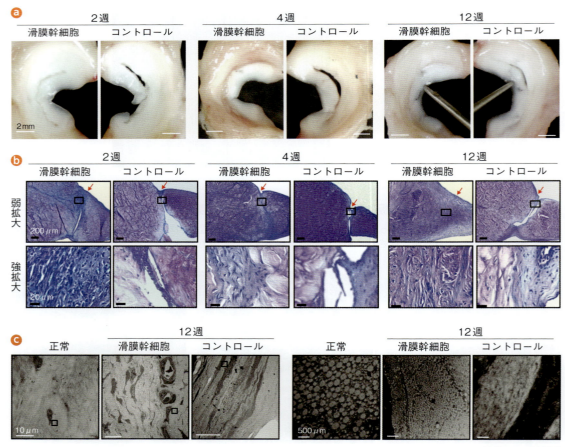

（文献14より改変引用）

たが，コントロール側では，12週後も実質部に連続性を認めなかった（図13b）。断裂部の電顕像による解析では，12週後に滑膜幹細胞投与側では正常半月板よりは細いコラーゲン線維束が観察されたが，コントロール側では配向性を有するコラーゲン線維束を認めなかった（図13c）。

さらに，縫合糸を抜去後に損傷部の引張試験を行い，断裂面に対し垂直に張力をかけ，破断強度を測定した。12週で測定した4頭全例で滑膜幹細胞投与側の強度が高く，コントロール側に比べ平均して約2倍の強度を有していた（図14）。滑膜幹細胞投与により，組織学的な改善に加え，半月板縫合部の強度が増加することも示された[14]。

◆ 半月板損傷部への滑膜組織の誘導

ピッグの半月板無血行野の変性断裂モデルで，損傷部への滑膜組織の誘導に関してさらに検討した。滑膜幹細胞投与側では，4週の時点ですでに外縁から損傷部まで半月板表層に紡錘形の細胞から構成される滑膜様組織が連続して損傷部を覆い，滑膜組織が半月板損傷部に向かって誘導されていた（図15a）。コントロール側では，滑膜組織は外縁から半月板中央部にかけて存在しているものの，損傷部には観察されなかった。4週後の半月板表層を電顕で観察すると，滑膜幹細胞投与側では，正常滑膜で観察される滑膜細胞と類似する細胞を認めたが，コントロール側では観察されなかった（図15b）[14]。

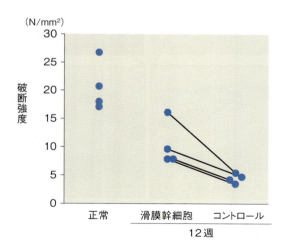

図14 半月板変性断裂モデルでの滑膜幹細胞投与後の半月板の強度試験

縫合糸を抜去後，半月板の両端をファスナーで固定して1mm/分で引っ張り，損傷部の破断強度を計測した。縫合12週後の破断強度を図に示す。4例全例でコントロール側より滑膜幹細胞投与側で破断強度が高かった

（文献14より改変引用）

図15 半月板変性断裂モデルでの滑膜幹細胞投与後の半月板損傷部に誘導される滑膜組織の評価

a：4週後のヘマトキシリン・エオジン染色像。矢印は半月板損傷部，破線矢印は滑膜組織が半月板損傷部に向かって誘導された位置を示す。滑膜幹細胞投与側では，コントロール側よりも早期に，滑膜組織が半月板損傷部に達した

b：4週後の半月板表層の電顕像。滑膜幹細胞投与側では，正常滑膜で観察される滑膜細胞と類似する細胞を認めたが，コントロール側では観察されなかった

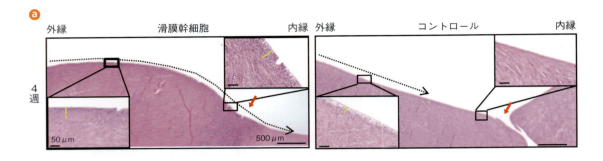

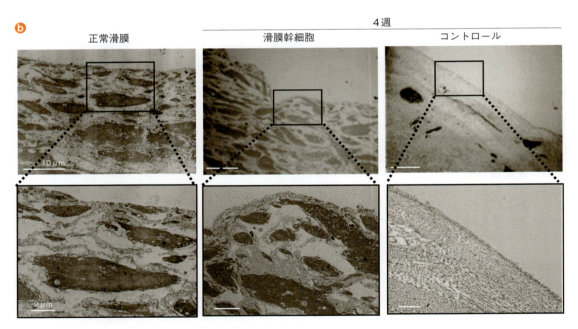

（文献14より改変引用）

◆ 滑膜幹細胞の半月板修復促進機序

　これらの結果から，滑膜幹細胞の半月板修復促進機序として，次のように考えられる。ピッグの内側半月板の無血行野に変性断裂を作製して縫合後，滑膜幹細胞浮遊液を10分間静置して移植すると，滑膜幹細胞は半月板損傷部と周囲の滑膜に生着する。その後，周囲の滑膜組織の半月板損傷部への誘導を促す。その結果，半月板治癒が促進される（図16）。半月板無血行野の損傷でも，滑膜組織が誘導されると同時に血流が生じ，半月板損傷部に細胞が多数動員され，修復が加速されるものと推察される。

◆ 半月板変性断裂に対する細胞移植の現状

　半月板の変性断裂に対する細胞治療の治験が，これまでわずかながら報告されている。Vangsnessら[16]は，内側半月板変性断裂患者55人を対象にした。半月板を50％以上切除した後に，一部の患者に同種の骨髄幹細胞を関節内注射した。2年後にMRIで評価すると，骨髄幹細胞を注射した群は，切除して細胞を注射しなかったコントロール群と比較して，半月板の体積が有意に増加していた。この治験は，同種骨髄幹細胞の関節内注射の安全性を示した点で意義がある。しかし，半月板を50％以上切除すると膝OA進行のリスクが増し，細胞投与群の患者18％で半月板体積が15％増加したことが，治療を受けた患者に対してどれだけのメリットがあるのか疑問である。

　Whitehouseら[17]は半月板変性断裂に対し，自家骨髄幹細胞とコラーゲン製人工材料の複合体を損傷部に移植した。2年後には5人中3人の膝機能スコアが改善したが，2例では複合体が破損し，スコアは改善しなかった。細胞と人工材料の複合体は高コストで，半月板への移植は容易ではないと推察される。

図16 滑膜幹細胞の半月板修復促進機序
ピッグの内側半月板無血行野に変性断裂を作製し，縫合した後に滑膜幹細胞浮遊液を断裂部へ10分間静置した。滑膜幹細胞は半月板断裂部と周囲の滑膜組織に生着し，周囲の滑膜組織を半月板断裂部に誘導することにより，半月板の治癒を促進した

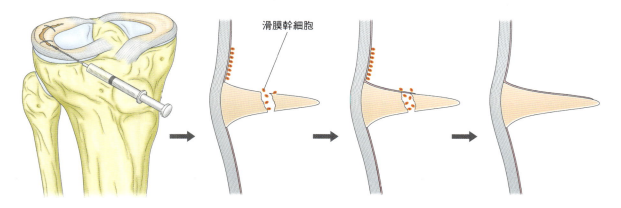

◆ 滑膜幹細胞の内側半月板変性断裂への応用

　筆者らは前臨床研究の成果を基にして，一般的には切除術の適応となる内側半月板変性断裂に対して修復術を行い，さらに滑膜幹細胞を関節鏡下で移植する臨床研究を2014年に開始した．はじめに，修復術の約2週間前に300 mLの末梢血を採取し，細胞培養に必要な自己血清を用意した．次いで，半月板修復術を行い，その際に滑膜を約0.5 g採取し（図17），直ちに手術室と同じフロアにある細胞治療センターに滑膜組織を搬送し，酵素処理後の滑膜細胞を10％自己血清含有培地で14日間培養した．その後，平均5,000万の滑膜幹細胞を浮遊させ，関節鏡視下で半月板修復部に10分間静置し移植した（図18）．対象とした5膝すべてにおいて，2年間の観察で重篤な有害事象の発生はなく，MRI所見とLysholm Scoreが改善した[18]．1年時に再鏡視を実施した例では，鏡視上の改善を確認した（図19）．現在，さらに10人を対象に治験を実施し，より詳細に本治療法の有効性を検討している．

図17 移植用の滑膜幹細胞を用意するための滑膜採取
関節鏡で観察しながら，鋭匙鉗子を使用して膝蓋上嚢の大腿骨側から滑膜を20つまみ，合計約0.5 gを採取する
a：滑膜採取の様子
b：採取した滑膜

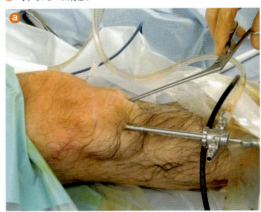
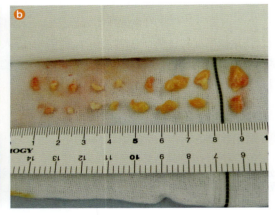

図18 半月板修復部への滑膜幹細胞移植

a：潅流液を使用せずに，関節鏡で修復部を観察する
b：注射器で滑膜幹細胞浮遊液を半月板修復部に静置して，10分間この肢位を維持する

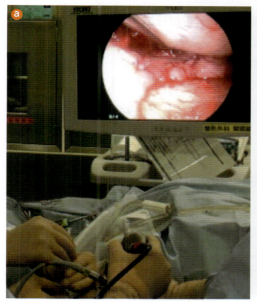
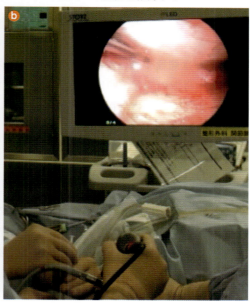

図19 内側半月板変性断裂に対する滑膜幹細胞の移植例

半月板変性断裂(a)に対して修復術を施行し(b)，2週後に滑膜幹細胞浮遊液を修復部に10分間静置した(c)。1年後に関節鏡検査を行い，修復部が安定していることを確認した(d)
a：修復前
b：修復直後
c：滑膜幹細胞移植
d：1年後

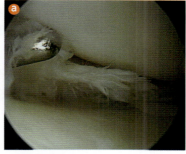
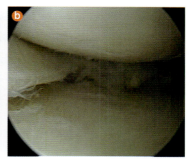
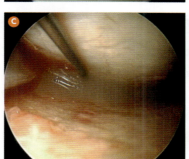
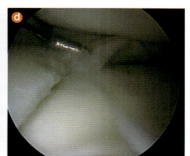

滑膜幹細胞の外側型膝ＯＡへの応用

◆ 広範囲の半月板欠損に対する治療の現状

広範囲の半月板欠損に対して，欧米などでは同種半月板移植術が行われているが，移植半月板が確保しにくいこと，手術侵襲が大きいこと，長期成績の点などで問題点がある[19]。日本では同種半月板が認可されていないため，積極的に行われている状況ではない。人工半月板の開発や臨床応用も進められているが[20]，高い評価を得るまでには至っていない。そのため，半月板広範囲消失例に対する新たな治療法の開発が求められている。

◆ ウサギ半月板切除モデルに対する滑膜幹細胞移植

ウサギの半月板の前方1/2を切除して滑膜幹細胞の浮遊液を関節内注射すると，2週後には半月板切除部位がすでに滑膜組織で充填され，投与したDiI陽性滑膜幹細胞が同部位に局在することが確認できた（図20a）。投与4週後，滑膜幹細胞投与側では半月板切除部位がさらに厚い滑膜で充填され，滑膜組織を除去すると半月板様組織が観察された（図20b）。他方，コントロール膝では半月板が欠損したままであった。再生半月板を組織学的に評価すると，滑膜幹細胞投与4週後の再生組織は内縁が鈍であり，ラクナのない多数の小細胞を認めた（図20c）。12週後，再生組織の輪郭が正常半月板に近づき，細胞密度が減少した。16週後，滑膜幹細胞投与側では再生半月板中央部の細胞にラクナを認め，正常半月板細胞と形態が類似したが，コントロール側では部分的に線維構造を認めるのみであった。24週後，滑膜幹細胞投与側では半月板の輪郭が明瞭となり，トルイジンブルーの染色性が増したが，正常半月板と比較するとトルイジンブルーの染色性がまだ劣るものであった。コントロール側では表面が不整で，細胞投与側よりも染色性が不良であった[21]。これらの結果は，滑膜幹細胞の関節内投与は半月板再生を促進することを示している。

◆ ピッグ半月板切除モデルに対する滑膜幹細胞移植

ピッグの半月板前方1/2を切除して滑膜幹細胞を関節内注射すると，ウサギの場合と同様に2週後には半月板切除部位が周囲の滑膜で充填され，4週後には光沢を帯びて硬さを増し，18週後に肉眼的には半月板様の組織で再生された（図21a）。このモデルでは非細胞投与側もある程度半月板欠損部が充填されたが，組織学的に評価すると，細胞投与側は正常半月板により類似した（図21b）。隣接する大腿骨軟骨を観察すると，細胞投与側のほうが非投与側よりも軟骨の変性は軽かった（図21c）[22]。ピッグモデルでも，滑膜幹細胞の関節内注射は半月板再生を促し，さらに隣接する関節軟骨の変性を抑制した。

図20 ウサギ半月板欠損モデルでの滑膜幹細胞による半月板再生

ウサギの内側半月板前方1/2を切除後，滑膜幹細胞を関節内に投与した。投与後，半月板欠損部を下にして側臥位とし，細胞浮遊液が半月板欠損部に浸るようにして，10分間保持した。

a：DiIで標識した滑膜幹細胞を関節内注射し，2週後に観察した。破線は残存内側半月板を，実線は右図で拡大した領域を示す。半月板欠損部はすでに周囲の滑膜組織と連続し，蛍光を当てるとDiIが観察された

b：滑膜幹細胞投与4週後の脛骨関節面と半月板のマクロ像。上図…幹細胞非投与側は矢印で示す半月板の欠損が観察されるが，幹細胞投与側は滑膜で覆われている。下図…内側半月板を摘出し滑膜を取り除くと，幹細胞投与側は半月板様組織がすでに形成されている

c：内側半月板再生部位の組織像。上図…再生部位の矢状断像をトルイジンブルー染色したもの。下図…再生半月板の中央部を強拡大したもの。滑膜幹細胞を関節内に投与することにより，半月板再生が促進されている。コントロール側の4週，12週のものは軟部組織に覆われず，組織の作製ができなかった

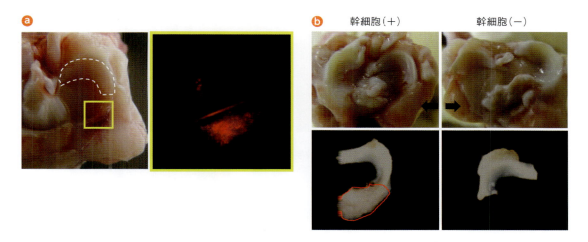

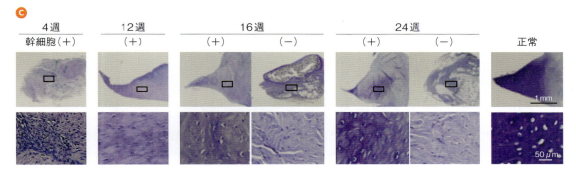

（文献21より改変引用）

図21 ピッグ半月板欠損モデルでの滑膜幹細胞による半月板再生

内側半月板の前方1/2を切除し、滑膜幹細胞を関節内に投与した。投与後、半月板欠損部を下にして側臥位とし、細胞浮遊液が半月板欠損部に浸るようにして、10分間保持した
a：半月板のマクロ像。破線は切除部位、実線は再生部位を示す
b：投与16週後のサフラニンO染色による再生半月板の組織像。滑膜幹細胞を投与したものは、半月板の形態や染色性が正常により近い
c：投与16週後の大腿骨内顆関節軟骨のマクロ像。滑膜幹細胞を投与したものは、関節軟骨の変性の程度が軽い

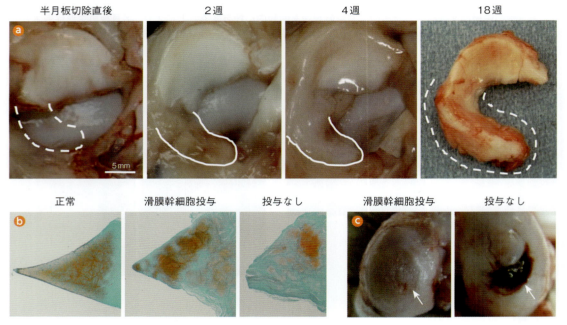

(文献22より改変引用)

サル半月板切除モデルに対する滑膜幹細胞移植

さらにサルでも検証した。サルの半月板前方1/2を切除して、半月板欠損部に滑膜幹細胞の集合体を静置した。16週後、移植側では非移植側よりも大きな半月板を認めた(図22)。再生半月板を組織学的に観察すると、再生半月板は非移植側よりも移植側でプロテオグリカンを豊富に産生した[23]。サルにおいても、滑膜幹細胞投与は半月板再生を促進した。

滑膜幹細胞を関節鏡視下で移植する軟骨再生医療

筆者らは関節軟骨欠損に対して、自己滑膜幹細胞を関節鏡視下で移植する臨床研究を2008年に開始した。前項で述べたように、自己の滑膜幹細胞約5,000万個を用意した(図23)。関節鏡視下で、軟骨欠損部に滑膜幹細胞の浮遊液を10分間静置することにより移植した。後療法は外固定をせず、2週後から部分荷重、6週後から全荷重を開始した。大

図22 サル半月板欠損モデルでの滑膜幹細胞による半月板再生

内側半月板の前方1/2を切除し滑膜幹細胞の集合体を半月板欠損部に静置した
a：投与12週後の半月板のマクロ像。破線が再生部位を示す
b：投与12週後のサフラニンO染色による再生半月板の組織像。滑膜幹細胞を投与したものは，正常により近い
c：投与12週後の再生半月板の組織スコア。4匹いずれも幹細胞投与側で高い値を示している

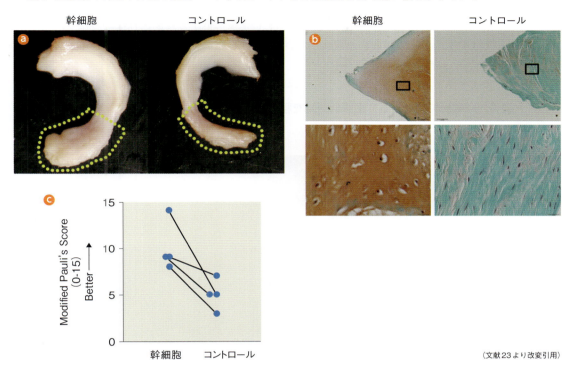

（文献23より改変引用）

図23 滑膜幹細胞を関節鏡視下で移植する軟骨再生医療の概要

はじめに300mLを採血し，自己血清を用意する。外来手術で関節鏡検査の際に滑膜を約0.5g採取し，酵素処理後，自己血清を用いて14日間培養する。約5,000万の滑膜幹細胞の浮遊液を関節鏡視下で軟骨欠損部に10分間静置し，接着させる

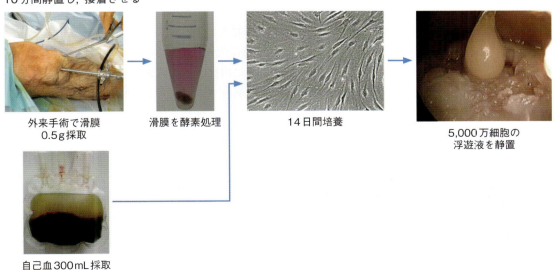

腿骨顆部の軟骨欠損10症例の臨床研究の結果に関して，全例細胞移植後3年以上経過し，平均経過観察期間は37〜80カ月，平均52カ月であった。軟骨の修復を表すMRIスコアについては，全例で改善を認めた。また，再鏡視を行った4例すべてにおいて，関節鏡所見での改善を認めた（図24）。10例すべてで膝関節の代表的な評価法であるLysholm Scoreが改善し，Tegner Activity Scale Scoreも細胞移植後に低下した症例はなかった[24]。2019年7月現在，最長11年間経過観察しているが，臨床時問題となるような有害事象や不具合は生じていない。

図24 大腿骨内顆軟骨欠損に対して滑膜幹細胞を移植した関節鏡視像
a：移植前
b：11カ月後

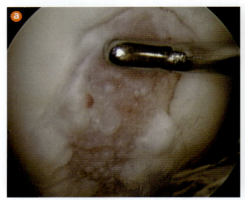
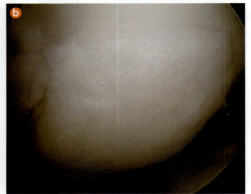

◆ 膝OAの病因

　膝OAは，関節軟骨の磨耗・消失と骨棘形成を特徴とする退行性の関節疾患である。X線像で診断すると，日本には2,500万人の患者がいると推定され[25]，再生医療の開発が期待されている。膝OAを再生させる際には，再生すべき部位，さらにその病因や悪化因子が常に複数あることが難しい点である。たとえ軟骨だけを再生させてもまた摩耗することになり，アライメント・靱帯・半月板などを複数同時に改善させようとすると，治療の侵襲が大きくなり過ぎてしまう。内側型膝OAは，主に内反アライメントと内側半月板の摩耗・逸脱に起因する。他方，外側型膝OAは，主に外反アライメントと外側半月板の摩耗・逸脱に起因する（図25）[26]。鏡視下手術の進歩により，外側半月板の逸脱は鏡視下centralization手術により，比較的低侵襲で半月板機能の再獲得が可能になった[27,28]。そこで，外側半月板の消失・逸脱が原因で外側型膝OAを発症した膝に対して，鏡視下centralizationを施行後，滑膜幹細胞を移植することにより，半月板と軟骨を再生させることを期待した臨床研究を行った（図26）。

図25 膝OAの内側型と外側型の主な要因
a：内側型。内反アライメント，内側半月板の摩耗・逸脱
b：外側型。外反アライメント，外側半月板の摩耗・逸脱

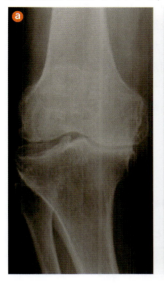
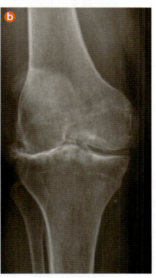

図26 滑膜幹細胞の外側型膝OAへの応用の概要

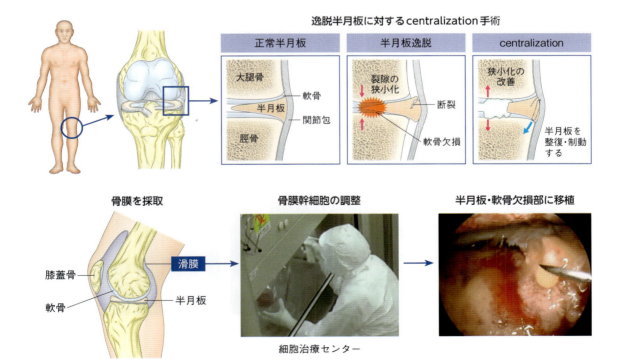

◆ 滑膜幹細胞の外側型膝OAへの応用

　主に外側半月板広範囲切除術後に残存した外側半月板がさらに逸脱して機能が低下し，外側の大腿骨側・脛骨側軟骨が摩耗・欠損した膝を対象にした．最初に逸脱した外側半月板を鏡視下centralization手術で内方化した．半月板の前節から後節までの連続性が途絶えたものや，hoop機能を大きく失ったものに対しては，縫縮した後に内方化した．同時に滑膜を採取し，2週後に鏡視下で滑膜幹細胞浮遊液を10分間静置することにより，残存半月板と軟骨欠損部に細胞を移植した（図27）．10例に対して本治療を実施し，2年時には多くの例で機能スコアの改善が認められた．現在MRIの解析を進めている（図28）．

図27　外側型膝OAに対して滑膜幹細胞移植後の鏡視像
a：外側半月板広範囲切除術後に残存した外側半月板が，さらに逸脱した．脛骨軟骨は欠損している
b：残存半月板を縫縮後，centralization手術で内方化した
c：2週後に残存半月板と軟骨欠損部に滑膜幹細胞浮遊液を10分間静置することにより，細胞を移植した

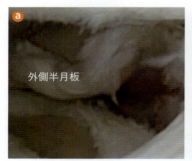 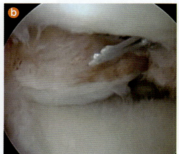 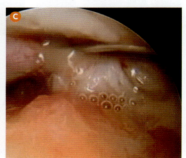

図28　外側型膝OAに対する滑膜幹細胞移植後のMRI変化
a：治療前は半月板と軟骨欠損が認められる
b：3カ月後には，主に半月板縫縮・centralization手術の効果で，半月板欠損部が半月板組織で覆われている
c：2年後には半月板と大腿・脛骨軟骨ともに再生されているように観察される

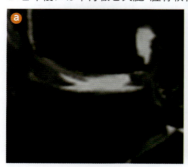 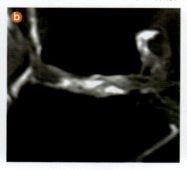 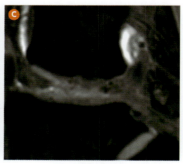

【文献】

1) Dominici M, Le Blanc K, Mueller I, et al. Minimal criteria for defining multipotent mesenchymal stromal cells. The International Society for Cellular Therapy position statement. Cytotherapy 2006; 8: 315-7.

2) Sekiya I, Vuoristo JT, Larson BL, et al. In vitro cartilage formation by human adult stem cells from bone marrow stroma defines the sequence of cellular and molecular events during chondrogenesis. Proc Natl Acad Sci U S A 2002; 99: 4397-402.

3) Sakaguchi Y, Sekiya I, Yagishita K, et al. Comparison of human stem cells derived from various mesenchymal tissues: Superiority of synovium as a cell source. Arthritis Rheum 2005; 52: 2521-9.

4) Yoshimura H, Muneta T, Nimura A, et al. Comparison of rat mesenchymal stem cells derived from bone marrow, synovium, periosteum, adipose tissue, and muscle. Cell Tissue Res 2007; 327: 449-62

5) Koga H, Muneta T, Nagase T, et al. Comparison of mesenchymal tissues-derived stem cells for in vivo chondrogenesis: suitable conditions for cell therapy of cartilage defects in rabbit. Cell Tissue Res 2008; 333: 207-15.

6) Nimura A, Muneta T, Koga H, et al. Human synovial mesenchymal stem cells increase with human autologous serum; A comparison to fetal bovine serum and to bone marrow cells. Arthritis Rheum 2008; 58: 501-10.

7) Matsukura Y, Muneta T, Tsuji K, et al. Mesenchymal stem cells in synovial fluid increase after meniscus injury. Clin Orthop Relat Res 2014; 472: 1357-64.

8) Morito T, Muneta T, Hara K, et al. Synovial fluid-derived mesenchymal stem cells increase after intraarticular ligament injury in humans. Rheumatology (Oxford) 2008; 47: 1137-43.

9) Sekiya I, Ojima M, Suzuki S, et al. Human mesenchymal stem cells in synovial fluid increase in the knee with degenerated cartilage and osteoarthritis. J Orthop Res 2012; 30: 943-9.

10) Katagiri K, Matsukura Y, Muneta T, et al. Fibrous synovium releases higher numbers of mesenchymal stem cells than adipose synovium in a suspended synovium culture model. Arthroscopy 2017; 33: 800-10.

11) Horie M, Sekiya I, Muneta T, et al. Intra-articular Injected synovial stem cells differentiate into meniscal cells directly and promote meniscal regeneration without mobilization to distant organs in rat massive meniscal defect. Stem Cells 2009; 27: 878-87.

12) Fox AJ, Wanivenhaus F, Burge AJ et al. The human meniscus: a review of anatomy, function, injury, and advances in treatment. Clin Anat 2015; 28: 269-87.

13) King D. The healing of semilunar cartilages. 1936. Clin Orthop Relat Res 1990; 252: 4-7.

14) Nakagawa Y, Muneta T, Kondo S, et al. Synovial mesenchymal stem cells promote healing after meniscal repair in microminipigs. Osteoarthritis Cartilage 2015; 23: 1007-17.

15) Zhang D, Cheriyan T, Martin SD, et al. Lubricin distribution in the torn human anterior cruciate ligament and meniscus. J Orthop Res 2011; 29: 1916-22.

16) Vangsness CT Jr., Farr J 2nd, Boyd J, et al. Adult human mesenchymal stem cells delivered via intra-articular injection to the knee following partial medial meniscectomy: a randomized, double-blind, controlled study. J Bone Joint Surg Am 2014; 96: 90-8.

17) Whitehouse MR, Howells NR, Parry MC, et al. Repair of torn avascular meniscal cartilage using undifferentiated autologous mesenchymal stem cells: from in vitro optimization to a first-in-human study. Stem Cells Transl Med 2017; 6: 1237-48.

18) Sekiya I, Koga H, Otabe K, et al. Additional Use of Synovial Mesenchymal Stem Cell Transplantation Following Surgical Repair of a Complex Degenerative Tear of the Medial Meniscus of the Knee: A Case Report. Cell Transplant. 2019: 963689719863793.

19) Harris JD, Cavo M, Brophy R, et al. Biological knee reconstruction: a systematic review of combined meniscal allograft transplantation and cartilage repair or restoration. Arthroscopy 2011; 27: 409-18.

20) Schüttler KF, Haberhauer F, Gesslein M, et al. Midterm follow-up after implantation of a polyurethane meniscal scaffold for segmental medial meniscus loss: maintenance of good clinical and MRI outcome. Knee Surg Sports Traumatol Arthrosc 2016; 24: 1478-84.

21) Hatsushika D, Muneta T, Horie M, et al. Intraarticular injection of synovial stem cells promotes meniscal regeneration in a rabbit massive meniscal defect model. J Orthop Res 2013; 31: 1354-9.

22) Hatsushika D, Muneta T, Nakamura T, et al. Repetitive allogeneic intraarticular injections of synovial mesenchymal stem cells promote meniscus regeneration in a porcine massive meniscus defect model. Osteoarthritis Cartilage 2014; 22: 941-50.

23) Kondo S, Muneta T, Nakagawa Y, et al. Transplantation of autologous synovial mesenchymal stem cells promotes meniscus regeneration in aged primates. J Orthop Res 2017; 35: 1274-82.

24) Sekiya I, Muneta T, Horie M, et al. Arthroscopic transplantation of synovial stem cells improves clinical outcomes in knees with cartilage defects. Clin Orthop Relat Res 2015; 473: 2316-26.

25) Yoshimura N, Muraki S, Oka H, et al. Prevalence of knee osteoarthritis, lumbar spondylosis, and osteoporosis in Japanese men and women: the research on osteoarthritis/osteoporosis against disability study. J Bone Miner Metab 2009; 27: 620-8.

26) Guermazi A, Eckstein F, Hayashi D, et al. Baseline radiographic osteoarthritis and semi-quantitatively assessed meniscal damage and extrusion and cartilage damage on MRI is related to quantitatively defined cartilage thickness loss in knee osteoarthritis: the Multicenter Osteoarthritis Study. Osteoarthritis Cartilage 2015; 23: 2191-8.

27) Koga H, Muneta T, Yagishita K, et al. Arthroscopic centralization of an extruded lateral meniscus. Arthrosc Tech 2012; 1: e209-12.

28) Koga H, Muneta T, Watanabe T, et al. Two-year outcomes after arthroscopic lateral meniscus centralization. Arthroscopy 2016; 32: 2000-8.

半月板損傷の保存治療

宗田　大

はじめに

　正しい保存治療を遂行するためには，正しい病態の把握によって膝関節の機能診断を下し，また患者の職業，スポーツ志向性など，さらに患者の時間的余裕などを加味して治療法を考慮する必要がある。保存治療を進めていくうえでのメリット，デメリット，また今後の治療法の選択の可能性などを十分に患者へ説明し，理解を受けたうえで治療を進めることが大切である。

　186例のMRI像から，半月板損傷を認める膝痛の58%が保存的治療で良好な経過を得ることができ，治療前の痛みが強い例で治療効果は低かったという報告がある[1]。しかし，本報告における疼痛の改善法は，筆者の経験から考慮すると十分でないと感じられ，さらに良好な成績を上げることができると考える。一方，手術については，その効果と価値を短期的，長期的に理解して治療法を選択し，進めていくことが大切である。

診断の進め方と保存治療の選択

　主訴となっている症状を引き起こしたエピソードや外傷があるのか，症状の繰り返しがあるのか，膝の関節炎や痛みの既往がどの程度か，現在はどうかなど，その患者の膝を取り巻く環境を判断することは治療を行っていくうえで大切である。患者の主訴が痛みだけなのか，引っ掛かり感などの機械的な異常感を伴う痛みや障害なのかに気を配りながら診断を進める。

　主訴が痛みのみの例では，手術の選択は限られる。画像所見を加味してその痛みが半月板障害であると直接的に説明でき，かつ手術療法による改善の可能性が高い場合には，その時点での手術治療を考慮する。適応とされる手術が，半月板の機能を上げるものであることが望ましい。そのような場合を除いて，基本的に手術治療を第一選択として当然とは考えたくない。痛みを主訴とする例では，痛みの診断が最も重要である。この原則は，たとえMRIやX線像で半月板の異常が明らかでも変更する必要はない。痛みと機械的障害を合併する例でも，痛みと機械的障害とのそれぞれの背景や原因を分けて考える必要がある。

　機械的障害を主訴とする例では，手術の効果や症状の強さを加味して，保存治療を選択すべきかどうか検討する。たとえ機械的な問題が主体だとしても，半月板の切除術を

選択せざるをえない例では，手術をせずに容認できるくらいの疼痛や障害に，膝の状態を改善する可能性を探ることは意義がある．機械的な障害が軽微で半月板自体の変性が進んでいる例，変形性関節症(osteoarthritis；OA)が進んでいる例，痛みが軽度な例では，特に保存治療を選択すべきである．

これまで標準的治療であった損傷半月板の鏡視下部分切除の成績はさまざまである．成績不良因子として，外側半月板(lateral meniscus；LM)の切除，変性半月板の切除，軟骨障害の合併，手OAの存在，肥満などが挙げられている[2]．内側半月板(medial meniscus；MM)後根断裂25例の研究では，BMI 35 kg/m^{2}以上の高い例では再手術率が有意に高かったという報告がある[3]．

一方，機械的障害を放置すると，助けるべき半月板組織を救えなくなってしまう危険性もある．機械的障害を起こしたエピソードがはっきりしており，半月板組織の変性が少なく形態的にもしっかりしていて修復できる例では，また半月板の機能低下させずに機械的障害を手術療法で改善できる例では，手術治療を遅らせることは望ましくない(図1)．

図1 58歳女性：左膝関節の痛み

XX年5月に階段を走ったら，ブチッと音がして左膝に激痛を生じた．他院を2，3カ所受診．同年12月中旬当科紹介受診．X線像(a)では関節裂隙の狭小化を伴う内側型の関節症，MRIにてMM後根断裂が認められる(b，矢印)．下肢アライメントも，左FTA(femoro-tibial angle) 177°とやや内反傾向を認める．半月板単独の手術適応ではないと考えた

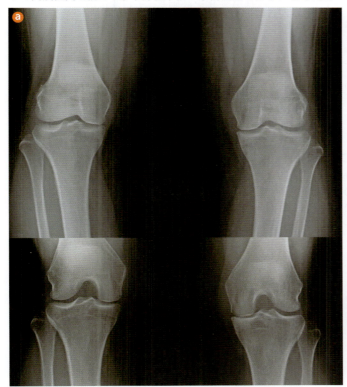
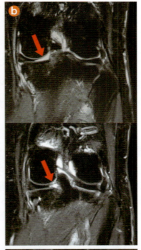
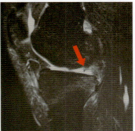

保存治療が選択される例

　痛みが主訴の主体となる半月板損傷例について，これまでの筆者の経験では，半月板の異常をMRIで認めたが半月板損傷による症状は明らかでなく，膝の痛みに対する保存治療が適応となった若年症例はまれではない。多くはLM損傷だった。そのなかでも，両膝X線像では症状のない反対側のほうが関節裂隙の狭小化が明らかで，半月板損傷を起こしたり，円板状半月板が認められるが，それが痛みに直接的に関与していないことを示唆する例が複数ある(図2)。

　一方，関節内の刺激，すなわち軽度の慢性関節炎が膝の痛みを惹起する原因となっているとすれば，合併する膝OAによる軟骨障害が痛みの原因となりうる。多くは内側型膝OAである。炎症症状を生じている例でMRI上MM損傷が明らかであっても，多くの場合，半月板損傷自体は安定していて機械的障害となっておらず膝痛が主訴となる。したがって，それらの半月板損傷膝の治療は，半月板治療よりは，膝OAの保存治療が主体となる。別の言い方をすれば，MRI上で半月板の変性断裂所見が認められるOA膝痛例ということになる。早期関節症(early osteoarthritis)の1つの表現型である。膝の痛みや引っ掛かりのある50歳以上の住人の63％に半月板損傷を認め，症状のない60％にもMRI上で半月板異常を認めたという住民コホートが報告されている[4]。MMの変化は膝OAとともに進行しているが，その症状と損傷には明らかな関連を見出しにくいと理解できる。たとえその時点で機械的障害が主症状であっても，膝全体のOA変化を評価し，その変化が明らかな例ではまず保存治療を試みるべきと考えられる。この裏付けとして，膝の引っ掛かりや挟まり込みなどの「機械的障害」の特異性も実は低く，特にLM損傷の診断根拠としては弱いと報告されている[5]。また，半月板変性を認める52例のMM後根断裂(medial meniscus posterior root tear；MMPRT)の部分切除術では，5年の経過で膝OA進行に対する抑制効果はなく，女性，BMIは，International Knee Documentation Committee

図2　21歳女性，レクリエーションテニス：右膝痛
MRIで右膝DLMを認めるが，損傷は明らかではない(**a**)。X線像では無症状の左膝外側関節裂隙の狭小化と骨棘形成が認められるが(赤矢印)，左膝痛の既往は明らかではない(**b**)。一方，痛みのある右膝は外側関節裂隙の開大を認めるが，関節症性変化は明らかでない(白矢印)。痛みの由来は膝蓋骨外側周囲にあり，膝蓋骨のストレッチをすることで早期に症状は改善した

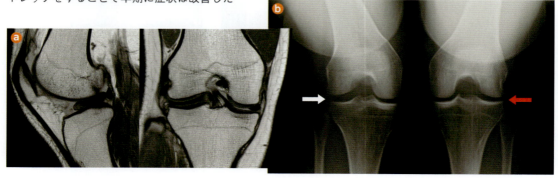

(IKDC)Scoreと負の相関を示した。このような例では，保存治療が選択されるべきであろう[6]。一方，保存治療の成績も不良であるという報告もみられる[7]。

半月板性の機械的障害の原因となっている断裂部を関節鏡視下に切除する部分的切除術は標準的な手術と考えられてきたが，機械的な障害が時間の経過により軽くなるようであれば，症状は軽減する可能性が高い。社会的状況を鑑みてそのまま経過をみてよい場合もある。たとえ小侵襲の手術であっても，復帰には月単位の時間がかかることが現実であるため，同じ期間の保存治療（＝手術をしない治療）と治療効果を比較すべきであろう。さらに，外傷なく生じた半月板損傷を切除すると関節裂隙狭小化が有意に進行し，外傷性の半月板損傷ではそのような傾向は認められなかったという報告があることから，損傷の原因も治療法の適応選択の重要な要素ということになる[8]。近年，機械的障害の不明瞭な半月板損傷に対する保存治療の効果は，鏡視下の部分切除術の結果に相当するものという研究報告がされている[9]。

スポーツ選手の半月板の機械的障害も，競技レベルを保つことができ，その障害が悪化しなければ，患者の納得できる保存治療をしたいということにもなる。容易に休むことのできない選手がまず選択したい治療法であるが，半月板組織の温存の可能性を高めるためには，早期の修復が望ましい[10]（図3）。

保存治療の基本的な流れ

5つの項目に分けて半月板損傷に対する保存治療を考えていきたい。

◆ 関節内炎症のコントロール

膝の痛みには，大なり小なり関節内の炎症が潜在していると考えられる例が多い。熱や腫脹が明らかであれば，炎症を積極的にコントロールし，維持することがまず必要である。この必要性は，半月板損傷のタイプや機械的障害の大きさによらない。

クーリングや圧迫を，まめに組み合わせる。必要に応じて抗炎症薬の処方やヒアルロン酸注射を行う。それらの頻度や飲み方は患者の活動性や休みに合わせて具体的に指示し，継続して実施する必要があると考える。

スポーツ選手で痛みや時に腫脹があって，診断としてLM損傷が明らかでもプレーが続行できている例では，手術に踏み切れないことも少なくない。そのような例に対しては，関節面の保護や関節炎の予防が治療の選択となる。定期的に，また活動のスケジュールに合わせてヒアルロン酸の関節内注射を繰り返す。術後であっても，同様の対応が必要である例も少なくない（図4）。また，炎症反応に応じて，主にCOX2阻害薬の内服を継続的に指示する。関節炎の継続的なコントロールは，保存治療の成功のために必須の要件である。いったん熱感・腫脹が収まれば，積極的な炎症のコントロールは控えて，炎症の予防に切り替える。

図3 19歳男性，大学柔道部

a：右膝関節MRI像（上：冠状断，下：矢状断）。XX年2月初旬，大内掛けをかけられ，勢いよく右膝を伸展受傷。音＋。MRI上，外側半月板の放射状断裂（赤矢印）と遊離縁の嵌頓（白矢印）がみられる
b：左膝関節MRI像（左・中：冠状断，右：矢状断）。右膝の術後1年，校内予選中，大外刈りをかけた際に踏み込みで左膝のずれを感じた。MRI上，放射状断裂（矢印）を認める。手術を希望せず
c：右膝の術後2年10カ月，柔道を続けている。左膝は少しかばうが痛みは少ない。右は痛みもない

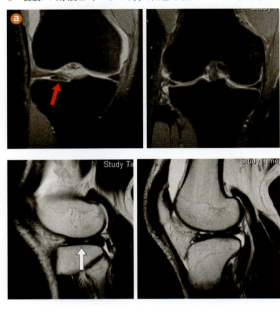
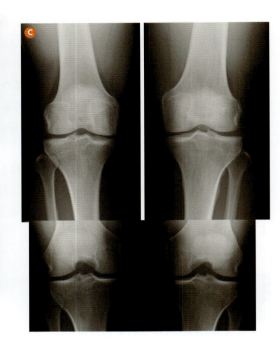
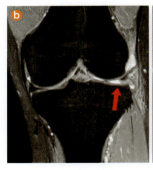
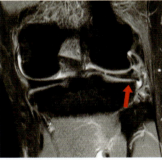
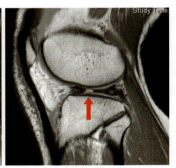

半月板損傷の保存治療 15

図4 18歳女性，Vリーグバレーボール，センター
右MM体部での広範囲な断裂を切除。手術前後のX線45°正面像の継時的変化を示す。2008-09シーズンから継続的な前内側痛が出現。2週に1度のヒアルロン酸関節内注射を施行した。術後10年間，内側関節裂隙の狭小化の進行は軽度である

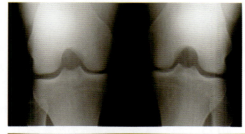

XX年6月

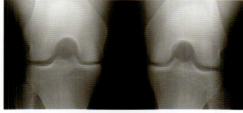

XX年＋1年2月

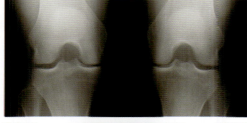

XX年＋7年7月

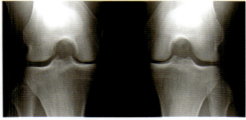

XX年＋9年10月

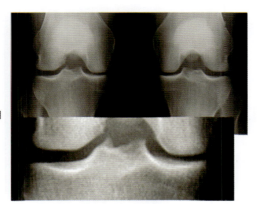

XX年＋10年12月

◆ 関節周囲痛の治療

　関節周囲痛の治療の基本は，関節可動域の改善・維持にある。膝関節最大伸展の実施は，大腿四頭筋のセッティングが無理なく力いっぱいできることである。最大屈曲の実施には，膝を抱えて突っ張りや痛みを感じず，左右差のない最大屈曲位をとれることが必要である。突っ張りを感じるとすれば，その部分に組織の硬さすなわち炎症や線維化があることを示唆する。そのような痛みがあっても可動域の改善を進めることが，痛みの治療にも通じる。炎症のコントロールは何よりも治療の基本であり，第一に進めなければならない。

　突っ張り感の改善の基本は，膝蓋骨の可動性の正常化である。膝蓋骨を8方向から他動的に移動させる[11]。誘発痛がある方向については，入念に移動性の改善を図る必要がある。また，膝蓋腱上を押しながらほぐすことも，膝蓋腱・膝蓋下脂肪体周囲の可動性を改善させ有効である[11]。筆者が経験した円板状半月板（discoid lateral meniscus；DLM）を含むLM障害を伴う疼痛主体の保存治療例では，例外なく膝蓋骨外側のタイトネスが認められ，膝蓋骨を外から内側にストレッチすることで痛みが惹起され，さらにタイトネスが改善することにより，その膝痛の改善を認めた。特にDLM例が多いようである（図5）。膝蓋骨外側のタイトネスを示す例では，腸脛靱帯から外側筋間中隔，外側膝蓋支帯を含む外側構造の線維化と疼痛閾値の低下が一般的に認められる。引っ掛かりを伴って，外側側副靱帯が痛みと引っ掛かりの要因になっている例もある。これらの関節周囲痛改善のための基本として，やはり関節炎症のコントロールは重要である。

　膝関節最大屈曲時に膝窩部の突っ張りを訴える例では，腓腹筋やハムストリング筋腱

図5 10歳男性：左膝関節血症
膝の動きに異常は認めないが，膝蓋骨周囲，外側関節裂隙，外側側副靱帯部に圧痛を認めた。MRI上，完全DLMであるが，損傷は明らかではない。左膝の矢状断像（左）で前節，後節に半月板内の輝度変化（矢印）を認め，半月板変性を生じていると考えられる

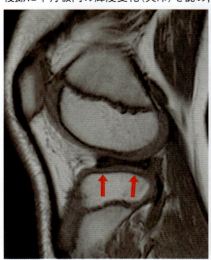
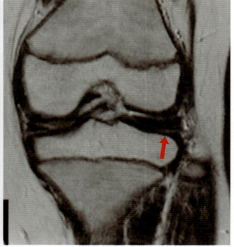

の硬さがその原因になっている。意識的に腓腹筋やハムストリング筋を広範囲にほぐすように強マッサージを行うと，改善が認められる。明らかな圧痛点を認める際には，圧痛点に対する痛点刺激や局所麻酔注射が症状改善を早めることも少なくない。部位的には半膜様筋腱の脛骨後内側の付着部，大腿二頭筋の筋腱移行部や大腿骨付着部などが多い[12]。

◇ 関節可動性の維持・改善

関節周囲痛の治療と関節可動域の改善は，表裏一体をなす膝関節治療の最も大切な基本である。

膝関節伸展制限がある場合に，それが痛みのためなのか，機械的な障害によるのかを見極める必要がある。LM前節の多縦断裂があるような例では，手術的に行うとしても前節のデブリドマンがせいぜいである。そのような例では，痛みや引っ掛かりがあっても最大伸展位を獲得するように指導して保存治療を進める。

膝関節伸展制限，伸展時痛が，膝蓋骨周囲の増殖滑膜のインピンジメントによると考えられる例もある。遺残する関節炎症状のコントロールと，伸展機構の動きの改善が治療に通じる。具体的には，膝蓋骨のストレッチと，膝蓋腱上のほぐすようなストレッチが効果的である。スポーツ選手では，両手で膝を抱えて軽度屈曲するように保持し，膝蓋骨の緊張を取りながら動かすように自主的な膝蓋骨ストレッチ訓練を指導する[11]。

膝関節屈伸時に引っ掛かりがあるような内側のフラップ断裂例で，痛みや引っ掛かりも軽度であり，50歳台で活動性も高くなかったため，そのまま引っ掛かりを気にせずに生活するように指導した例がある。すると，ある日突然，症状が取れてしまった。フラップが遊離して滑膜に取り込まれたのであろう。また，年余にわたる長期間のLMロッキングで半月板に対面する関節軟骨のみが保たれている例では，ロッキング半月板を放置し，遊離体のみを切除した後に保存治療を行って，術後十年余にわたり膝痛の改善を維持している。半月板を介する関節軟骨面の荷重の重要性を示唆する経験である（p.28，「半月板損傷のメカニズム」図4参照）。

◇ 筋力の維持・強化

痛みや腫脹を生じた膝関節の周囲筋筋力は，疼痛防御反射や痛みを避ける動作のためにも低下することになる。したがって，一度低下した筋力を回復させるために，安全な筋力強化を適度な頻度で開始する。

膝関節に対する筋力強化の開始は，ゆっくりした関節可動域訓練，伸展筋力としては大腿四頭筋のセッティングと下肢挙上訓練(straight leg raising；SLR)，屈曲訓練としてはヒップリフトが安全な方法として勧められる。また，腹臥位での膝関節屈曲訓練も，大腿筋のストレッチ効果も含めて有効である。歩行練習とともに，両足でのハーフスクワットを開始する。20分程度の歩行が無理なく可能になることが必要である。

半月板損傷の保存治療

スクワットは5秒キープ，10回を1単位として開始する。両足ハーフスクワットが安定してきたら，片足ハーフスクワットを行う。片足スクワットが不安定な例や，knee-inの傾向がある例では，腹筋，背筋，サイドブリッジなどの体幹筋の訓練をさらに積極的に行わせる。また，立位で股関節外転訓練を行うのもよい。併せて大腿外側のストレッチも股関節内旋制限を改善させるために有効である。

下腿筋力の弱い例もある。まず，両足つま先立ちから，片足つま先立ちを10秒間安定してできるように訓練する。同時に，足関節背屈角度の制限があれば積極的に改善する。下腿三頭筋のeccentric筋力訓練も有効である。

◇ スポーツ復帰

半月板損傷の患者の目指すスポーツは，種目もレベルも症例ごとに大きく異なる。また，年齢や合併する関節症変化もさまざまである。復帰に向けて，運動量を上げてスポーツ復帰を順調に進めるためには，継続的に関節内の炎症をコントロールしながら運動量を上げていくことが必要である。基本的には術後のリハビリテーションと同様である（p.288，「半月板温存術後のリハビリテーション」参照）。

片足ハーフスクワットの安定した施行と，両足ハーフスクワットジャンプの訓練ができたら，ジョギングを開始する。1回20〜30分，歩行を交えながら始める。徐々に走行の時間とスピードを上げていく。あくまでも炎症・疼痛がコントロールされていることが大切である。予防的にそれらの治療を加えながら，走る力を増していく。

直線的な自覚的走力が80%をクリアしたら，軽いダッシュやアジリティ訓練を加えていく。ボール競技であれば，ボールを使った自主トレーニングを併せて始めておく。走力が100%回復し，自覚的な動きが回復したら，徐々に対戦相手を設定したコンタクト系の訓練を申し合わせをしながら交えていく。

全体練習を無理なくこなし，フルコンタクトできなければ，試合への復帰は困難である。各選手，各術後の時点でのアスレティックリハビリテーションの詳細は本書の範囲を越えているため，成書を参照してほしい。

【文献】

1) Rathleff CR, Cavallius C, Jensen HP, et al. Successful conservative treatment of patients with MRI-verified meniscal lesions. Knee Surg Sports Traumatol Arthrosc 2015; 23: 178-83.

2) Salata MJ, Gibbs AE, Sekiya JK. A systematic review of clinical outcomes in patients undergoing meniscectomy. Am J Sports Med 2010; 38: 1907-16.

3) Brophy RH, Wojahn RD, Lillegraven O, et al. Outcomes of arthroscopic posterior medial meniscus root repair: association with Body Mass Index. J Am Acad Orthop Surg 2019; 27: 104-11.

4) Englund M, Guermazi A, Gale D, et al. Incidental meniscal findings on knee MRI in middle-aged and elderly persons. N Engl J Med 2008; 359: 1108-15.

5) Barker JU, Strauss EJ, Lodha S, et al. Extra-articular mimickers of lateral meniscal tears. Sports Health 2011; 3: 82-8.

6) Krych AJ, Johnson NR, Mohan R, et al. Partial meniscectomy provides no benefit for symptomatic degenerative medial meniscus posterior root tears. Knee Surg Sports Traumatol Arthrosc 2018; 26: 1117-22.

7) Krych AJ, Reardon PJ, Johnson NR, et al. Non-operative management of medial meniscus posterior horn root tears is associated with worsening arthritis and poor clinical outcome at 5-year follow-up. Knee Surg Sports Traumatol Arthrosc 2017; 25: 383-9.

8) Zikria B, Hafezi-Nejad N, Roemer FW, et al. Meniscal surgery: risk of radiographic joint space narrowing progression and subsequent knee replacement-data from the Osteoarthritis Initiative. Radiology 2017; 282: 807-16.

9) van de Graaf VA, Noorduyn JCA, Willigenburg NW, et al. Effect of early surgery vs physical therapy on knee function among patients with nonobstructive meniscal tears: The ESCAPE randomized clinical trial. JAMA 2018; 320: 1328-37.

10) Tengrootenhuysen M, Meermans G, Pittoors K, et al. Long-term outcome after meniscal repair. Knee Surg Sports Traumatol Arthrosc 2011; 19: 236-41.

11) 宗田　大. 膝痛 こだわりの保存治療. 東京: メジカルビュー社. 2018, p2-38.

12) 宗田　大. 膝痛 知る診る治す. 東京: メジカルビュー社. 2010, p74-93.

半月板温存術後の
リハビリテーション

宗田　大

はじめに

◆ 術後リハビリテーションの考え方

　膝関節手術の術後リハビリテーション（術後リハ）は荷重，可動域（range of motion；ROM）訓練，筋力トレーニング，さらにスポーツ復帰のためのアスレティックトレーニングに分けて考える。それぞれの動作の意義と手術した半月板組織や修復術に対する危険性を考慮して，個々の症例に合わせて術後リハを進める必要がある。

　文献的にも，24施設での公開資料によると，半月板修復術後に50％の施設では許容内の全荷重歩行を実施している。荷重制限をする施設では，平均4.7カ月で許容内の全荷重歩行となっている。膝の固定は4～12週行われ，90°までの屈曲は1～8週で実現，全ROMは6～16週，スポーツ復帰については50％の施設しかデータを示しておらず，12～24週での復帰だった[1]。スポーツ復帰でみると，受傷前レベルに89％が復帰していた[2]。これらの文献的な術後リハは，筆者らの術後リハプロトコールとかなり異なっていて，全般的に非常に遅い進め方である。

●膝関節の構造の状態

　考慮すべき要素として，まず半月板以外の構造の状態が挙げられる。正常，合併損傷に対し，手術を受けた，放置された合併損傷がある。これらには合併靱帯損傷，軟骨摩耗・変性が含まれる。半月板修復部の安定性や半月板機能温存の程度も大切な要素である。特に円板状半月板（discoid lateral meniscus；DLM）の治療では，一部の組織でも除去していれば術後は荷重分担能が低下し，安定性にも欠けると考える必要がある。半月板構造の正常性に関してはDLM，半月板組織の変性・逸脱の存在が挙げられる。DLM損傷では，断裂のタイプに従って修復半月板の安定性を評価すべきである。長期間ロッキングした半月板の修復では，修復術を行って治癒を認めても，体部の構造的脆弱性は防ぎにくい。

●荷重・ROM訓練・ジョギング

　荷重といっても，つま先荷重から片足でのしゃがみ込み動作まで幅が広い。荷重量の観点から，少なくとも部分荷重と全荷重，また荷重補助具の有無を区別する必要がある。荷重の増加は膝のROMと組み合わせて，具体的に細かく指示しながら上げて行く必要がある。

ROM改善では完全伸展，90°屈曲，深屈曲，正座動作など，それぞれ病変の治癒状態を考慮しながら許容し，進めていく。最大伸展・最大屈曲角度の獲得では，修復後にそれぞれの半月板の修復部にかかる負担を考慮する必要がある。半月板は膝関節屈曲にしたがって，特に外側半月板(lateral meniscus；LM)では後方に移動するため，早期の屈曲動作の進行は修復部位の治癒の妨げになる危険性を伴う[3]。このことは，内側半月板(medial meniscus；MM)水平断裂に対するMRIでの評価でも示されている[4]。一方，90°の屈曲を長期間得られないと，それ以上の屈曲を得ることが困難になる危険性が高まる。ROMは遅くとも術後3週までに90°を超える必要があると考える。通常筆者らは，可及的早期に90°までの屈曲を進め，深屈曲動作は慎重に進めるという順序を踏んでいる。

危険な動作と考える90°を超える屈曲荷重動作は，術後の半月板機能低下の懸念がある例では，術後2カ月間は避けることが多い。さらに長期間の制限も必要かもしれない。一般的には，術後2カ月は早期の組織修復が進む時期であり，少なくとも術後2カ月までは屈曲荷重を進めることはかなり慎重であるべきである。

可及的早期のスポーツ復帰を実現したい・させたい例では，術後2カ月以降120°を超える屈曲と，80〜90°の屈曲荷重が片足で十分できることを確認したうえで，ジョギングを許可する。はじめは平地歩行から進め，ゆっくりとしたジョギング動作を加えていく。1回20〜30分を単位とする。徐々にジョギング動作の時間を増やし，スピードも増していく。20〜30分のジョギングが可能になり，関節の腫脹や熱感がなく，全力走の80%くらいのスピードで安定して走行できるようになるまでは，直線的な動作を基本として進める。

●筋力トレーニング・アスレティックリハビリテーション

ジョギングと同時に，両足ハーフスクワット動作から片足ハーフスクワット動作，片足が安定してできれば両足のハーフスクワットジャンプ動作から片足ハーフスクワットジャンプまで徐々に進めていく。全力の80%走行と片足スクワットジャンプが安定して可能になれば，スポーツ復帰を目指して種目別のアスレティックリハビリテーションを進めていく。

スポーツ復帰を進めていく段階では，関節炎と痛みのコントロールがきわめて重要である。予防的な非ステロイド性抗炎症薬(non-steroidal anti-inflammatory drugs；NSAIDs)の内服や頓服の痛み止め，定期的なヒアルロン酸製剤の関節内注射，貼付剤の使用などを積極的に施行する。術前の関節軟骨の評価や手術による荷重分担能の低下などを考慮して，予防的に実施する。また，所属チームとの情報交換と相互理解が大切であり，半月板損傷の程度や手術の内容による半月板組織の機能低下などを，よく理解してもらうように努力したい。

半月板の術後リハを代表的な手術術式に分けて，ROM，荷重と杖の使用法，筋力，荷重屈曲，スポーツ復帰の目安について述べていきたい。**表1**の記載は実際に行ってきたこれまでの術後リハよりも遅く，固定や非荷重についても可能性を考慮している。その内容は，これまでの筆者の経験を踏まえてのものである。

表1 半月板手術の種類による術後リハビリテーションの進め方

項目・術式	可動禁止・固定	荷重コントロール	屈曲角度制限	屈曲荷重制限	スポーツ復帰	注意
MMフラップ断裂切除	行わない	可及的早期（関節炎考慮）	可及的早期（関節炎考慮）	可及的早期（関節炎考慮）	1〜6カ月	合併する軟骨損傷と関節炎
内側後根断裂修復	考慮（0〜3週）	・0〜6週非荷重 ・全荷重2〜3カ月	・1カ月で90° ・2カ月で120°	・2カ月で90°屈曲荷重 ・3カ月で120°屈曲荷重	6カ月以降（勧めにくい）	・関節症性変化 ・下肢アライメント
ロッキング半月板修復	考慮（0〜3週）	・0〜2週非荷重 ・全荷重1〜2カ月	・1カ月で90° ・2カ月で120°	・2カ月で90°屈曲荷重 ・3カ月で120°屈曲荷重	4〜12カ月	ロッキングの期間や回数，合併ACL損傷
LM後節縦断裂修復	行わない	徐々に3〜4週で全荷重	・1カ月で90° ・2カ月で120°	・1カ月で90°屈曲荷重 ・2カ月で120°屈曲荷重	4〜8カ月	合併する軟骨損傷と関節炎
LM中節放射状断裂修復	考慮（0〜3週）	・0〜6週非荷重 ・全荷重2〜3カ月	・1カ月で90° ・2カ月で120°	・2カ月で90°屈曲荷重 ・3カ月で120°屈曲荷重	4〜12カ月	合併する軟骨損傷と関節炎
外側円板状半月板形成修復	考慮（0〜3週）	・0〜6週非荷重 ・全荷重2〜3カ月	断裂修復形態に応じて，1カ月で荷重屈曲	・1カ月で90°屈曲荷重 ・2カ月で120°屈曲荷重	4〜12カ月	合併する軟骨損傷と関節炎

LM：lateral meniscus, MM：medial meniscus

内側半月板後内側を中心としたフラップ断裂の切除後

　この損傷は，変形性膝関節症（osteoarthritis of the knee；膝OA）や半月板変性を伴って生じる損傷であることが多い。また，フラップ断裂の切除後には半月板の荷重分担機能は低下し，背景となっている関節の変性が進むことが予想される。下肢アライメントで内反が認められる場合，同時に内反を矯正する骨切り術を考慮することもありうる。

　術後短期的には関節炎症状を起こさないようにしながら，可及的早期に術後リハを進める。術後のROM，荷重量，筋力強化の制限は特に設けないが，関節炎症状をみながら，また患者の痛みの訴えをコントロールしながら，段階的に進めることが大切である。そのためには，荷重制限はしないが松葉杖を月単位で長期的に使用すること，屈曲荷重動作を制限しながら慎重に進めることが必要であろう。時に術後の痛みを長期間訴える例もある。また，中期的にはOA変化が例外なく進行するので，長期的にも経過観察が大切である（図1）。

半月板温存術後のリハビリテーション　16

図1 67歳男性：両膝痛
好きなテニスを続けるために，52歳時に両側の内側半月板切除を受けた。さらにその15年後，67歳で両側人工膝関節置換術（total knee arthroplasty；TKA）を受け，術後早期にテニスを再開した
a：両側TKA前の立位（上），屈曲45°正面像（下）
b：術後のX線正面像

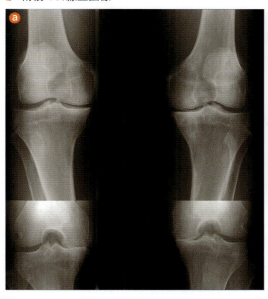
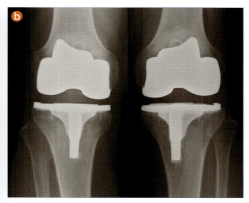

（文献22より転載）

内側半月板後根断裂（MMPRT）修復術後

　MM後根断裂（medial meniscus posterior root tear；MMPRT）の修復は近年，積極的に取り組まれており，MMPRTの放置は膝OAの比較的急速な悪化や内側顆無腐性壊死の背景になると報告されている[5,6]。MMPRTの発症には，内側型膝OAの進行と半月板変性が背景にある[7]。したがって，内側のhoopの再建が手術目的としては大切であるが，半月板や軟骨の変性・摩耗自体をどれだけ中長期的にコントロールできるかが，手術の意義を決定するといえる。概してMMPRTの修復術の成績の報告は良好である[8]。特に，MMPRTの発症に外傷的なエピソードがあり早期に修復した例では，より高いMM機能の回復が可能である。また，同時にアライメント矯正手術を考慮する可能性があることは，内側の変性を伴ったフラップ断裂と同様である。
　後角の修復は骨孔を用いたプルアウト修復が基本であるが，半月板の変性を含めた修復部位の力学的な強度が大切であり，修復強度が低ければ，たとえ半月板骨移行部の修復がうまくいったとしても，徐々に移行部が伸長してhoopが緩む可能性がある[9]。
　術後リハの基本は，荷重制限と慎重に進める屈曲荷重であろう。最低2カ月は両松葉杖を用いた歩行を勧める。また，MRIなどでhoopの状態を継時的に確認しながら荷重動作を進めるべきであろう。術後3カ月で骨孔半月板移行部の組織学的治癒は正常化される

と考えられるが，治癒の成熟は靱帯再建術の移植腱と同様に，術後1年以上かけて慎重に負荷を上げ，種々の動作を実施する必要がある。スポーツ復帰が目的である例は比較的少なく，日常生活動作の復帰と膝痛の改善が通常の目標である。フラップ断裂と同様に，膝OAの進行予防のためにヒアルロン酸製剤の定期的な関節内投与と，関節炎のコントロールが勧められる。

文献的には術後リハの比較研究は認められないが，6週の非荷重，4カ月のハーフスクワット禁止という厳しい荷重コントロールが提唱されている[10]。

ロッキング半月板の修復術後（内側・外側）

MMでもLMでもロッキングした半月板の修復術は，損傷半月板の手術として代表的であり，多くは外縁の縦断裂がロッキングやキャッチングを起こし，障害が明らかになる。スポーツ選手にも多く，早期の復帰が望まれる（図2）。血行に富む外縁部の治癒能力は高く，癒合を期待できる例が多い。術後リハに対するコンセンサスの欠如が指摘されている。しかし，実験的にはROM訓練や荷重自体は修復部位の治癒を阻害しないとされている[5,11,12]。

ポイントとしては，ロッキングした期間を含めた半月板自体の変性と，合併する前十字靱帯（anterior cruciate ligament；ACL）損傷を代表とする靱帯損傷膝の治療のできである。繰り返すロッキングのエピソードは半月板の変性の進行を示唆し，時には放射状断裂も徐々に進む。また，ACL不全膝はキネマティクスの異常が進み，その時点でACL再建と半月板修復術が施行されても，修復半月板の機能低下や再断裂の危険性は低くない。また，治癒半月板が逸脱し，荷重分担能の向上を十分に得られない例も少なくない。

術後リハを考慮する場合，陳旧性の損傷では，術後に2週間程度膝関節の固定を行うほうがよいのかもしれない。欧米では，6週の固定が行われることも標準的に記載されている。早期のROM回復は，治癒を妨げる可能性があるかもしれない。ACL再建を併用する場合は，ACL再建術の術後リハに従うことになり，またACL再建を行うことで治癒の促進を図れる可能性も高い。ACLの初回損傷で半月板のロッキングを同時に起こしたような例では，ROM訓練や全荷重を遅らせる必要はないと考えられる。筆者の施設では固定を用いてこなかったが，長期間のロッキング例では松葉杖を用いた部分荷重を1～2カ月行うことも，意義があるかもしれない。しかし，このような膝の固定の有効性や全荷重歩行を遅らせることの意義は明らかではないし，文献的にはROM訓練と荷重の早期化の悪影響はないと報告されている[13]。

治療の部位としては，後節部の治癒と形態の保存性が長期的な半月板機能の維持に重要と考えられる。後節部の治癒に疑問がある例では，屈曲荷重動作は遅らせたほうがよいだろう。しかし，スポーツ復帰においては，越えなくてはならないハードルである。復帰を考慮する時点での治癒不良を改善させる方法は，あまりないと考えられる。したがっ

図2 29歳女性，バレリーナ（プロ）
a：左膝MRI。LMバケツ柄断裂像（左：冠状断，右：矢状断），ロッキングした断裂LMを認める（白矢印）
b：右膝MRI。LMバケツ柄断裂像（左：冠状断，右：矢状断），ロッキングした断裂LMを認める（白矢印）
c：X線伸展位（上）・45°屈曲位正面像（下）。左膝LM修復術後2年3カ月，右膝LM修復術後4カ月

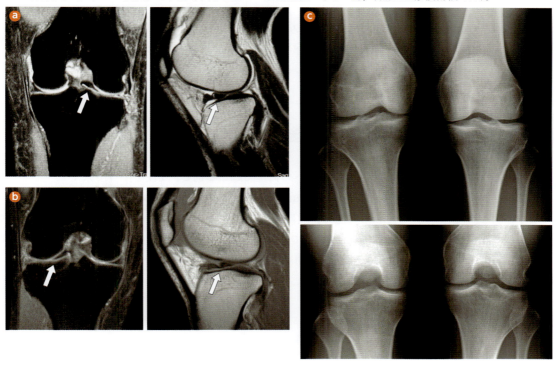

て後節部の治癒の促進を修復時に修飾したり，治癒促進技術を加えてできる限り進める必要がある[14-16]。

外側半月板後節縦断裂修復術後

　LM後節に限られた縦断裂は，hypermobile meniscusを呈する断裂部が不明瞭な症例を含めて，筆者は近年，all-insideデバイスを2〜4個用いた修復術を行っている（図3）。inside-out法を行っていた時期も含めて，術後の再断裂を起こした例を経験しておらず，比較的高いレベルのスポーツ復帰にも対応できている[17]。

　患者に最も注意を喚起しているのは，術後2カ月までのしゃがみ込み動作の禁止と，その後に荷重屈曲動作を慎重に進めることである。また，早期スポーツ復帰を目指すため，2カ月以降にジョギングを開始できるように，片足スクワット動作を1/4スクワットから可及的早期に開始する。一方，非荷重の屈曲訓練も，術後2カ月までは120°以上は積極的に進めない。術後3カ月以降，ジョギングからスピードを上げて行くことが順調に進

み，80％全力走をクリアすれば，捻りを加えた動作を進め，4カ月を目途に復帰を目指している。しかし，屈曲荷重動作が主体となるスポーツでは，その実施と許可についての判断は難しい。個々の例で，患者である選手と状態の理解をして，調整しながら進める必要がある。

術後リハ進行の律速は，膝の痛みである。痛みの治療とともに，やはり関節炎症状のコントロールと筋力・体力回復が大切であり，スポーツへの早期復帰を左右する。全身的なフィットネスの維持向上も，術前から取り組むべき課題である。

外側中節放射状断裂修復術後

外側中節放射状断裂は，一度の大きな外側への荷重で起こる例と，変性を伴って徐々に断裂が進む場合がある。修復はtie-grip sutureとそのほかの修復を組み合わせ，可能な限り強固な修復を行う[18]。hoop機能の再獲得・維持が大切である。しかし，術後の荷重やスポーツ復帰に十分な強度を修復術のみで獲得できるとは考えにくい。hoop機能を維持するために，術後8週程度，松葉杖を用いた荷重のコントロールが勧められる。centralization法の併用も考慮される[19]。また，全荷重まで3〜4週間をかけたほうがよ

図3 25歳女性，フットサル：右膝痛
a：45°屈曲X線正面像。右膝の引っ掛かり感を主訴に受診
b：鏡視像。LM後節部のhypermobilityを認め外側脛骨高原関節面のプロービング（左），LMのプロービング（中），all-inside法で後節の制動を行った。LM後節縫合後にLMの制動性の確認を行う（右）
c：術後3年時の45°屈曲X線正面像。フットサルの機会は減ったが，明らかな変化はない

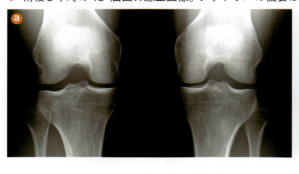
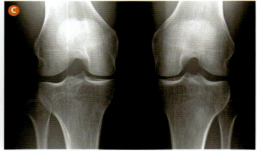
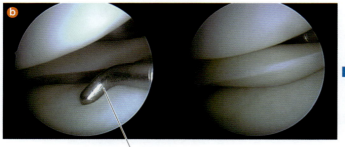
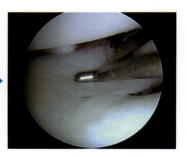

プローブ

いと考えるが，これらの意義は証明されていない。この障害でもスポーツ復帰の律速は関節炎症状であり，そのコントロールが早期復帰を左右する（図4）。

スポーツ復帰を目指す例も少なくないが，症状の出現から治療までの期間が長いほど半月板の変性は強く，同時に軟骨への負荷が長期間にわたり，炎症を起こしやすい。スポーツ復帰に向けての予防的な炎症の治療も考慮される。

LM切除後のスポーツ復帰については，NFL（National Football League）の77選手についての報告がなされている。61％は術後平均8.5カ月で元のレベルに復帰したが，ランニングバックやラインバックなどのスピードの必要なポジションへの復帰は4倍くらい困難だった[20]。

外側円板状半月板(DLM)形成修復術後

損傷形態や初発からの期間，温存できた半月板組織の荷重分担能の大きさによって術後の膝関節への負荷が決まり，DLM治療後のリハも影響を受ける。したがって，荷重の進め方は主に，術後の半月板の残存機能と力学的安定性を考慮して進めるべきである。

小児期DLMの外縁縦断裂では，修復後ほとんど荷重の制限をする必要はないと考えられる。外縁断裂で変性が強く亜全切除を要した例では，術後の関節炎症状を目安として全荷重，荷重屈伸を進めていくが，基本的にはジョギングが可能になってから90°を超える荷重動作訓練を開始したほうがよい。

前方型で術前に膝関節屈伸で大きな引っ掛かりを生じていた例では，伸展位で後方へと断裂片が移動し，屈曲で断裂片は前方に戻り整復位となる。前節部を中心とした形成修復をした例では，深屈曲位での修復部への負荷は大きい。120°を超える屈曲角度の獲得や90°を超える荷重屈曲は，慎重に進める必要がある。

図4 関節鏡視像
変性を伴うLM中節の放射状断裂。オウムの嘴状に断裂が広がっている。tie-grip法で修復された

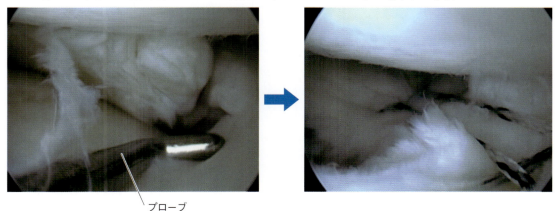

プローブ

後方型で術前に膝関節屈伸で大きな引っ掛かりを生じていた例では、屈曲位で後方の断裂部から断裂片が前方に移動し、伸展位で整復されている。後節部を中心とした形成修復をした例では、荷重伸展位も深屈曲も修復部位に負担をかける。修復部位の安定性を確認しながら屈曲荷重を進めていきたい。

スポーツ復帰時期の適正化

スポーツ復帰を目指すアスレティックリハビリテーションは、個々の症例における修復された半月板の安定性と軟骨を含めた変性の程度、関節炎の起こしやすさによって、進められる速度が決まってくる。一方、復帰するスポーツの種目とプレー内容、体重などと修復部位の力学的強度の向上やその程度のバランスによって、復帰してよい時期が左右されると考えられる。しかし、実際に修復部位の力学的安定性を証明できるわけではないので、結局は可及的早期な復帰を目指し、術後リハを順序立てて進めていく。

高校柔道選手のDLM形成修復術後2カ月で柔道の乱取りをするなど早すぎる復帰、毎日休みなく3時間の練習をする高校サッカーなど激しすぎる運動参加で、再断裂を経験している（図5）。修復術自体が安定していれば、術後リハを積み重ねることで4〜5カ月でのスポーツ復帰は可能である。しかし、半月板自体の変性が進行し、複雑な損傷タイプを示す例では、修復された半月板がいつになったら安定するのか不明である。したがって、修復術の確実性と動作の危険性を秤にかけて、慎重に進めていかざるをえない。

日本人56選手での半月板切除後（内側16例、外側40例）のスポーツ復帰については、MMでより時間がかかった。また、術後疼痛や関節水腫はMM 22%、LM 53%で認められたと報告されている[21]。

図5 16歳男，高校1年男子サッカー部（全国レベル）

受診1カ月前，ボールを蹴った際に膝崩れを起こした。中学から症状あり，外傷歴なし

a：X線像では外側関節裂隙が広いが，左は軽度裂隙が狭い
b：MRI（左：冠状断，右：矢状断）では前節部が後方に転移したような所見である（矢印）。前節部は空虚である（矢頭）
c：術中鏡視像。アンカーを用いてLM中節部の強制的な整復を行い（下左），inside-out補法による半月板修復を施行。中央放射状断裂部の修復は困難だった。術後半年で完全復帰。その後関節炎を発症し，数カ月チームから離脱した
d：術後6カ月のMRI。矢状断（下）で中節部の放射状断裂の治癒が認められていない（上：冠状断）。LM中節の整復性は良好（矢印）な一方で，放射状断裂部の修復不良がある（矢頭）

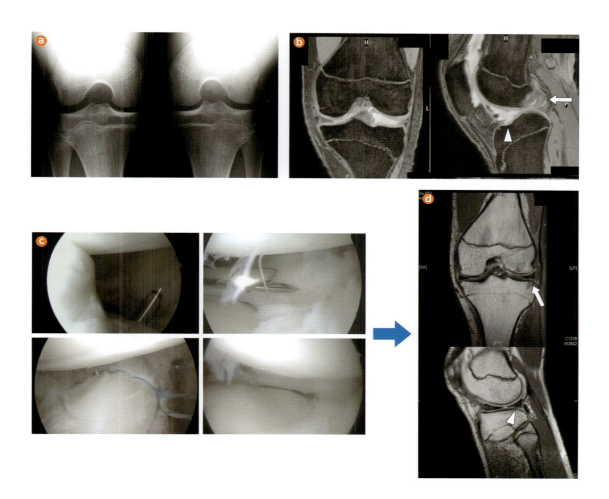

半月板温存術後のリハビリテーション

【文献】

1) DeFroda SF, Bokshan SL, Boulos A, et al. Variability of online available physical therapy protocols from academic orthopedic surgery programs for arthroscopic meniscus repair. Phys Sportsmed 2018; 46: 355-60.

2) Eberbach H, Zwingmann J, Hohloch L, et al. Sport-specific outcomes after isolated meniscal repair: a systematic review. Knee Surg Sports Traumatol Arthrosc 2018; 26: 762-71.

3) Thompson WO, Thaete FL, Fu FH, et al. Tibial meniscal dynamics using three-dimensional reconstruction of magnetic resonance images. Am J Sports Med 1991; 19: 210-6.

4) Amano H, Iwahashi T, Suzuki T, et al. Analysis of displacement and deformation of the medial meniscus with a horizontal tear using a three-dimensional computer model. Knee Sur Sports Traumatol Arthrosc 2015; 23: 1153-60.

5) Pache S, Aman ZS, Kennedy M, et al. Meniscal root tears: current concepts review. Arch Bone Jt Surg 2018; 6: 250-9.

6) Hussain ZB, Chahla J, Mandelbaum BR, et al. The role of meniscal tears in spontaneous osteonecrosis of the knee. A systematic review of suspected etiology and a call to revisit nomenclature. Am J Sports Med 2019; 47: 501-7.

7) Guermazi A, Hayashi D, Jarraya M, et al. Medial posterior meniscal root tears are associated with development or worsening of medial tibiofemoral cartilage damage: the multicenter osteoarthritis study. Radiology 2013; 268: 814-21.

8) Feucht MJ, Kühle J, Bode G, et al. Arthroscopic transtibial pullout repair for posterior medial meniscus root tears: a systematic review of clinical, radiographic, and second-look arthroscopic results. Arthroscopy 2015; 31: 1808-16.

9) Perez-Blanca A, Prado Nóvoa M, Lombardo Torre M, et al. The role of suture cutout in the failure of meniscal root repair during the early post-operative period: a biomechanical study. Int Orthop 2018; 42: 811-8.

10) Bhatia S, LaPrade CM, Ellman MB, et al. Meniscal root tears: significance, diagnosis, and treatment. Am J Sports Med 2014; 42: 3016-30.

11) Spang Iii RC, Nasr MC, Mohamadi A, et al. Rehabilitation following meniscal repair: a systematic review. BMJ Open Sport Exerc Med 2018; 4: e000212. doi: 10.1136/bmjsem-2016-000212.

12) O'Donnell K, Freedman KB, Tjoumakaris FP. Rehabilitation protocols after isolated meniscal repair: a systematic review. Am J Sports Med 2017; 45: 1687-97.

13) Perkins B, Gronbeck KR, Yue RA, et al. Similar failure rate in immediate post-operative weight bearing versus protected weight bearing following meniscal repair on peripheral, vertical meniscal tears. Knee Surg Sports Traumatol Arthrosc 2018; 26: 2245-50.

14) Kamimura T, Kimura M. Meniscal repair of degenerative horizontal cleavage tears using fibrin clots: clinical and arthroscopic outcomes in 10 cases. Orthop J Sports Med 2014; 2: 2325967114555678. doi: 10.1177/2325967114555678.

15) Chahla J, Kennedy NI, Geeslin AG, et al. Meniscal repair with fibrin clot augmentation. Arthrosc Tech 2017; 6: e2065-9. doi: 10.1016/j.eats.2017.08.006.

16) Chirichella PS, Jow S, Iacono S, et al. Treatment of knee meniscus pathology: rehabilitation, surgery, and orthobiologics. PM R 2019; 11: 292-308.

17) Van Steyn MO, Mariscalco MW, Pedroza AD, et al. The hypermobile lateral meniscus: a retrospective review of presentation, imaging, treatment, and results. Knee Surg Sports Traumatol Arthrosc 2016; 24: 1555-9.

18) Nakata K, Shino K, Kanamoto T, et al. New technique of arthroscopic meniscus repair in radial tears. Sports Injuries 2011: 305-11.

19) Koga H, Muneta T, Yagishita K, et al. Arthroscopic centralization of an extruded lateral meniscus. Arthrosc Tech 2012; 1: e209-12.

20) Aune KT, Andrews JR, Dugas JR, et al. Return to play after partial lateral meniscectomy in National Football League athletes. Am J Sports Med 2014; 42: 1865-72.

21) Kim SG, Nagao M, Kamata K, et al. Return to sport after arthroscopic meniscectomy on stable knees. BMC Sports Sci Med Rehabil 2013; 5: 23.

22) 宗田　大. 膝痛 こだわりの保存治療. 東京: メジカルビュー社. 2018, p122.

Memo

1 ケーススタディ：
トップアスリート

古賀英之

症例1：24歳男性，社会人ラグビー選手

　ラグビーの練習試合中に，ジャンプの着地で左膝を捻って受傷。前十字靱帯(anterior cruciate ligament；ACL)損傷ならびに外側半月板(lateral meniscus；LM)損傷の診断にて，受傷後4週で手術を施行した。術前MRIでは，ACLの実質部損傷ならびにLM後節～後根部にかけての広範囲損傷および中節部の逸脱を認める(図1)。関節鏡ではACL損傷に加え，LM中節部の放射状断裂および後節～後根部にかけての広範囲欠損を認めた(図2)。

　本症例に対し，ACLは骨付き膝蓋腱を用いた解剖学的長方形骨孔再建術を施行，LMに対しては欠損周囲の半月板を剥離し，中節部，後節部ともにinside-out法ならびにFAST-FIX®(Smith & Nephew社)によるall-inside法を用いてtie-grip sutureを施行し，hoopの形成を行うことができた。しかし，縫合時にはかなり強いtensionがかかっていた。

　術後2日より可動域訓練および大腿四頭筋セッティングを中心とした筋力強化を開始し，術後6週にて全荷重歩行を許可した。術後3カ月まで90°以上の屈曲荷重を禁止した。

　術後3カ月時において，可動域は伸展＋1°/屈曲140°，軽度の水腫を認めるもLachman test(－)，pivot shift test(－)，KT arthrometer徒手最大患健差0mm，伸展筋力患健差70%と良好な回復を認めた。しかし，MRIにおいて再建ACLは良好に描出されているものの，縫合したLMは術前ほどではないものの再逸脱を認め，縫合部は欠損が生じていた(図3)。特に外側の疼痛や引っ掛かりなどの半月板症状を認めなかったためジョギングを開始したが，術後6カ月まで水腫の遷延を認めた。その後水腫は消退し，術後10カ月でラグビーの公式戦に復帰した。術後3年現在においても疼痛，不安定感なくラグビーを継続しているが，LM逸脱残存による今後の長期経過が懸念される。

　本症例を経験したことにより，このように縫合の際に強いtensionを要するものや，陳旧例やすでに半月板に変性をきたしている症例にhoopの連続性が断たれるような断裂が生じた場合には，解剖学的な縫合に加えて縫合部の負荷を減らすためにcentralization法による補強を行うようにしている。

図1 術前MRI
a：ACLは実質部で断裂している
b：LM後節〜後根部には広範な欠損を認める（矢印）
c：LM中節部は大きく逸脱している（矢印）

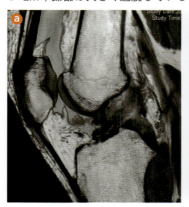
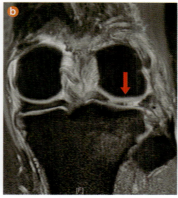
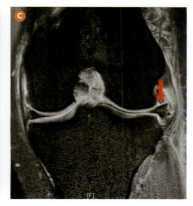

図2 関節鏡所見
a：LM中節部に放射状断裂を認める（矢印）
b：LM後節〜後根部には広範な欠損を認める（矢印）
c：中節部（矢印），後節部（矢頭）ともにtie-grip sutureにて縫合した
d：ACLは骨付き膝蓋腱を用いて再建した

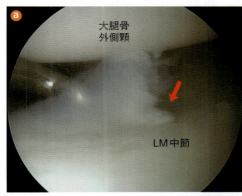
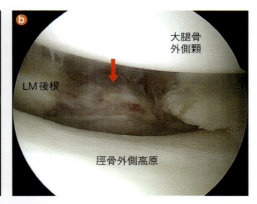
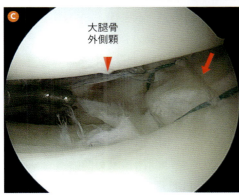
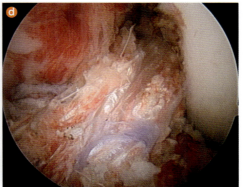

LM：lateral meniscus

ケーススタディ

図3 術後3カ月のMRI
a：再建ACLは良好に描出されている
b：LM後節～後根部には再び欠損が生じている（矢印）
c：LM中節部は，術前ほどではないが逸脱している（矢印）

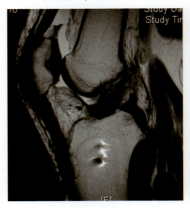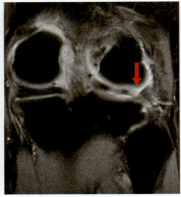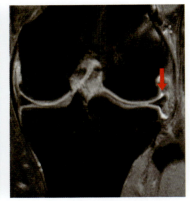

症例2：20歳女性，大学2年バレーボール選手

　大学1年の3月ごろから，誘引なく練習後の右膝痛が出現。徐々に増悪し，歩行時や階段昇降時にも痛みを感じるようになった。また，引っ掛かり症状も徐々に出現したため，大学2年の7月に当科を紹介受診。初診時は伸展−5°/屈曲140°と軽度の可動域制限を認め，McMurray testにて膝関節外側に疼痛とキャッチングを認めた。アライメントは大腿脛骨角（femoro-tibial angle：FTA）178°と，むしろやや内反であった。X線立位正面像では外側関節裂隙の開大と脛骨外側高原の小さな骨棘を認め，MRIでは外側円板状半月板を認めた（図4）。
　本症例に対し，円板状半月板の形成縫合術ならびにcentralization法を施行した。関節鏡では円板状半月板であり，後節の縦断裂を認めた。形成を行うと残存半月板には全周性に変性を伴う水平断裂を認めたため，centralization法ならびに全周性に縫合（前節outside-in法で2針，中～後節inside-out法6針，後節all-inside法2針）した（図5）。
　術後2日より可動域訓練および大腿四頭筋セッティングを中心とした筋力強化を開始し，術後6週で全荷重歩行を許可した。術後3カ月まで，90°以上の屈曲荷重を禁止した。
　術後3カ月時において，可動域は伸展＋2°/屈曲155°，軽度の水腫を認めるもMcMurray test（−），伸展筋力患健差74％と良好な回復を認めた。X線像は術前と著変なく，MRIではvolumeは小さいものの温存半月板は逸脱なく保たれており，この時点でジョギングを開始した（図6a，b）。しかし，ダッシュ，アジリティトレーニングを開始した術後5カ月ごろから水腫が遷延するようになり，関節穿刺およびヒアルロン酸の関節内注射を併用しながらリハビリテーションを進めていった。術後11カ月で疼痛はないも

図4 術前画像所見
a：X線立位正面像では外側関節裂隙の開大と脛骨外側高原の小さな骨棘を認める
b, c：MRIでは外側円板状半月板を認める（矢印）

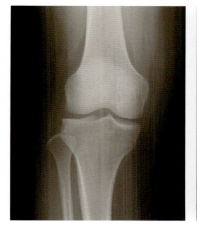
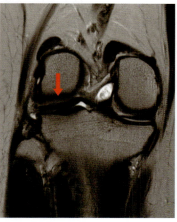
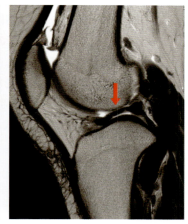

図5 関節鏡所見
a：円板状半月板を認める
b：後節の縦断裂を認める（矢印）
c, d：形成縫合＋centralization施行後。centralization施行後に（c，矢頭），水平断裂を生じている温存半月板を全周性に縫合した

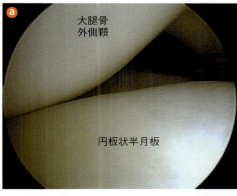
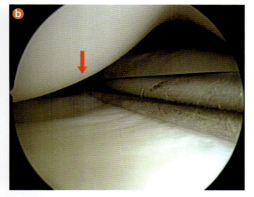
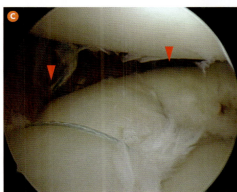
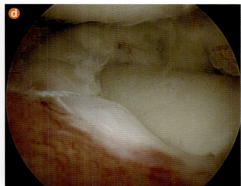

ケーススタディ

のの練習後には水腫が出現する状態であったが試合に復帰した。しかし，術後1年時のX線像では骨棘の増大を認め，thrust様の所見もみられた。MRIでは温存したLMは消失し，関節軟骨の不整がみられた（図6c, d）。術後2年，大学4年の夏まで水腫をコントロールしながらバレーボールを継続し引退した。

　本症例は「12　半月板温存術の短期成績と課題」（p.230）の術後成績で報告したcase series後に経験した症例である。ハイレベルのアスリートにおける円板状半月板に対して形成縫合＋centralization法を施行したが，温存半月板の変性が強かったためか，術後1年で温存半月板の消失および関節軟骨損傷を認めた。このような症例に対しどのように対応していくべきか，今後に大きな課題を残した。

図6 術後3カ月（a, b）および術後1年（c, d）の画像所見

a：X線立位正面像では外側関節裂隙は保たれており，術前と著変を認めない
b：MRIではvolumeは小さいものの温存半月板は逸脱なく保たれている（矢印）
c：X線立位正面像では脛骨外側高原の骨棘の増大を認め，thrust様の所見もみられる
d：MRIでは温存したLMは消失し，関節軟骨の不整がみられる（矢印）

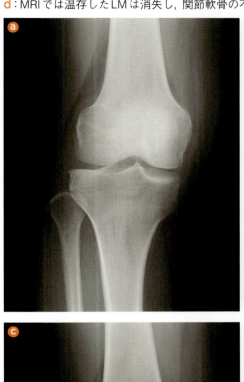
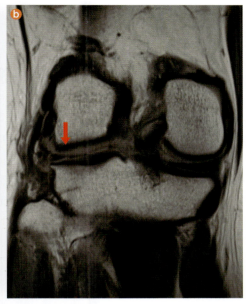
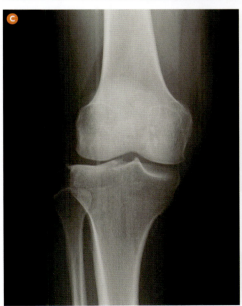
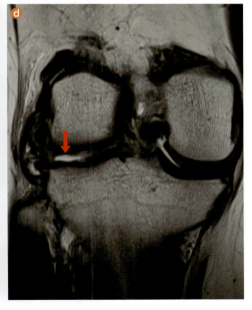

2 ケーススタディ：小児〜高齢者

宗田　大

症例1：親子（母と娘）外側半月板損傷例

　娘は9歳，主訴は左膝のロッキングの繰り返し。3歳ごろから左膝の引っ掛かり，挟まり込みを繰り返していた。特に外傷の既往はない。このロッキング様症状は突然起こる。膝が内側に入ることが誘因になる場合もある。

　伸展位，45°屈曲荷重位の両膝X線像では，関節裂隙の狭小や関節症変化はない（図1a, b）。MRIでは前額断で外側半月板（lateral meniscus；LM）の逸脱がみられ（矢印），矢状断でLM後節外縁の線状高輝度変化がみられた（図1c，矢印）。

図1 9歳女子：左膝のロッキングの繰り返し
a：立位X線正面像
b：45°屈曲荷重位X線像
c：MRI像（左…矢状断，右…冠状断）

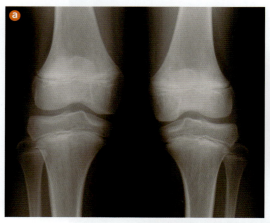
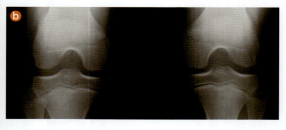
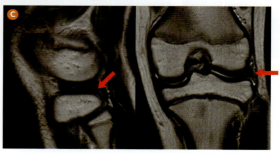

関節鏡所見ではLMの逸脱は広範囲で明らかだが，後節部も断裂は認められなかった（図2a）。後節部のhypermobiliyも明らかとはいえない。

アンカーを用いて中節部の逸脱の整復を試み，後節の制動も行った（図2b）。術後3年，テニス部で活動している。関節炎症状はないが，たまに引っ掛かり感がある。X線像上明らかな左右差を認めない（図2c）。

母は25歳時，車の運転をしながら配送の仕事をしており，左膝がはずれる感じが生じるようになった。LM損傷の診断だったが，MRIでの所見は不明だった。関節鏡視下のLM修復術を受けたが1年後に症状が再燃。再度，修復術を受けた。しかしその1年後，再度膝がはずれる感覚の症状が再燃したため，3度目の手術でLM部分切除を受けた。その後，ヒアルロン酸関節内注射などを半年間受けた。引っ越しをして5年くらいは治療を受けていない。最近も膝がはずれる感じがあり，その症状はなくなったことはない。

図2 症例1 女児の鏡視像・術後X線像
a：LMの逸脱は広範囲で明らかだが，後節部も断裂は認められない
b：アンカーを用いて中節部の逸脱を整復し，後節の制動も行った
c：術後3年時の立位X線正面像（上），45°屈曲荷重位X線像（下）

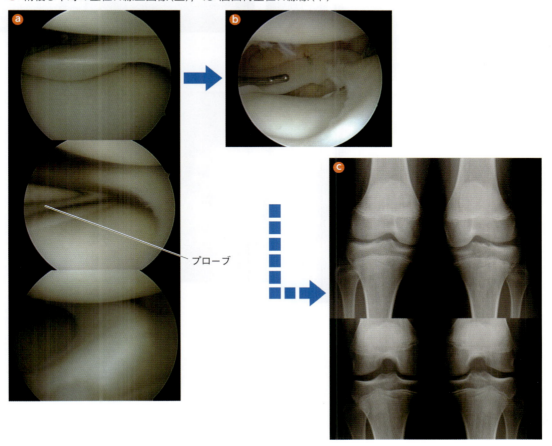

ケーススタディ

　近医で定期的(2〜4週に1度)なヒアルロン酸の関節内注射を受けることにした．仕事は継続し，初回受診後2年7カ月時点で症状の悪化やX線像での変化は認められない(図3)．

図3　37歳女性(症例1女児の母親)：左膝痛
a：立位X線正面像(外側関節裂隙狭小，矢印)
b：45°屈曲荷重位X線像(外側関節裂隙狭小，矢印)
c：MRI像(左…矢状断，右…冠状断)，外側半月板の消失と関節裂隙の消失(矢印)

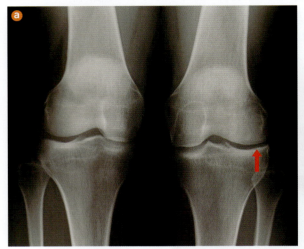
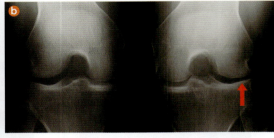
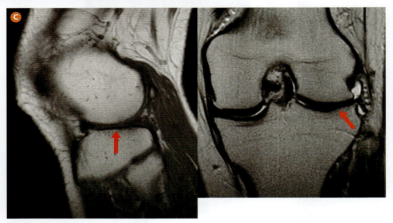

症例2：サッカー復帰を目指す外側半月板の複雑損傷

3年前から症状出現。徐々に症状が悪化して受診した。

X線像で右膝外側関節裂隙の狭小化を認めたが，関節症性変化は明らかではなかった（図4a）。MRIではLM中節部の逸脱と幅の減少を認め，後節部の変性もみられた（図4b）。

膝外側の関節鏡所見では，脛骨関節面の後外側部は広範囲に軟骨欠損がみられた。LMは変性摩耗し，逸脱しており，水平断裂も広範囲に認められた（図5a）。LM内縁をトリミングし，アンカーで逸脱を整復した。水平断裂部を閉じるように，さらにhoop力を増すように修復した（図5b）。

術後は関節炎症状も軽く，サッカーへの復帰も4カ月半で可能だった。しかし，MRI上でLM中節部は小さく，軟骨摩耗は依然として改善をみなかった。後節部の変性は改善を認めた（図5c）。

図4　18歳男性，サッカー部：右膝痛引っ掛かり感
a：立位X線正面像（上），45°屈曲荷重位X線像（下）に外側関節裂隙の狭小化（矢印）を認める
b：MRI像（上…冠状断，下…矢状断）。LMの逸脱と変性（矢印），LM後節の変性（矢頭）を認める

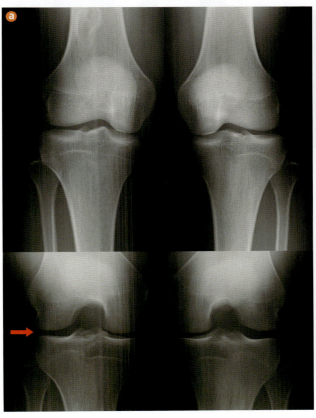
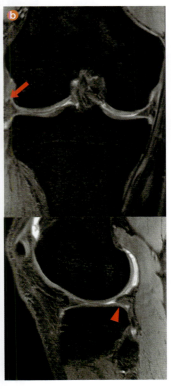

ケーススタディ

図5 症例2の鏡視像・MRI

a：脛骨関節面の後外側部は広範囲に軟骨欠損がみられる．LMは変性摩耗し，逸脱しており，水平断裂も広範囲に認められる
b：LM内縁をトリミングしてアンカーで逸脱を整復し，水平断裂部を閉じるように，さらにhoop力を増すように修復
c：MRI像（上…冠状断，下…矢状断）。LMの逸脱，狭小化（矢印），LM後節変性の改善（矢頭）を認める

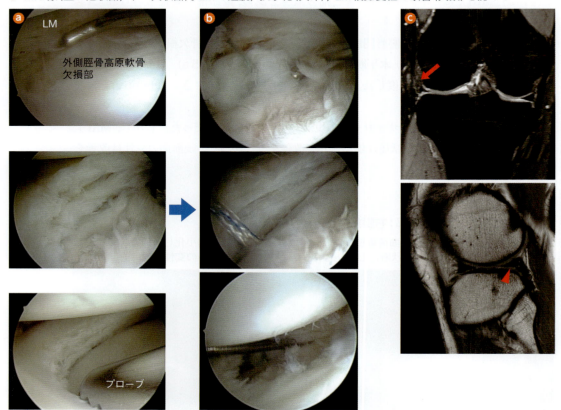

症例3：76歳女性

半年前からの膝痛，荷重歩行に伴う疼痛で，保存治療に抵抗性だった。肥満を認めた。下肢アライメントは内反を認めず，KL分類grade 1の変形性膝関節症（osteoarthritis of the knee；膝OA）変化を認めた（図6a）。MRIでは内側半月板の変性は比較的軽度で，後内側に変性水平断裂を認めた。軟骨も保たれていた（図6b）。

関節鏡視では内側関節面の軟骨面は保たれていた（図7a）。アンカーを用いて内側半月板を内方化し，後方の断裂部も閉じるように修復した（図7b）。

術後3年のX線像では，内側関節裂隙の狭小化は進行していた（図7c）。MRIでは逸脱の再発はなく，後節部の形態も比較的保たれていた（図7d）。

図6 76歳女性：膝痛
a：立位X線正面像（上），45°屈曲荷重位X線像（下）に内側関節裂隙の狭小化（矢印）を認める
b：MRI像（上…冠状断，下…矢状断）では，MM後内側部の膨化（矢印），MM後内側部の変性断裂（矢頭）を認める

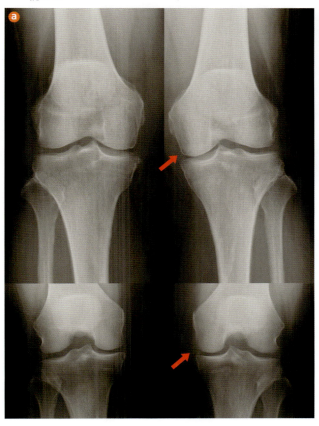
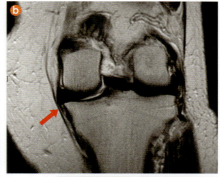
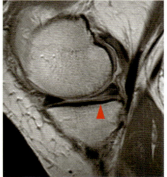

図7 症例3の鏡視像・術後X線・MRI

a：内側関節面の軟骨面は保たれている
b：2本のアンカーを用いて内側半月板を内方化し，後方の断裂部も閉じるように修復した
c：術後3年の立位X線正面像（上），45°屈曲荷重位X線像（下）。内側関節裂隙狭小化の進行（矢印）を認める
d：MRI像（左…矢状断，右…冠状断）では，MMの縮小と変性（矢印）を認める

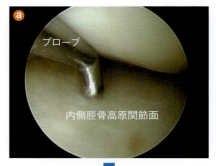

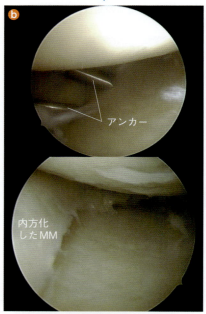
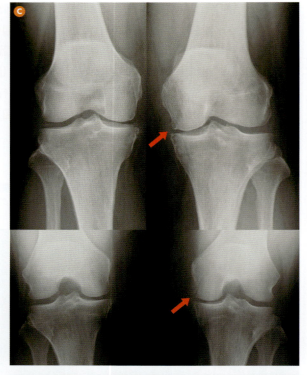
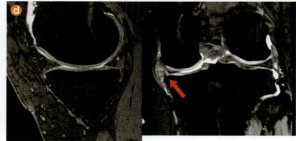

Memo

索 引

【あ・い】

足場材·····································241
インスリン様成長因子1·····················246

【え・お】

塩基性線維芽細胞増殖因子·················246
円板状半月板·····························116
横断裂·······························78，197

【か】

外周線維·································13
外側円板状半月板············22，31，83，116
　　──形成修復術······················295
外側中節放射状断裂······················294
外側半月板·································12
　　──後根断裂·······················188
　　──後節縦断裂······················293
　　──修復術·························154
解体新書·································4
解剖学雑記·································3
解剖学名彙·································5
下行膝動脈関節枝·························20
滑膜幹細胞·····························254
肝細胞増殖因子·························248
冠状靭帯·································12
関節鏡·································10
完全円板状半月板·······················116
間葉系幹細胞·····················245，254

【き・く】

鏡視下半月板縫合術······················11
虞列伊氏解剖訓蒙圖·······················4

【け】

脛骨高位骨切り術·······················173
血管内皮増殖因子·······················248
血小板由来成長因子·················41，246
結成組織成長因子·······················246

【こ】

後根·································80
後内側脚·································15
骨形成タンパク質···················41，246
骨髄血濃縮·····························248
骨髄刺激法·····························200

【さ】

細胞外マトリックス·················241，244
三次元MRI·································87

【し】

自家腱移植·····························243
膝窩筋腱裂孔·····························218
縦断裂·································78
術後リハビリテーション···················288
小腸粘膜下組織·························243
上皮成長因子·····················41，248
伸展強制テスト·························65

INDEX

【す・せ】

水平断裂……………………………… 78, 200
線維芽細胞増殖因子………………… 41, 246
線維軟骨細胞………………………………245
前外側脚………………………………………15
前根……………………………………………80
前十字靱帯……………………………………13

【そ】

組織工学……………………………………241
透水性…………………………………………37

【た】

ターヘル・アナトミア ………………………4
大腿骨遠位骨切り術………………………239
大腿四頭筋セッティング…………………202
多血小板血漿………………………………248
俵状縫合……………………………………200

【ち・て】

超音波…………………………………………90
定量的MRI……………………………………83

【と】

同種半月板移植術………………… 239, 243
動的粘弾性……………………………………43
特発性大腿骨内顆骨壊死……………………25
トランスフォーミング増殖因子β……… 41, 246

【な】

内周線維………………………………………13
内側開大式高位脛骨骨切り術……………204
内側下膝動脈…………………………………20
内側側副靱帯…………………………………18
内側半月板……………………………………12
　　──後根断裂………………… 80, 172
　　──修復術…………………………164
軟骨下不全骨折……………………………172

【は】

バイオメカニクス……………………………34
バケツ柄断裂…………………………………78
パスカルの法則………………………………37
半月脛骨靱帯…………………………………12
半月板……………………………………………6
　　──逸脱………………………………53
　　──温存手術…………………………54
　　──後根………………………………172
　　──細胞………………………………245
　　──切除術…………………………8, 54
　　──のコラーゲン分布………………36
　　──の透水性…………………………37
　　──部分切除術………………………82
　　──縫合術…………………………8, 82

【ひ】

膝関節診断支援システム…………………134
ヒポクラテス全集……………………………2

315

【ふ】

ファブリカ ……………………………… 2
フィブリンクロット ……………………… 246
不完全円板状半月板 …………………… 116
フラップ断裂 …………………………… 200
分化細胞 ………………………………… 245

【へ・ほ】

弁状断裂 ………………………………… 78
放射状断裂 ……………………………… 78
保存治療 ………………………………… 278

【み・や】

未分化幹細胞 …………………………… 245
ヤング率 ………………………………… 46

【り〜ろ】

離断性骨軟骨炎 ………………………… 124
ルブリシン ……………………………… 263
レセプト ………………………………… 103
　――情報・特定健診等情報データベース… 102
ロッキング ……………………………… 292

【A】

absent bow-tie sign ……………………… 79
Adversaria Anatomica …………………… 3
Ahn's classification ……………………… 83
all-inside法 ……………………… 161, 166
anterior cruciate ligament (ACL) ……… 13
Apley test ………………………………… 71
Atlas Der Descriptiven Anatomie
　Des Menschen ………………………… 4

【B】

basic fibroblast growth factors (bFGF) … 246
Basle Nomina Anatomica (BNA) ………… 3
biomechanics …………………………… 34
bone marrow aspirate concentrate (BMAC)
　…………………………………………… 248
bone morphogenetic protein (BMP)
　…………………………………… 41, 246
Boston Leeds Osteoarthritis Knee Score
　(BLOKS) ………………………………… 76

【C】

centralization法 ………………………… 144
cleft sign ………………………………… 81
collagen, typeII, alpha 1 (*COL2A1*) ……… 42
complete DLM (CDLM) ………………… 116
complete fluid filling sign ……………… 81
connective tissue growth factor (CTGF)
　…………………………………………… 246

INDEX

【D】

De Humani Corporis Fabrica ·············· 2

destabilization of medial meniscus (DMM)
モデル··55

discoid lateral meniscus (DLM)
······································ 22, 31, 116

distal femoral osteotomy (DFO) ············ 239

double PCL sign··································79

【E】

epidermal growth factor (EGF) ······ 41, 248

extracellular matrix (ECM) ············ 241, 244

【F】

fibrillation···································· 197

fibroblast growth factors (FGF) ······ 41, 246

figure four leg position ····················· 119

flap tear ·······································78

flipped meniscus sign ·························79

fluid intensity ·································82

Forkel分類 ·································· 189

fragment in the intercondylar notch sign
···79

【G】

Gerdy結節 ····································16

ghost sign ·····································81

giraffe neck sign ·······························81

【H】

hepatocyte growth factor (HGF) ············ 248

high tibial osteotomy (HTO) ················· 173

hoop再建 ···································· 227

hypermobile meniscus ·························28

【I】

incomplete DLM (ICDLM) ··················· 116

inside-out法 ······························· 158, 165

insulin-like growth factor-1 (IGF-1) ······ 246

irregularity of the posterior horn ···········81

【J·K】

joint line convergence angle (JLCA) ······ 205

knee OA computer assisted diagnosis
(KOACAD) ···························· 134

【L】

LaPrade分類 ·································80

lateral distal tibial angle (LDTA) ············ 205

lateral meniscus posterior root tear
(LMPRT) ··························· 81, 188

lateral middle zone ························· 117

317

【M】

matrix metalloproteinase-1 (MMP-1) ······42
McMurray test ································69
mechanical lateral distal femoral angle
　(mLDFA) ······························ 205
mechanical lateral proximal femoral angle
　(mLPFA) ······························ 205
mechanical tibiofemoral angle
　(mTFA) ······························· 205
medial colateral ligament (MCL) ··············18
medial meniscus posterior root tear
　(MMPRT) ···················· 80, 172, 291
medial middle zone···························· 117
medial opening wedge high tibial
　osteotomy (MOWHTO) ···················· 204
medial proximal tibial angle (MPTA) ······ 205
meniscofemoral ligament ···················· 188
meniscus ································ 3
meniscus allograft transplantation (MAT)
　································· 239, 243
mesenchymal stem cell (MSC) ·············· 245
Mink分類 ··································76

【N·O】

National Database of Health Insurance
　Claims and Specific Health Checkups of
　Japan································· 102
Ontleedkundige Tafelen ···················· 4
osteochondritis dissecans (OCD) ········ 124
outside-in法 ···························· 155

【P】

parrot-beak断裂································31
pie-crustingテクニック···················· 174
pivot-shift test ·······························72
platelet-derived growth factor (PDGF)
　······························· 41, 246
platelet-rich plasma (PRP) ···················· 248

【R】

ramp lesion···························· 26, 81
red zone ································27
red-red zone ···················· 27, 76, 240
red-white zone ···················· 76, 240

【S】

Save the Meniscus ···················· 154
small intestinal submucosa (SIS) ············ 243
SOX9································42
spontaneous osteonecrosis of the knee
　(SONK) ························ 25, 172
subchondral insufficiency fracture ········ 172

【T】

Thessaly test ·······························71
tie-grip法 ································ 197
transforming growth factor-β (TGF-β)
　······························· 41, 246

INDEX

【U・V】

unhappy triad ·································· 27, 97

vascular endothelial growth factor (VEGF)

·································· 248

【W】

white meniscus sign ······················· 81

white zone ································· 27

white-white zone ···················· 76, 240

Whole-Organ Magnetic Resonance
　Imaging Score (WORMS) ··············· 76

Wolff's law ······························· 48

Wrisberg型DLM ························· 116

【記号】

% mechanical axis ····················· 204

半月板のすべて －解剖から手術，再生医療まで－

2019 年 9 月 10 日　　第 1 版第 1 刷発行
2023 年 5 月 31 日　　　　　　第 2 刷発行

■編　集　　宗田　大　　むねた たけし

　　　　　　関矢一郎　　せきや いちろう

　　　　　　古賀英之　　こが ひでゆき

■発行者　　吉田富生

■発行所　　株式会社メジカルビュー社
　　　　　　〒162−0845　東京都新宿区市谷本村町 2−30
　　　　　　電話　03 (5228) 2050 (代表)
　　　　　　ホームページ　http://www.medicalview.co.jp/

　　　　　　営業部　FAX 03 (5228) 2059
　　　　　　E−mail　eigyo @ medicalview.co.jp

　　　　　　編集部　FAX 03 (5228) 2062
　　　　　　E−mail　ed @ medicalview.co.jp

■印刷所　　シナノ印刷株式会社

ISBN978-4-7583-1869-3　C3047

©MEDICAL VIEW, 2019.　Printed in Japan

・本書に掲載された著作物の複写・複製・転載・翻訳・データベースへの取り込みおよび送信 (送信可能化権を含む)・上映・譲渡に関する許諾権は，(株) メジカルビュー社が保有しています．
・ JCOPY 〈出版者著作権管理機構 委託出版物〉
本書の無断複製は著作権法上での例外を除き禁じられています．複製される場合は，そのつど事前に，出版者著作権管理機構 (電話 03-5244 −5088，FAX 03-5244 −5089，e-mail：info@jcopy.or.jp) の許諾を得てください．

・本書をコピー，スキャン，デジタルデータ化するなどの複製を無許諾で行う行為は，著作権法上での限られた例外 (「私的使用のための複製」など) を除き禁じられています．大学，病院，企業などにおいて，研究活動，診察を含み業務上使用する目的で上記の行為を行うことは私的使用には該当せず違法です．また私的使用のためであっても，代行業者等の第三者に依頼して上記の行為を行うことは違法となります．